JN232873

ファーストチョイスの漢方薬

【共著】

稲木一元
青山稲木クリニック院長

松田邦夫
日本東洋医学会名誉会員

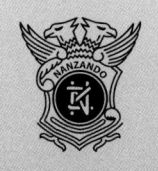

南山堂

序

　医学は日夜進歩を続けている．それでもなお病気に苦しむ人は少なくない．より多くの人々の苦痛を和らげるためには，洋の東西を問わず，総力を挙げなければならない．伝統医学を有する多くの国々では，伝統医学の医師の資格と西洋医学の医師の資格とは別個のものとされ，同時に取得することができない．しかしながら，唯一わが国のみ，一人の医師が東西両医学を実践することが許されている．これは世界に誇り得る制度であり，国民医療のために慶賀すべきことである．

　近年，多くの医師が漢方薬を使用し，その優れて実用的な効果を認めている．惜しむらくは，少なからぬ人が伝統医学独特の複雑な治療概念に困惑していることである．そこで，われわれは，漢方の実地臨床に携わってきた者として，臨床に有益な漢方診療の知識を伝えることを目指し，あえて本書を上梓した．

　執筆に当たっては努めて以下の点に配慮した．
・実地医家にとって有用なテキストとなること
・取り上げるテーマは，漢方治療の有益な領域および疾患を優先すること
・伝統的漢方医学の考え方については，臨床に有用と思われる形で解説すること
・処方選択の実際的指針となるよう，使用頻度の高い処方がわかること
・基本処方は，典型例を通じて実際的使用法を修得できるようにすること

　現代では，漢方薬についての一定の知識修得が医学生に必須となり，ほとんどの医科大学で漢方医学の講義が行われている．漢方薬の基礎的臨床的研究も，めざましい発展を遂げつつある．漢方専門医を標榜することも可能となった．こうした状況では，臨床的に有用な漢方の知識を身につけることは医療に携わるものとして必須と言ってもよいであろう．本書が実地医家の臨床に役立つことを，筆者らは何より願っている．諸賢のご叱正をお願いしたい．

　なお，本書は先に刊行された筆者らの『漢方治療のファーストステップ』と対をなすものである．ご参照いただければ幸いである．

　本書の執筆にあたっては，編集部 宮本正則氏に負うところが大きい．この場を借りて深く感謝する．

2006年3月吉日

著者　稲木一元
　　　松田邦夫

目次

◆総論

漢方薬を使うために必要な基礎知識 ································1
1. 漢方薬の効きやすい疾患や症候 ·································3
2. 疾患・症候ごとの頻用漢方薬 ···································3
3. 頻用漢方薬の特徴と基本的使用法 ·······························4
　■主として呼吸器領域で用いる漢方薬 ··························5
　■主として消化器領域で用いる漢方薬 ··························6
　■いわゆる虚弱者に頻用される漢方薬 ··························6
　■その他の使いやすい漢方薬 ··································8
4. 伝統的な漢方医学（基本的な知識） ·····························9
　■陰陽という考え方とその臨床的意味 ·························10
　■虚実という考え方とその臨床的意味 ·························10
　■気血水も参考になることがある ·····························11
　■その他の漢方的な経験則 ···································11
5. 医療用漢方製剤（エキス剤）の効果的使用法 ···················12
　■湯に溶かして服用 ···12
　■頓服で即効の期待できることがある ·························13
　■胃腸虚弱者では，食後服用が有用な場合もある ···············13
　■感冒薬は必ず熱くして服用し，体の保温に注意 ···············13
　■高齢者，虚弱者では，服用量を減らすと効果的な場合がある ···13
　■生姜汁を加えるとよい場合がある ···························13
　■ときに冷服が必要 ···14
　■のみにくい薬はどうする？ ·································14
6. 併用についての考え方 ··14
　■複数の漢方薬の併用 ·······································14
　■複数の漢方薬を併用する際の基本的ルール ···················14
　■西洋医薬との併用 ···15
7. 漢方薬を安全に用いるための知識 ······························16
　■比較的よく使う漢方薬とそれによって起こりやすい副作用 ·····16
　■まれではあるが重大な副作用 ·······························18
8. 漢方の研究法 ··21
　■漢方を学ぶには指導者が重要 ·······························21
　■漢方治療の精神 ···21
　■漢方の診察 ···21
　■漢方治療におけるポイント ·································21
　■薬理・EBM・臨床経験の批判的受容 ·························21
　■自己研鑽のすすめ ···22
　■参考書籍など ···22

◆各論

漢方薬の適応となる疾患・症候と頻用処方 ……25

1. 呼吸器疾患 ……27
- 1-0 総　論 ……27
- 1-1 急性上気道炎 ……29
- 1-2 気管支炎 ……35
- 1-3 気管支喘息 ……42
- 1-4 風邪を繰り返す・風邪をひきやすい ……49
- 1-5 慢性気管支炎・気管支拡張症・肺気腫・非定型抗酸菌症など ……55

2. 消化器疾患 ……57
- 2-0 総　論 ……57
- 2-1 慢性胃炎・FD・逆流性食道炎 ……59
- 2-2 過敏性腸症候群・慢性下痢 ……65
- 2-3 便秘症 ……72
- 2-4 痔疾・脱肛 ……81
- 2-5 慢性肝炎・肝硬変 ……83
- 2-6 術後腸管通過障害 ……88
- 2-7 潰瘍性大腸炎 ……89
- 2-8 慢性膵炎 ……90
- 2-9 アフタ性口内炎・舌炎 ……91

3. 循環器疾患 ……92
- 3-0 総　論 ……92
- 3-1 高血圧症 ……94
- 3-2 本態性低血圧症 ……97
- 3-3 慢性脳循環障害 ……100

4. 泌尿器疾患 ……104
- 4-0 総　論 ……104
- 4-1 再発性膀胱炎 ……106
- 4-2 前立腺肥大症 ……113
- 4-3 尿路結石症 ……115
- 4-4 尿路不定愁訴 ……118
- 4-5 その他の泌尿器疾患（排尿障害・性機能障害・男性不妊 など）……121

5. 精神・神経疾患 ……123
- 5-0 総　論 ……123
- 5-1 神経症性障害 ……124
- 5-2 不眠症 ……132
- 5-3 常習頭痛 ……138
- 5-4 その他の精神神経疾患
  （三叉神経痛・帯状疱疹後神経痛・肋間神経痛・パーキンソン病・ナルコレプシー）……144

◆各論

6. 運動器疾患 145
- 6-0　総　論 145
- 6-1　関節リウマチ 147
- 6-2　腰痛症・坐骨神経痛 154
- 6-3　変形性膝関節症 163
- 6-4　頸肩腕症候群・肩こり 166

7. 婦人の疾患 169
- 7-0　総　論 169
- 7-1　月経の障害（月経痛・月経不順・過多月経 など） 175
- 7-2　更年期障害 185
- 7-3　冷え症 193

8. 高齢者の疾患 200

9. 小児の疾患 211
- 9-0　総　論 211
- 9-1　小児の呼吸器疾患 213
- 9-2　小児の鼻炎・扁桃炎など 216
- 9-3　小児の消化器疾患 217
- 9-4　小児の起立性調節障害（OD） 220
- 9-5　小児の夜尿症 221
- 9-6　小児の夜驚症・夜啼症 223
- 9-7　小児のアトピー性皮膚炎 224
- 9-8　小児の周期性嘔吐症 225
- 9-9　虚弱児 226

10. 耳鼻咽喉疾患 230
- 10-0　総　論 230
- 10-1　花粉症・アレルギー性鼻炎 232
- 10-2　慢性鼻炎・副鼻腔炎 237
- 10-3　扁桃炎（慢性再発性など） 240
- 10-4　めまい（良性発作性頭位性眩暈，メニエール病） 242
- 10-5　中耳炎 244

11. 皮膚疾患 245
- 11-0　総　論 245
- 11-1　湿疹・アトピー性皮膚炎 247
- 11-2　蕁麻疹 250
- 11-3　尋常性痤瘡（にきび） 251

◆各論

12. 心身症 252
- 12-1　ストレス性胃炎 252
- 12-2　過敏性腸症候群 253
- 12-3　口内炎 254
- 12-4　気管支喘息 254
- 12-5　咽喉頭異常感症（ヒステリー球） 255
- 12-6　緊張型頭痛・肩こり 256
- 12-7　心因性頻尿 257
- 12-8　性機能障害 258

13. 全身症候 259
- 13-1　疲労倦怠・慢性疲労 259
- 13-2　盗汗・寝汗 263
- 13-3　のぼせ 265
- 13-4　手術後の愁訴 267

14. 漢方薬を補助的に用いることの多い領域 269
- 14-1　糖尿病 269
- 14-2　肥満症 271
- 14-3　高脂血症 272
- 14-4　甲状腺疾患（バセドウ病・橋本病・甲状腺機能低下症） 273
- 14-5　血液疾患（鉄欠乏性貧血・再生不良性貧血・特発性血小板減少性紫斑病） 274
- 14-6　腎疾患（慢性腎炎・ネフローゼ症候群・慢性腎不全） 275
- 14-7　悪性腫瘍 278

15. 治療に難渋したとき 281
- ①虚実を間違えていないかを考える 281
- ②陰陽を間違えていないか 281
- ③難治性の慢性疾患では，消化機能改善をはかり，食欲が出るように薬を選択する（"まず脾を補うに如かず"）．すなわち，補剤，温補剤を用いることが多い 281
- ④慢性症で，症状や病態が多様で，西洋医学的には一元的に把握しにくい場合には気血水の考え方を参考にする 282
- ⑤臨床的には，どのような疾患であっても治療に難渋した際には，以下のような処方を考える 282
- ⑥疾患そのものは難治の場合でも，患者さんのQOLを高めるような漢方薬を選択するとよい 283

◆医療用漢方製剤の一覧 285

◆コラム

- ◆ 漢方薬の副作用と検査 …………………………………………………………… 20
- ◆ 漢方をより深く理解するために ………………………………………………… 23
- ◆ 慢性の咳嗽 ………………………………………………………………………… 41
- ◆ 半夏瀉心湯で扁桃炎が起こらなくなった経験 ………………………………… 54
- ◆ 補中益気湯（ほちゅうえっきとう）を創った李東垣（りとうえん） ……… 56
- ◆「断腸の思い」サルの過敏性腸症候群？ ……………………………………… 71
- ◆ 大黄を含む漢方薬でうまく行かない場合 ……………………………………… 77
- ◆ 大黄について ……………………………………………………………………… 80
- ◆ 胃風湯（いふうとう） …………………………………………………………… 89
- ◆ "しゃっくり"に柿蒂湯（していとう） ………………………………………… 90
- ◆ 舌痛症・"口が苦い" ……………………………………………………………… 91
- ◆ 不整脈・心不全・虚血性心疾患・末梢循環障害 …………………………… 103
- ◆ 至誠の医人－和田東郭 ………………………………………………………… 112
- ◆ 猫の尿管結石に猪苓湯 ………………………………………………………… 117
- ◆『黄帝内経』と陰陽五行説 ……………………………………………………… 122
- ◆ "こむらがえり"に芍薬甘草湯 ………………………………………………… 153
- ◆ 瞑眩（めんげん） ……………………………………………………………… 157
- ◆ 瘀血および駆瘀血剤という考え方 …………………………………………… 173
- ◆ 不妊症・子宮内膜症・子宮筋腫 ……………………………………………… 174
- ◆ 女性に用いる機会の多い漢方薬 ……………………………………………… 175
- ◆ 高プロラクチン血症 …………………………………………………………… 182
- ◆ 当帰芍薬散と桂枝茯苓丸の鑑別 ……………………………………………… 184
- ◆ 月経前症候群 …………………………………………………………………… 192
- ◆ 女性特有の愁訴とその対応 …………………………………………………… 198
- ◆ 妊娠中および授乳中の漢方薬 ………………………………………………… 199
- ◆ マオウの副作用例：葛根湯で尿閉 …………………………………………… 209
- ◆ 小児では附子剤と駆瘀血剤の使用頻度は少ない …………………………… 212
- ◆ 小児への投与量 ………………………………………………………………… 212
- ◆ 母子の心身相関に注意が必要 ………………………………………………… 212
- ◆ 漢方薬の飲ませ方 ……………………………………………………………… 223
- ◆ 漢方治療を試みるとよい他の耳鼻科疾患 …………………………………… 236
- ◆ よくある間違い－ヨクイニンと薏苡仁湯とは違う ………………………… 246
- ◆ 漢方薬が有用な皮膚疾患の例 ………………………………………………… 251
- ◆『神農本草経』…………………………………………………………………… 255
- ◆ 眼科領域における漢方薬の応用 ……………………………………………… 257
- ◆『傷寒雑病論』・『傷寒論』・『金匱要略』……………………………………… 268
- ◆『傷寒論』・『金匱要略』は日本漢方の基本的テキスト ……………………… 272
- ◆ 腎不全・高血圧性腎症・糖尿病性腎症 ……………………………………… 276
- ◆ 日本的実証主義－親試実験 …………………………………………………… 280

索　　引 ……………………………………………………………………………… 339

総論

漢方薬を使うために必要な基礎知識

漢方薬の使用にあたっては，
以下の知識を習得していることが望ましい．

❶ 漢方薬の効きやすい疾患や症候
❷ 疾患・症候ごとの頻用漢方薬
❸ 頻用漢方薬の特徴と基本的使用法
❹ 伝統的な漢方医学（基本的な知識）
❺ 医療用漢方製剤（エキス剤）の効果的使用法
❻ 併用についての考え方
❼ 漢方薬を安全に用いるための知識
❽ 漢方の研究法

漢方薬を使うために必要な基礎知識

1　漢方薬の効きやすい疾患や症候

　漢方薬には適応と不適応がある．一般的に表1のような場合には漢方薬の使用を考えるとよい．

　たとえば，更年期症状，過敏性腸症候群，こむらがえりなどは①，術後通過障害，慢性肝炎などは②，抗生剤・鎮痛剤の服用できない慢性胃炎・FD患者例などは③，変形性膝関節症・高齢者の慢性腰痛症などは④，アレルギー性鼻炎，気管支喘息などは⑤に該当すると思われる．悪性腫瘍で漢方薬を全身状態の改善や再発抑制のために補助的に用いるのは②および⑤に該当するであろう．

■表1　漢方薬の効きやすい疾患や症候

①器質的変化の小さい機能的疾患
②現代医学で治療に難渋する場合
③胃腸虚弱で通常の薬剤では胃腸障害の起こりやすいもの
④高齢者で通常の薬剤を用いにくいもの
⑤現代医学的治療で一定の効果を得られた後も症状の残るもの

2　疾患・症候ごとの頻用漢方薬

　漢方薬の適応となる疾患・症候のそれぞれに頻用される漢方薬があり，適切に用いれば有効性は高い．表2にその例を示す．

　ただし，頻用漢方薬は，医師の専門技能および漢方薬についての知識，あるいは患者の年齢・性別など，さまざまな条件により異なる．たとえば婦人科は当帰芍薬散・桂枝茯苓丸・加味逍遙散など，消化器科は大建中湯・桂枝加芍薬湯・六君子湯など，呼吸器科は柴朴湯，麦門冬湯など，高齢者には八味地黄丸・牛車腎気丸・釣藤散などを，それぞれ用いる機会が多い．また各科横断的には，葛根湯，補中益気湯，十全大補湯，人参養栄湯なども頻用される．また，"こむらがえり"に芍薬甘草湯というのも非常によく知られた使用法である．

■ 表2　病名・症候による頻用漢方選択の例

病名・症候	漢方製剤の処方例
感冒	葛根湯*・麻黄附子細辛湯*
気管支炎	小青竜湯*・麦門冬湯*
気管支喘息	柴朴湯*
気道過敏による咳込み	麦門冬湯
慢性胃炎・FD・胃もたれ	六君子湯
逆流性食道炎	安中散
過敏性腸症候群（IBS）	桂枝加芍薬湯
術後腸管運動回復促進	大建中湯
習慣性便秘	大黄甘草湯・麻子仁丸 など
慢性肝炎	小柴胡湯*・茵蔯五苓散*
慢性腎炎・ネフローゼ症候群	柴苓湯*
前立腺肥大症	八味地黄丸*・牛車腎気丸*
卵巣機能不全症・月経不順	当帰芍薬散*・温経湯*
月経困難症	桂枝茯苓丸*
更年期障害	加味逍遙散
アレルギー性鼻炎	小青竜湯
咽喉頭異常感症	半夏厚朴湯・柴朴湯*
変形性膝関節症	防已黄耆湯
腓腹筋痙攣（こむらがえり）	芍薬甘草湯
糖尿病性末梢神経障害	牛車腎気丸*
片頭痛の補助療法	呉茱萸湯
良性発作性頭位性眩暈	苓桂朮甘湯
起立性調節障害（OD）	半夏白朮天麻湯
慢性脳循環障害	釣藤散*
アトピー性皮膚炎	黄連解毒湯* など
慢性疲労状態	補中益気湯
悪性腫瘍補助療法	補中益気湯*・十全大補湯* など

（*：少し使用条件を知っていれば有効性が高まる漢方薬）

3　頻用漢方薬の特徴と基本的使用法

　多数の漢方薬の中には，効果発現に時間を要するもの，使用法の難しいものもある．漢方薬を使い始めて間もない方には，即効性があるもの，有効性の実感できるものを知っていただき，まず，これらから使っていただくことをお奨めしたい．**表3**にそれらの漢方薬を記す．ただし，これらを使用する際には，p.16「漢方薬を安全に用いるための知識」も参照していただきたい．

麦門冬湯(ばくもんどうとう)

気管支炎，気管支喘息で，気道過敏による咳嗽発作に用いる．むせるように咳き込むことが目安となる．比較的安全で，小児から高齢者まで使用できる．

■ 主として消化器領域で用いる漢方薬

大建中湯(だいけんちゅうとう)

術後通過障害，過敏性腸症候群，ガス疝痛などに用いる．腹部にガスが多いことが使用の目安になる．副作用が少なく即効が期待できる．

桂枝加芍薬湯(けいしかしゃくやくとう)

過敏性腸症候群の第1選択である．体格を問わず，腹痛（シクシク・キューッと表現されるような）を目安に用いる．飲みやすく即効が期待できる．

六君子湯(りっくんしとう)

慢性胃炎，FD，上部消化管運動機能障害に用いる．胃下垂の者で，胃もたれ，食欲不振を訴えるときに用いるとよい．継続して服用していると消化吸収機能全般が改善することが多い．飲みやすく安全性が高い．

半夏瀉心湯(はんげしゃしんとう)

急性および慢性胃炎に用いる．ストレス，過食，アルコール過剰摂取が原因となっている者に用いるとよい．適応となるものには，胃下垂傾向はほとんど認められない．ストレス性に胃十二指腸潰瘍を繰り返す者には，プロトンポンプ阻害剤，H_2阻害剤などの離脱段階から併用投与すると再発の軽減が期待できる．苦味健胃剤の一種である．

■ いわゆる虚弱者に頻用される漢方薬

いわゆる虚弱者とは表4のような特徴をもつ体質者である．このような者では，病気の種類を問わず，胃腸機能を賦活して疾病からの回復力や免疫力を高めることを目的に次のような漢方薬（"補剤"）が頻用される．

■ 表4　虚弱体質者の特徴

①胃腸虚弱で胃下垂傾向
②体格栄養状態不良
③感冒など感染症に罹患しやすく治りにくい
④筋肉の発達が悪く弛緩している

■ 表3 即効性のある漢方薬・有効性の実感できる漢方薬

呼吸器領域

葛根湯	急性上気道炎	項背部こり・実証
麻黄附子細辛湯	急性上気道炎	悪寒・陰証
小青竜湯	鼻炎・気管支炎・喘息	水様分泌物が多い
麦門冬湯	気管支炎	咳き込み・気道過敏

消化器領域

大建中湯	下部消化管運動機能低下	腹部ガス膨満
桂枝加芍薬湯	過敏性腸症候群	腹痛・テネスムス
六君子湯	上部消化管運動機能低下	胃もたれ・食欲不振
半夏瀉心湯	ストレス性胃炎・IBS	心窩部不快感・下痢

虚弱者

補中益気湯	慢性疲労状態	倦怠感・食後嗜眠・発汗
十全大補湯	慢性疲労状態・貧血傾向	倦怠感・手足冷・顔色不良

その他

芍薬甘草湯	有痛性筋痙攣	こむらがえり
加味逍遙散	更年期障害	ホットフラッシュ・軽うつ
釣藤散	慢性脳循環障害	頭重感・非回転性めまい

■ 主として呼吸器領域で用いる漢方薬

葛根湯（かっこんとう）

　急性上気道炎のごく初期で，項背部にこりのある者に用いると効果的である．その他，項背部の筋緊張を弛緩させる作用があるので，緊張型頭痛，肩こりにも用いることがある．胃下垂高度の者，高齢者には慎重に投与すること．

麻黄附子細辛湯（まおうぶしさいしんとう）

　急性上気道炎で，発熱せずに悪寒の続く"痩せ型"かつ低体温傾向（顔色不良・手足冷）の者に用いると効果的である．適応となる患者は，元気がなく倦怠感を訴えることが多い．気管支炎，鼻炎にも有効な場合がある．水様鼻汁，水様喀痰が特徴である．胃下垂高度の者には慎重に投与すること．

小青竜湯（しょうせいりゅうとう）

　感冒性あるいはアレルギー性鼻炎で，鼻水，くしゃみ，鼻閉のある者に用いると効果的である．水様喀痰の多い気管支炎，気管支喘息にも有効な場合がある．胃下垂高度の者，高齢者には慎重に投与すること．

補中益気湯（ほちゅうえっきとう）

　基礎疾患はなんであれ，慢性的な疲労倦怠感を訴える例に用いるとよい．表4の虚弱者の特徴とともに，以下の症候を示す．
・手足倦怠，無気力
・食後に眠くなる
・食欲不振，食事の味がわからない．熱いものを好む
・寝汗・発汗傾向，微熱（主に急性熱性疾患の時）
・皮膚粘膜の分泌過多あるいは軽度の浮腫
・動作が物憂い印象，話し方に力がない，目に勢いがない
・腹筋の弾力が弱く，臍部で腹部大動脈拍動を触れる

　この処方の応用対象となるのは，慢性胃炎（胃下垂症），感冒回復期，盗汗・多汗症，虚弱児の体質改善，大病後や術後の体力回復，痔疾・脱肛，悪性腫瘍により体力低下した者（補助療法）などである．

〔参考文献〕

1) 木戸敏孝，他：補中益気湯の免疫調整作用とウイルス感染に対する効果．漢方と免疫・アレルギー，15：10-20，2001．
2) 田島俊児，他：漢方補剤・補中益気湯はラット細胞マクロファージのTNF-α産生を増強する．Jpn.Pharmacol.Ther.，29：239-243，2001．
3) 川喜多卓也ら：補中益気湯の免疫薬理作用とその臨床応用．Prog.Med.，18：801-807，1998．
4) 丁　宗鐵：方剤薬理シリーズ⑮補中益気湯(1)．漢方医学，20：92-97，1996，および同シリーズ⑯補中益気湯(2)．漢方医学，20：127-131，1996．
5) 原田　守ら：腫瘍免疫と補中益気湯．Prog.Med.，16：1501-1505，1996．
6) 大原健士郎，西本雅彦，宮里勝政ほか：うつ病に伴う食欲不振に対する補中益気湯（TJ-41）の効果．Prog.Med.，14：1705-1712，1994．
7) 森　清志，斉藤芳国，富永慶晤：肺癌化学療法の全身倦怠感に対する補中益気湯の有用性．Biotherapy，6：624-627，1992．
8) 片岡哲朗ら：補中益気湯によるマクロファージの活性化．癌と化学療法，16：1490-1493，1989．
9) 大野修嗣：漢方薬「補中益気湯」のNatural-Killer細胞活性に及ぼす影響．アレルギー，37(2)：107-114，1988．
10) 阿部憲司：癌術後化学療法時の副作用に呈する補中益気湯の効果．Prog.Med.，9：2916-2922，1989．

十全大補湯（じゅうぜんたいほとう）

　これもまた，虚弱者の慢性的疲労倦怠感に用いるとよい．虚弱者の特徴とともに，以下の症候を示す．
・貧血傾向
・皮膚粘膜の栄養状態不良および乾燥萎縮傾向
・末梢循環障害（手足冷など）

　この処方の応用対象となるのは，貧血の補助療法，産後や術後の回復促進，悪性腫瘍（とくに化学療法や放射線療法による骨髄抑制などからの回復促進），末梢循環障害（冷え症）などである．

〔参考文献〕

1) 済木育夫：がんの転移と漢方薬．科学，75(7)：842-845，2005．
2) 河野　寛，他：肝細胞癌発癌抑制を目的とした十全大補湯によるKupffer細胞の活性化抑制と抗腫瘍免疫能活性化．Prog.Med., 23：156-1157, 2003．
3) 済木育夫：漢方薬の抗腫瘍効果とその作用機序．医学のあゆみ，202(3)：205-209, 2002．
4) Kenji Niwa, et al.：Preventive effects of Juzen-taiho-to on N-methyl-N-nitrosourea and estradiol-17β-induced endometrial carcinogenesis in mice. Carcinogenesis, 22(4)：587-591, 2001.
5) T細胞サブセット，NK活性からみた脳腫瘍に対する十全大補湯の免疫賦活作用．Biotherapy, 14(6)：641-646, 2000．
6) Ikuo Saiki：A Kampo Medicine "Juzen-taiho-to" - Prevention of Malignant Progression and Metastasis of Tumor Cells and the Mechanism of Action -. Biol.Pharm.Bull. 23(6)：677-688, 2000.
7) Yasuhiro Muraishi, et al.：Effects of Interferon-α A/D in Combination with the Japanese and Chinese Traditional Herbal Medicine Juzen-taiho-to on Lung Metastasis of Murine Renal Cell Carcinoma. Anticancer Research, 20：2931-2938, 2000.
8) 丁　宗鐵：方剤薬理シリーズ(13)　十全大補湯(1)．漢方医学，20(1)：24-29, 1996, および同シリーズ(14)　十全大補湯(2)．漢方医学，20(2)：57-63, 1996．
9) 安達　勇：乳癌治療における漢方薬の位置付け．Pharma Medica 6（増刊）：46-50, 1988．

■ その他の使いやすい漢方薬

以下もまた，使用条件が比較的わかりやすい漢方薬である．

芍薬甘草湯（しゃくやくかんぞうとう）

急激に起こった筋肉の強い痙攣（有痛性筋痙攣）を使用目標とする．すなわち，足の腓腹筋痙攣（こむらがえり）に最も頻用する．頓服で用いた場合は5分以内に奏効する．毎晩足がつると訴える者には，就寝前1回服用させる．糖尿病，肝硬変患者や透析患者の「こむらがえり」に用いる．運動時に起こるものにも即効がある．そのほか，過敏性腸症候群・疝痛型にも応用される．連続服用時には甘草の副作用に注意し，少量より使用（2.5～5.0g/日）．

加味逍遙散（かみしょうようさん）

更年期障害の第1選択である．ホットフラッシュ，発汗，動悸を使用目標とする．適応患者の多くは軽度抑うつ状態にあり，愁訴が多いことが特徴である．

釣藤散（ちょうとうさん）

初老期以後の頭重感，めまい（非回転性）に用いる．脳循環障害を疑わせる状態である．高血圧症を伴う例が多いが，この薬自体の降圧効果はわずかである．有効な場合，自覚症状の改善を得られる．長期服用に適する．

4 伝統的な漢方医学（基本的な知識）

　陰陽，虚実は体質を表現する尺度である．いずれも連続的な変量で2分法ではない．経験的には，"陽実証"（図1），"陰虚証"（図2）といった表現をするが，概念的には以下の通りである．

■ 図1　"陽実証"の特徴（筋肉質は実証）

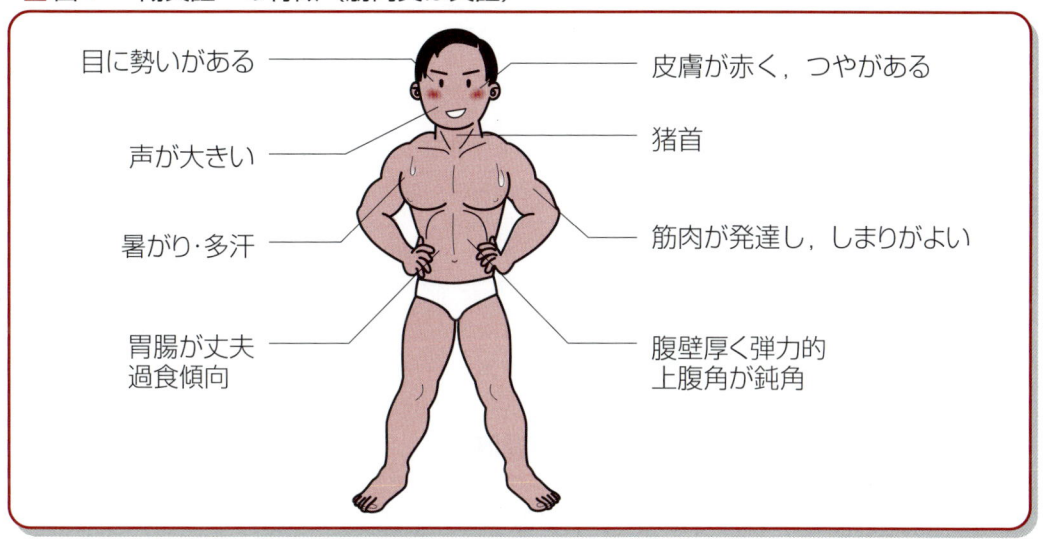

- 目に勢いがある
- 声が大きい
- 暑がり・多汗
- 胃腸が丈夫
  過食傾向
- 皮膚が赤く，つやがある
- 猪首
- 筋肉が発達し，しまりがよい
- 腹壁厚く弾力的
  上腹角が鈍角

■ 図2　"陰虚証"の特徴（痩せ型無力性体質は虚証）

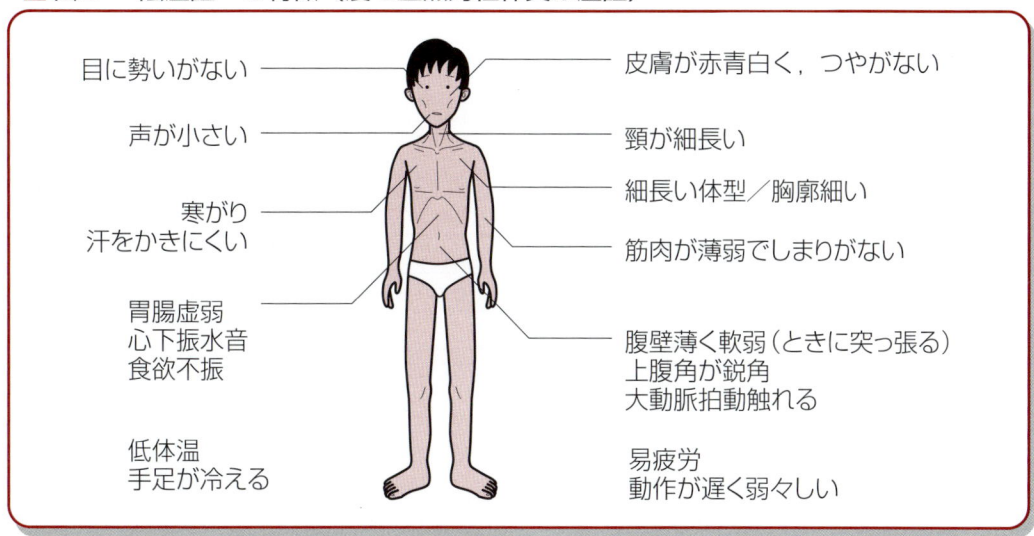

- 目に勢いがない
- 声が小さい
- 寒がり
  汗をかきにくい
- 胃腸虚弱
  心下振水音
  食欲不振
- 低体温
  手足が冷える
- 皮膚が赤青白く，つやがない
- 頸が細長い
- 細長い体型／胸廓細い
- 筋肉が薄弱でしまりがない
- 腹壁薄く軟弱（ときに突っ張る）
  上腹角が鋭角
  大動脈拍動触れる
- 易疲労
  動作が遅く弱々しい

［注］西洋医学の"心窩部拍水音"を漢方では"心下振水音"という．単に"振水音"ともいう．

■ 陰陽という考え方とその臨床的意味

　一般的な状態で，全身的代謝の盛んなものが"陽"，衰えたものが"陰"である．基礎体温の高いものは"陽"，低いものは"陰"とみなせる．
　急性発熱性疾患においては，炎症が強く発熱傾向顕著なものが"陽"，炎症反応が弱く発熱傾向微弱なものが"陰"である．

■ 表5　陰　陽

		臨　床　例	推定される状態
陽	体質	・血色がよい乳幼児，活動的な成人 ・暑がり，多汗，肥満的傾向	生体機能：正常～過剰 新陳代謝亢進傾向（？） 熱量産生↑（？）
	疾病	・感冒初期に高熱，頻脈，赤い顔 ・高血圧症，脂肪肝，甲状腺機能亢進症	熱量保持↑（？） 炎症反応↑（？）
陰	体質	・顔色の悪い高齢者，動作緩慢でやせ ・冷え症，汗をかかない，低体温傾向	生体機能：正常～低下 新陳代謝低下傾向（？） 熱量産生↓（？）
	疾病	・感冒でも無熱，悪寒，徐脈，青白い顔 ・低血圧症，胃下垂，甲状腺機能低下症	熱量保持↓（？） 炎症反応↓（？）

（陰陽とは，新陳代謝の状態を表現するパラメータ）

■ 虚実という考え方とその臨床的意味

　消化機能の良好なものが"実"，不良なものが"虚"である．
　筋肉が多く活動的であれば"実"，筋肉が少なく疲労しやすければ"虚"である．内臓下垂（胃下垂など）の強いほど"虚"の程度が強い．

■ 表6　慢性症における虚実（体質・体力の強弱）の臨床的鑑別

		"実証"（体質が強い）		"虚証"（体質が虚弱）
体型		固太り～筋肉質・闘士型	水太り	痩せ型
皮膚		みずみずしく，つやあり	もち肌～さめ肌	乾燥萎縮傾向
皮下脂肪		厚みあり弾力的	厚くても軟弱	うすく萎縮傾向
筋肉		弾力的で厚みあり	しまりがない	薄く，しまりがない
腹部	腹壁	弾力的で厚みがある	肥満でも軟弱	薄く軟弱・ときに板状
	心下振水音	なし	あり	顕著
	大動脈拍動	触知しにくい	触知しやすい	触知する例が多い
内臓下垂傾向		なし	あり	顕著
消化吸収機能		良好	可	不良
活動性		積極的で疲れにくい	疲れやすい	疲れやすい
体温調節		高温低温ともに強い 暑がり・多汗傾向	夏ばて，寒がり 手足冷，多汗	温度変化に弱い 低体温，発汗しにくい
その他		動作速く声が力強い		動作遅く声が弱々しい
生薬への反応		麻黄・大黄が有効	麻黄・大黄で副作用．人参，附子が有効	

（胃腸の働きが強い人は実証，弱い人は虚証，胃下垂は虚証）

気血水も参考になることがある

気，血，水は前近代の病理概念である．経験則であって，現代医療に無用の部分もあるが，漢方薬を選択するうえで有益な場合もあるので，一概に否定はできない．症候論的に解釈して利用するとよい．

表7 気血水の異常

		主要な症状・所見	頻用生薬	頻用漢方薬
気の異常	上衝（じょうしょう）	冷えのぼせ，頭痛，動悸，めまい，顔面紅潮	桂皮，麦門冬など	桂枝湯類，苓桂朮甘湯など
	気うつ	抑うつ気分，不安感，咽喉頭異常感，呼吸困難感	厚朴，蘇葉，香附子など	香蘇散，半夏厚朴湯，柴朴湯
	気虚（ききょ）	易疲労，慢性的倦怠感，意欲障害，食欲低下，消化吸収機能低下	人参，黄耆など	参耆剤（補中益気湯，十全大補湯など），四君子湯類，六君子湯
血の異常	瘀血（おけつ）	舌口唇粘膜の暗紫色とうっ血，月経異常，皮下細静脈うっ血，下肢静脈瘤，組織の挫滅を伴う変化（打撲，外傷，手術など），下腹部の筋緊張と圧痛	牡丹皮，桃仁，大黄，紅花，当帰，川芎など	［実証］桂枝茯苓丸，桃核承気湯，大黄牡丹皮湯，通導散 ［虚証］当帰芍薬散，当帰建中湯，当帰四逆加呉茱萸生姜湯
	血虚（けっきょ）	易疲労，倦怠感，貧血，血行障害，組織の低栄養状態（皮膚枯燥など）	当帰，川芎，地黄など	四物湯類（十全大補湯，芎帰膠艾湯，当帰飲子，大防風湯など）
水の異常	水毒（すいどく）	朝顔や手がむくむ，舌歯痕，下腿浮腫，水様分泌物（鼻水，喀痰など），心下振水音，尿量の異常，めまい，頭痛，局所の浮腫，水疱形成など	茯苓，朮，沢瀉，猪苓，半夏，麻黄，桂皮，附子，黄耆など	五苓散，柴苓湯，猪苓湯，小青竜湯，小半夏加茯苓湯，二陳湯，六君子湯，半夏白朮天麻湯，防已黄耆湯，麻黄附子細辛湯，真武湯

［注］・気は働きだけあって形がないものとされた．生命エネルギーといったニュアンス．神経系などの働きのことか．
・血は血液とその働き．末梢循環の意も含む．
・水は体液とその代謝．
・心下振水音は，心窩部拍水音に相当する漢方用語．振水音と略称される．

その他の漢方的な経験則

実際の臨床においては，以下のような経験則が知られている．
・患者の体質が"虚"か"実"か判断しがたい場合は，"虚"として治療を行う．これは，間違えた場合の有害事象が少ないからである．
・"陰陽"が判別しがたい場合，高齢者は"陰"，若年者は"陽"として治療を行う．一般的頻度による判断である．

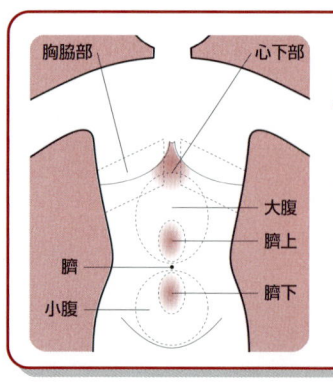

[腹部の漢方的な名称]

心下部：心窩部にほぼ同じ
胸脇部：肋骨弓の上下部近傍，左右上腹部
大　腹（たいふく）：上腹部
小　腹（しょうふく）：下腹部

5　医療用漢方製剤（エキス剤）の効果的使用法

漢方エキス製剤の効果を高めるためには，表8のような7つのポイントがある．

■ 表8　漢方エキス製剤の効果を高める7つのポイント

①湯に溶かして服用
②頓服で即効の期待できることがある
③胃腸虚弱者では，食後服用が有用な場合もある
④感冒薬はかならず熱くして服用し，体の保温に注意
⑤高齢者，虚弱者では，服用量を減らすと効果的な場合がある
⑥生姜汁を加えるとよい場合がある
⑦ときに冷服が必要

■ 湯に溶かして服用

　一般に湯に溶かすのは，元来の煎じ薬に近い形で利用するためである．吸収がよくなり，本来の効果が期待できる．湯に溶かすことを嫌う人や，できない場合には，そのまま服用してもよい．いずれの場合も，1回当たり用いる湯は100mL以上が望ましい．温かい日本茶，紅茶などでもよい．ミルクは望ましくないが，小児ではやむを得ない場合もある．

■ 頓服で即効の期待できることがある

頓服で即効の期待できるのは，表9のような場合である．いずれも可能ならば湯に溶かして服用するとよい．ただし，後述するように嘔気のあるときは湯に溶かして冷やしてから服用する．

■ 表9　頓服で即効の期待できる漢方薬の例

こむらがえり	芍薬甘草湯
気管支喘息軽症発作	麻杏甘石湯 または 五虎湯
咳き込み（気道過敏）	麦門冬湯
アレルギー性鼻炎	小青竜湯
頭位性眩暈発作時	苓桂朮甘湯
片頭痛発作	呉茱萸湯
過敏性腸症候群の腹痛	桂枝加芍薬湯
吐き気	小半夏加茯苓湯
二日酔い	五苓散

■ 胃腸虚弱者では，食後服用が有用な場合もある

空腹時にコーヒーを飲むと嘔気が起こるような胃腸虚弱者では，漢方薬も食後服用が適当である．

■ 感冒薬は必ず熱くして服用し，体の保温に注意

感冒薬は，一般に湯に溶かして熱いくらいの温度で服用するほうがよい．また服用後に，おかゆ，うどんなど，熱い飲食物で消化のよいものを摂取すると効果的である．冷飲食物は避けるべきである．体の中心部に熱量を与えることが望ましいからである．同じ理由で体外から冷やすことも好ましくない．

■ 高齢者，虚弱者では，服用量を減らすと効果的な場合がある

代謝の低下した高齢者，胃腸機能の低下した虚弱者では，通常量では過剰のことがある．1/2〜2/3程度の分量でかえって有効なものがある．

■ 生姜汁を加えるとよい場合がある

ひねしょうが（母指頭大程度）をすりおろして，その絞り汁を加えると効果的な場合がある．ショウガには，健胃整腸作用，鎮嘔作用，抗炎症作用などがあり，また体を温める作用もある．とくに，感冒薬（葛根湯，小青竜湯，桂枝湯，香蘇散な

ど），胃腸薬（半夏瀉心湯，小半夏加茯苓湯，二陳湯，六君子湯など）を効果的に用いたい場合には添加する．

■ ときに冷服が必要

　エキスを湯に溶かした後，冷やしてから用いる場合がある．鼻血に黄連解毒湯，三黄瀉心湯を用いる場合，嘔気に小半夏加茯苓湯を用いる場合などである．

■ のみにくい薬はどうする？

　漢方薬の味が「のみにくい」という場合には，次のような工夫がある．
①顆粒のまま服用する：オブラート使用が適当である．
②味，においを工夫する：お茶でのむ，ジュース，レモンの絞り汁を加えるなど（やむをえなければ冷たくする）．
③剤形を変える：
　ⅰ）顆粒を少量の湯で練ってペースト状にして口内に入れる（乳幼児の場合）．
　ⅱ）シャーベット，アイス，ゼラチン，むぎこがしなどに混ぜる．
④投与方法を変える：注腸投与という方法もあるが，例外的な使用法である．

6　併用についての考え方

■ 複数の漢方薬の併用

　漢方製剤を用いるときには，できる限り1種類で対応しようと心がけるべきである．元来漢方薬は，1種類で複数の病状に対応できる場面が少なくないからである．とくに軽症感冒の初期などには，これに該当する場合が多い．
　しかし，慢性疾患を主とする実地臨床では，1種類のみで対応するのは難しいのも事実である．
　とくに医療用漢方製剤の数は限定されており，すべての病態に1種類のみで対応するのは不可能である．したがって，複数の漢方製剤を併用して治療効果を上げることが必要である．

■ 複数の漢方薬を併用する際の基本的ルール

　実際に複数の漢方製剤を併用する場合，いくつかの基本的なルールがある．
①適応となる体質が相反するカテゴリーに属する複数の漢方製剤を併用することは原則として行わない．
　たとえば，真武湯は陰虚証に用いるので，同じ体質傾向に用いる人参湯と併用

することはまれではない．しかし，陽実証に用いる大柴胡湯と併用することは原則としてない．

②同じ体質傾向に用いる漢方製剤は併用する可能性がある．

たとえば，小柴胡湯と麻杏甘石湯はいずれも陽証でやや実証に用いる点で共通し，実際，この両者の併用は痰のからむ気管支炎に非常に有効である．

③処方構成による分類で同一群に属する複数の漢方薬を併用することは少ない．

伝統的に，漢方薬（医療用漢方製剤も含める）は，処方構成の中で中心的役割を担う生薬によっていくつかの群に分類されてきた．柴胡剤（サイコを中心とする群），麻黄剤（マオウを中心とする群），附子剤（ブシを中心とする群），参耆剤（ニンジン・オウギを中心とする群）などである．一般に，中心的生薬が同じ群に属する複数の漢方薬を併用することは少ない．とくに以下の併用は通常行わない．

ⅰ）柴胡剤どうしの併用は原則として行わない．
　大柴胡湯，柴胡加竜骨牡蛎湯，四逆散，小柴胡湯，柴胡桂枝湯，柴朴湯，柴苓湯，柴胡桂枝乾姜湯などについて，どの2つの組合せも行わない．

ⅱ）補中益気湯，十全大補湯，人参養栄湯は，原則としてお互いに併用しない．

ⅲ）八味地黄丸，牛車腎気丸，六味丸は，原則としてお互いに併用しない．

④併用する漢方製剤に共通する生薬の分量には留意する必要がある．

甘草はもとより，麻黄，大黄なども過量にならないように注意しなければならない．

⑤長期的効果を期待する薬と短期的効果を期待する薬が組み合わされることが多い．

慢性疾患では，実証のものでは柴胡剤あるいは駆瘀血剤，虚証では補剤あるいは人参剤・附子剤を，それぞれベースとして用いておき，これに症状を改善するための漢方薬を併用するという使い方がしばしば行われる．

症状を改善する漢方薬としては，小青竜湯（鼻炎など），麦門冬湯（乾咳），苓桂朮甘湯（めまい），芍薬甘草湯（こむらがえり）などがあげられる．

■ 西洋医薬との併用

ほとんどの西洋医薬は漢方製剤と併用しても問題ない．ただし，一部のものは注意が必要である．とくに問題となるのは，麻黄や大黄を含む漢方薬，多量の甘草を含む漢方薬，および小柴胡湯である（次項参照）．

ステロイドの内服，外用，吸入などとの併用も必要に応じて行われているが，とくに臨床上問題はない．

抗がん剤あるいは放射線療法と補剤（補中益気湯，十全大補湯など）との併用は臨床的に有用であり，しばしば行われている．

そのほかは各論を参照願いたい．

7 漢方薬を安全に用いるための知識

■ 比較的よく使う漢方薬とそれによって起こりやすい副作用

麻黄（マオウ）を含む製剤

　生薬マオウを含む漢方製剤すなわち麻黄剤（表10）は，呼吸器疾患などに頻用される．マオウの成分は，エフェドリンephedrine，プソイドエフェドリンpseudoephedrineなどであるが，ephedrineには交感神経興奮様，気管支平滑筋弛緩，血圧上昇，中枢興奮などの作用があり，pseudoephedrineには抗炎症，鎮痛などの作用がある．

■ 表10　おもな麻黄剤

- 葛根湯
- 麻杏甘石湯
- 越婢加朮湯
- 麻杏薏甘湯
- 葛根湯加川芎辛夷
- 五虎湯
- 神秘湯
- 麻黄附子細辛湯
- 小青竜湯
- 麻黄湯
- 薏苡仁湯

（他に防風通聖散，五積散にも少量含有）

ⅰ）マオウの副作用と慎重に投与すべき患者

　麻黄剤では表11のような副作用が起こりうるので，その使用に際しては表12のような患者には慎重に投与する必要がある．とくに越婢加朮湯や麻黄湯のように，マオウの含有量の多い漢方薬ほど要注意である．
　一般に麻黄剤は，胃下垂顕著な胃腸虚弱者（虚証）では胃腸障害を起こしやすいので，心下振水音を認める者には要注意である．また副作用は高齢者では現れやすく小児には少ないことも留意する必要がある．

■ 表11　麻黄剤で起こりうる副作用

比較的多いもの

消化器症状・・・食欲不振，嘔気，嘔吐，胃痛，腹痛，下痢など
自律神経症状・・不眠，興奮，動悸，頻脈，発汗過多，尿閉など

まれと思われるが重要なもの

虚血性心疾患，不整脈，重症高血圧症，高度腎障害の増悪の可能性

■ 表12　麻黄剤の使用上の注意事項（以下の者には慎重投与）

・病後の衰弱期，著しく体力の衰えている患者
・胃腸の虚弱な患者，食欲不振，悪心・嘔吐のある患者
・発汗傾向の著しい患者
・狭心症，心筋梗塞などの循環器系障害のある患者，その既往歴のある患者
・重症高血圧症の患者
・高度の腎障害のある患者
・排尿障害のある患者
・甲状腺機能亢進症の患者

ⅱ）マオウの併用注意薬剤

マオウを含む漢方製剤では，表13のような薬剤と併用すると麻黄の副作用が現れやすくなるので注意が必要である．なお，麻黄剤はベータ遮断剤，アルファ遮断剤などとの相互作用にも注意が必要である．

■ 表13　麻黄剤との併用に注意すべき薬剤

・麻黄を含有する他の漢方製剤
・エフェドリン類を含有する製剤
・モノアミン酸化酵素（MAO）阻害剤
・甲状腺製剤（チロキシンなど）
・カテコールアミン製剤（エピネフリン，イソプレナリン）
・キサンチン系製剤（テオフィリンなど）

大黄（ダイオウ）を含む製剤

生薬ダイオウを含む漢方製剤には，大黄甘草湯，麻子仁丸，潤腸湯，大承気湯，桃核承気湯，防風通聖散，大柴胡湯など多数がある．これらは，便秘だけを使用目標とするものと，便秘を伴う特定の症候群を使用目標とするものとがある．

ⅰ）ダイオウの効果は個人差が大きい

ダイオウの下剤としての効果には個人差が大きい．少量でも腹痛下痢を起こすものもあるので，使用に際しては少量から開始して必要に応じて漸増することが望ましい．

ⅱ）ダイオウで便秘する人がある

ときにダイオウを含む漢方薬でかえって便秘となる者もある．これは，ダイオウの下剤としての成分はセンノサイドであり，実際に下剤として働くのは腸内細菌による代謝産物であるが，腸内細菌叢の状態によってはセンノサイドを分解できず，かえってダイオウに含まれるタンニンの止瀉作用のために便秘するからである．

ⅲ）ダイオウは妊婦と授乳中の婦人には要注意
　　ダイオウは，流早産の可能性があるので妊婦には投与しないことが望ましいとされる．また授乳中の婦人に投与すると瀉下成分が母乳中に移行し，乳児が下痢する可能性があるので慎重に投与する必要がある．

附子（ブシ）を含む漢方製剤

　生薬ブシを含む漢方製剤には，真武湯，桂枝加朮附湯，麻黄附子細辛湯，八味地黄丸，牛車腎気丸，大防風湯などがある．ブシはキンポウゲ科ヤマトリカブトの根であり，有毒なアコニチンAconitine類を含む．ブシには，強心，抗炎症，新陳代謝亢進などの作用があるが，その感受性は個人差が大きい．
　ⅰ）心悸亢進，のぼせ，舌のしびれ，悪心などが出れば中止する
　　医療用漢方製剤（エキス製剤）に含有されるブシは減毒処理を行われているが，それでも心悸亢進，のぼせ，舌のしびれ，悪心などが現れるおそれがあり，使用時には注意が必要である．
　　ブシの副作用は小児に出やすく高齢者には少ないとされている．
　ⅱ）ブシは妊婦などには投与しない
　　ブシは，妊婦，妊娠の可能性のある婦人には投与しないことが望ましいとされる．

その他の漢方製剤

　ⅰ）胃腸障害
　　胃腸障害は，地黄（ジオウ），当帰（トウキ），川芎（センキュウ）などを含む漢方製剤に多い副作用である．一般に胃腸障害は振水音を認める者ほど出やすい点に留意するとよい．
　ⅱ）過敏症
　　過敏症（発疹，じんま疹，発赤，搔痒など）の頻度は少ないが，ほとんどの漢方製剤で起こりうることで，このような症状が現れた場合には投与を中止する．
　ⅲ）臨床検査値への影響
　　副作用ではないが，遠志（オンジ）を含む漢方製剤（帰脾湯，加味帰脾湯，人参養栄湯）の服用患者では，糖尿病の管理指標である1,5-AG（アンヒドロ-D-グルシトール）が増加する場合があり注意が必要である．

■ まれではあるが重大な副作用

間質性肺炎

　慢性肝炎の患者において，小柴胡湯の副作用による間質性肺炎で死亡した例が報告されて以来，小柴胡湯は**表14**のような禁忌が設定された．その後，小柴胡湯以外の漢方製剤でも間質性肺炎の報告例があり，**表15**のような処方の投与中には厳重な注意が必要とされるようになった．

■ 表14 小柴胡湯の禁忌

- インターフェロン製剤との併用
- 肝硬変
- 肝がん
- 慢性肝炎における肝機能障害で，血小板数10万/mm^{3}以下のもの
  [肝硬変の可能性あるため．血小板数10〜15万/mm^{3}は慎重投与]

■ 表15 副作用として間質性肺炎の起こりうる漢方製剤

・小柴胡湯	・柴朴湯	・柴苓湯	・小柴胡湯加桔梗石膏
・柴陥湯	・柴胡桂枝湯	・清肺湯	・柴胡桂枝乾姜湯
・半夏瀉心湯	・大柴胡湯	・辛夷清肺湯	・乙字湯
・温清飲	・黄連解毒湯	・清心蓮子飲など	

すなわち，間質性肺炎を疑わせる症状として，発熱，咳嗽，呼吸困難，肺音の異常（捻髪音）などが現れた場合には，服用中の漢方薬を中止して胸部X線写真などの検査を実施するとともに，副腎皮質ホルモン剤などの投与など適切な処置を行わねばならない．また，これらを投与する患者にはあらかじめ，前記症状の現れた場合には服用を中止して，ただちに連絡するよう注意を行うこと．

漢方製剤による間質性肺炎は極めて稀な副作用ではあるが，注意が必要である．臨床の現場では経皮的酸素飽和度測定が手軽で有用である．

なお，漢方的診断（証）があえば間質性肺炎は起こらないとの主張があるが，十分なエビデンスのあるものではなく，盲従することは慎まなければならない．

甘草（カンゾウ）の副作用

i）カンゾウによる偽アルドステロン症−低カリウム血症，高血圧に注意

生薬カンゾウを含む漢方製剤の投与中は，低カリウム血症，血圧上昇，ナトリウム・体液の貯留，浮腫，体重増加などの偽アルドステロン症が現れることがあるので，血清カリウム値の測定など，観察を十分に行い，異常が認められた場合には投与を中止してカリウム剤の投与など適切な処置を行うことが必要とされる．

ii）甘草を含む漢方製剤

生薬カンゾウは多くの漢方製剤に含まれるが，**表16**のように，比較的多量の甘草を含有する漢方製剤の使用時，および甘草を含む複数の漢方製剤を併用する場合には，とくに注意が必要である．

■ 表16 甘草2.5g以上含有する漢方薬

・芍薬甘草湯	・半夏瀉心湯	・小青竜湯	・人参湯
・五淋散	・炙甘草湯	・甘麦大棗湯	・芎帰膠艾湯
・桂枝人参湯	・黄連湯	・排膿散及湯	・桔梗湯

ⅲ）併用を注意すべき薬剤

カンゾウを含む漢方製剤，グリチルリチン製剤，カリウムを低下させる利尿剤（ループ系利尿剤，チアジド系利尿剤）との併用には注意が必要である．

ⅳ）ミオパシー

カンゾウによる低カリウム血症の結果としてミオパシーが現れることがある．また，脱力感，筋力低下，筋肉痛，四肢痙攣・麻痺などの横紋筋融解症の症状が現れることがあるので，CK（CPK）上昇，血中および尿中のミオグロビン上昇が認められた場合には投与を中止し，カリウム剤の投与などの適切な処置を行う必要がある．

ⅴ）とくに注意すべき副作用：多量に甘草を含む製剤で要注意

うっ血性心不全，心室細動，心室頻拍（Torsades de Pointesを含む）：うっ血性心不全，心室細動，心室頻拍（Torsades de Pointesを含む）が現れることがあるので，観察（血清カリウム値の測定など）を十分に行い，動悸，息切れ，倦怠感，めまい，失神などの異常が認められた場合には投与を中止し，適切な処置を行うこととされる．

薬剤性肝機能障害・黄疸にも留意

以下のような漢方製剤で肝障害・黄疸の起こることがあるとされる．

小柴胡湯，柴朴湯，柴苓湯，柴胡桂枝湯，大柴胡湯，柴胡加竜骨牡蛎湯，辛夷清肺湯，黄連解毒湯，温清飲，清上防風湯，乙字湯，人参養栄湯，麻黄附子細辛湯，葛根湯，補中益気湯，荊芥連翹湯，牛車腎気丸，防風通聖散，桂枝茯苓丸，大建中湯，など．

膀胱炎様症状

小柴胡湯，柴朴湯，柴苓湯，柴胡桂枝湯などの服用中には，副作用として膀胱炎様症状（頻尿，残尿感，排尿痛，血尿など）の現れることがあり，留意する必要がある．

Column　コラム　漢方薬の副作用と検査

- 間質性肺炎　　　　　　　　→　経皮的動脈血酸素飽和度測定を推奨
- 甘草による偽アルドステロン症　→　血清カリウム値の定期的チェック
- 薬剤性肝障害　　　　　　　→　定期的採血によるチェック

8 漢方の研究法

■ 漢方を学ぶには指導者が重要

漢方を書籍だけで一人で学ぶと独善的になりやすい．最初はよい指導者について基本を習い，次いで自分の専門領域で漢方に詳しい人に教わるとよい．漢方医学のよい指導者は，治療が上手で臨床に熱心な人である．教条主義や神秘主義は有害無益である．できれば生薬を使える人が望ましい．

■ 漢方治療の精神

漢方治療の精神は，患者に愛情と誠意をもって接し，希望を与えることにある．漢方治療だからといって特別視する必要はなく，医者としての本質を見失わないことである．いたずらに漢方にこだわらず，現代医学的治療と漢方治療の調和を図るのは当然のことである．

■ 漢方の診察

漢方における診察では，心身両面から診る．診察そのものが治療の一環と考えるとよい．問診が重要で，適応処方の予測と鑑別診断，効果の判定をする．あらかじめ基本処方の知識を持ち，患者が話しやすい雰囲気を作り，短時間で，処方の鑑別と治療効果の判定に必要な要点を聞き出さなければならない．腹診はソフトに行う必要がある．古人は，「甘手は上達し，辛手は上達せず」と言っている．

■ 漢方治療におけるポイント

漢方治療では，まず漢方処方の性質を知らねばならない．使用薬方数を増やすことよりも，基本処方の使い方に習熟することが肝要である．初めは，できるだけ一処方で効果をみる．江戸時代随一の名医と言われる和田東郭（わだとうかく）が，「方を用ゆること簡なる者は，其の術，日に精（くわ）し．方を用ゆること繁なる者は，其の術，日に粗（あら）し」と述べているのはこのことである．

■ 薬理・EBM・臨床経験の批判的受容

古典的記載，生薬の薬理，近年の基礎的臨床的研究などのEBM，諸種の学会発表や先輩の臨床経験などを学ぶことは重要である．しかし，その是非の判断基準は臨床におく（親試実験）．いたずらに権威に盲従せず，伝統を尊重しても合理的批判的に受容することが大切である．大塚敬節は，「古典を読め，後は患者が教えてくれる．

古人は嘘をつく．わしの言ったことでも，そのまま信用する必要はない．自分でやってみて，納得したら真似してごらん」と述べていた．このように自分自身すら第三者の目で批判的にとらえる客観的な態度が望まれる．

■ 自己研鑽のすすめ

　治療技術を高めるには，診療経験を重ねながら学ぶことが必要である．処方の使い方に自分なりの仮説を立てて検証していく．良い仲間をもち，切磋琢磨するとよい．自分の経験や仮説は，積極的に発表する．良い症例を経験したら記録，文書化する，少なくとも後ですぐに引き出せるようにしておくとよい．人に教えることは知識の整理と確認に有益である．

　「論説をやめて病者を師とたのみ，夜を日に継いで工夫鍛錬．」
　　　　　　　　　　　　　　　　　　　　　　　　（亀井南冥，古今齊以呂波歌）
　「術ありて後に学あり．術なくて，咲きたる学の花のはかなさ．」
　　　　　　　　　　　　　　　　　　　　　　　　　　　　　（大塚敬節，杏林）

■ 参考書籍など

■全般的参考書
・松田邦夫，稲木一元：『漢方治療のファーストステップ』，南山堂，東京，1998．
・松田邦夫，稲木一元，佐藤　弘，編集：漢方治療のABC－日本医師会雑誌臨時増刊，Vol.108，No.5，1992．
・大塚敬節：『症候による漢方治療の実際』，南山堂，1981．
・大塚敬節・矢数道明・清水藤太郎：『漢方診療医典（第6版）』，南山堂，2001．
・大塚敬節：『大塚敬節著作集』（全8巻），春陽堂，1982．
・湯本求真：『皇漢医学』（昭和初期）…復刻版；燎原書店，1976．

■古典
・大塚敬節：『傷寒論解説』，創元社，1966．
・大塚敬節：『金匱要略講話』，創元社，1979．

■東洋医学史
・小曽戸　洋：『漢方の歴史－中国・日本の伝統医学』，大修館書店，1999．
・小曽戸　洋：『日本漢方典籍辞典』，大修館書店，1999．
・小曽戸　洋：『中国医学古典と日本』，塙書房，1996．

■生薬・薬理学
・岡西為人：『本草概説』，創元社，1977．
・高木敬次郎 監修／木村正康 編集：『漢方薬理学』，南山堂，東京，1997．
・北川　勲，ほか：『生薬学 第5版』，廣川書店，東京，1997．
・大塚恭男：『東西生薬考』，創元社，1993．
・伊田喜光，寺澤捷年 監修，鳥居塚和雄 編著：『モノグラフ生薬の薬効・薬理』，医歯薬出版株式会社，2003．

■ 東洋医学研究団体
- 社団法人　日本東洋医学会
  事務局　〒105-0022　東京都港区海岸1-9-18　国際浜松町ビル6F
  　　　　TEL.03-5733-5060
  　　　　URL:http://www.jsom.or.jp
- 和漢医薬学会
  事務局　国立大学法人富山大学和漢医薬学総合研究所内
  　　　　〒930-0194　富山県富山市杉谷2630
  　　　　TEL.076-434-7635
  　　　　URL:http://www.wakan-iyaku.gr.jp/index2.html
- 東亜医学協会
  事務・編集局　〒101-0065　東京都千代田区西神田2-7-4　島崎ビル6F
  　　　　　　　TEL.03-3264-8410
  　　　　　　　URL:http://aeam.umin.ac.jp/

Column コラム　漢方をより深く理解するために

- それぞれの漢方薬について，その適応となる病態を把握することが，その漢方薬を使うコツ
- 生薬構成が類似した漢方薬は一群として理解する
- 一群の漢方薬の一部がわかれば同じ群の漢方薬も使えるようになる
- 生薬数の少ない漢方薬ほど使用目標は単純
- 生薬数の少ない漢方薬ほど効果判定は容易
- 生薬の薬理から使用法を類推できる場合がある
- 二種の漢方薬を混合した場合，全く別の性質をもつ漢方薬になる場合があるので要注意

各論

漢方薬の適応となる疾患・症候と頻用処方

漢方薬を実地臨床で用いるにあたっては，以下の手順によると有用な場合が多い．

❶ 漢方薬の効きやすい疾患や症候の患者を選択し，それぞれの頻用漢方薬を用いる．
❷ 処方選択に際しては，患者の病名のみならず，各患者の愁訴全般，体質体格，年齢，性別などを総合的に判断し，個体差を重視して治療を行う．
❸ とくに虚弱者，高齢者では処方選択は慎重でなければならない．判断に迷った場合は，体質虚弱なものとして治療を行う．
❹ 西洋医学的には理解しがたい症候の組み合わせを呈する場合でも，漢方の考え方からみると打開策が見いだされる場合がある．伝統的な視点についても理解が望まれる．
❺ 効果判定は，急性症では短期でよいが，慢性症ではやや長期を要する場合が多い．慢性症では，疾患自体は改善しなくても，食欲が出た，眠れる，元気が出たなどの非特異的改善傾向が認められればQOL改善に有用であり，そのまま継続服用していると本来の疾患も改善する場合がある．
❻ 特定の漢方薬について，その処方に典型的な症候（証）を示す有効例を知っていると，その漢方薬を適切に使用できるようになる．
❼ 副作用には常に留意する必要がある．とくに間質性肺炎，肝機能障害などについては，頻度は極めて低いとしても必要な注意を怠ってはならない．

1 呼吸器疾患

総論

1 呼吸器疾患患者には漢方薬が有用

- 急性気道感染症では，罹患後の日数と病人の体質および反応によって薬を使い分ける．急性上気道炎の時期には，葛根湯，小青竜湯などの麻黄剤（麻黄を含む漢方薬），ついで亜急性期の気管支炎には小柴胡湯，柴朴湯などの柴胡剤（柴胡を含む漢方薬）を用いる．ただし，胃腸虚弱者では異なり，初期は麻黄を含まない漢方薬，すなわち桂枝湯，香蘇散などを選用する．
- 気管支炎の遷延期には麦門冬湯，補中益気湯，参蘇飲なども用いる．陰と呼ばれる病態にあれば，麻黄附子細辛湯，真武湯などの附子剤を用いる（p.30「チャート」参照）．
- 気道感染を反復する例にも漢方薬は有用である．適切な漢方薬を連用すると，免疫能が高まり感冒に罹患しにくくなる．これは感冒によって悪化する慢性閉塞性気道疾患などの患者には大きな福音となる．この目的に用いられるのは，柴胡剤，補剤，人参剤などである．西洋医学的治療，漢方治療のいずれかのみで十分な効果が得られない場合でも，両者を相補的に併用することによって，よりよい結果を期待できる．

2 適応と不適応

- 漢方治療を第1選択とできるのは，急性上気道炎（風邪症候群），急性〜亜急性気管支炎の軽症例，気管支喘息で軽症〜中等度の患者に体質改善（発作頻度減少と発作強度の軽減）を目的とする場合などである．
- 西洋医学的治療との併用が効果的なのは，急性上気道炎および急性気管支炎で抗生物質などの投与を要するもの，気管支喘息で中等度以上の発作を繰り返すもの，慢性気管支炎，肺気腫，気管支拡張症，慢性呼吸不全，および肺炎・肺結核などで通常の治療では十分な効果が得られないものなどである．

3 頻用処方

漢方薬	応用	使用目標
葛根湯 （かっこんとう）	急性上気道炎初期	項頸部こり，頭痛，胃腸丈夫
小青竜湯 （しょうせいりゅうとう）	鼻炎型感冒	鼻水，くしゃみ，鼻閉，咳，痰
麻黄附子細辛湯 （まおうぶしさいしんとう）	急性上気道炎〜気管支炎	悪寒が続く，顔色蒼白，鼻炎症状
小柴胡湯 （しょうさいことう）	気管支炎	食欲不振，口苦，咳，痰，微熱
柴朴湯 （さいぼくとう）	気管支喘息，気管支炎	咳痰，喘鳴，呼吸苦に非発作時服用
麦門冬湯 （ばくもんどうとう）	気管支炎，咳型喘息	発作的咳こみ，気道過敏
麻杏甘石湯 （まきょうかんせきとう）	気管支炎，気管支喘息	痰の切れにくい咳，ときに喘鳴
清肺湯 （せいはいとう）	気管支炎，気管支拡張症	多量の膿性痰，慢性例

4 副作用にも留意（麻黄剤・柴胡剤など）

・麻黄剤は，胃腸虚弱者，狭心症・心筋梗塞などの循環器系障害のある患者，高度腎障害のある患者，排尿障害のある患者などには要注意である．
・柴胡剤では，頻度は低いが間質性肺炎に留意する．

1-1　急性上気道炎

① 症候と漢方薬選択の考え方

■ **咽喉痛・頭痛・発熱で発症する時**

- 虚弱者：麻黄附子細辛湯などを考慮
- 体格中等度以上：葛根湯が第1選択

■ **鼻水・くしゃみ・悪寒で発症する時**

- 虚弱者：麻黄附子細辛湯などを考慮
- 体格中等度以上：小青竜湯が第1選択

■ **発熱・倦怠感・脱力感が主で咽喉痛・鼻炎症状を伴い発症する時**

- 虚弱者：麻黄附子細辛湯（難治例では桂枝湯と併用）など
- 体格中等度以上：柴胡桂枝湯などを考慮

■ **扁桃炎が主で全身症状がない時**

- 虚弱者：桔梗湯を考慮
- 体格中等度以上：小柴胡湯加桔梗石膏，葛根湯を考慮

Point:
- 急性期に漢方薬を用いる時は，十分な量の熱湯に溶かして服用するよう指導すると効果的．
- 服用後は，保温に留意し，体を冷やさないように指導する．
- 麻黄を含む漢方薬は，虚弱者では胃腸障害，動悸，不眠などを起こしやすい．
- 高熱，身体痛などインフルエンザと思われる際には，現在医学的治療を優先する（迅速診断を行い，抗ウイルス薬を使用する）．

② 頻用漢方薬チャート

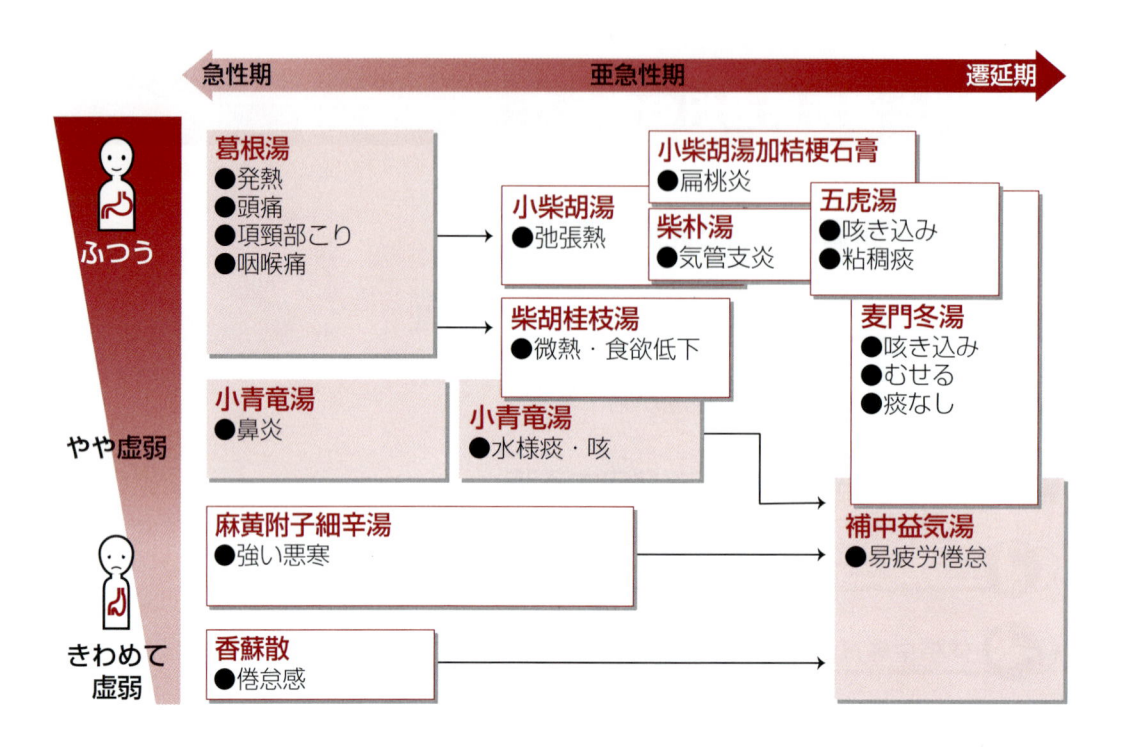

急性期 ← 亜急性期 → 遷延期

ふつう
- 葛根湯
  - ●発熱
  - ●頭痛
  - ●項頸部こり
  - ●咽喉痛
- 小柴胡湯
  - ●弛張熱
- 小柴胡湯加桔梗石膏
  - ●扁桃炎
- 柴朴湯
  - ●気管支炎
- 五虎湯
  - ●咳き込み
  - ●粘稠痰
- 柴胡桂枝湯
  - ●微熱・食欲低下
- 麦門冬湯
  - ●咳き込み
  - ●むせる
  - ●痰なし

やや虚弱
- 小青竜湯
  - ●鼻炎
- 小青竜湯
  - ●水様痰・咳
- 麻黄附子細辛湯
  - ●強い悪寒
- 補中益気湯
  - ●易疲労倦怠

きわめて虚弱
- 香蘇散
  - ●倦怠感

ファーストチョイスの漢方薬	体質	最も特徴的な症状・所見	使用頻度	ワンポイント
葛根湯 (かっこんとう)	中等度〜丈夫	咽喉痛, 項頸部痛	◎	発熱・悪寒, 頭痛を伴うことが多い
小青竜湯 (しょうせいりゅうとう)	中等度	鼻水, くしゃみ, 水様の喀痰	◎	アレルギー性鼻炎を伴うことが多い ときに咳, 喘鳴
麻黄附子細辛湯 (まおうぶしさいしんとう)	やや弱	咽喉痛, 悪寒, 鼻水	○	強い悪寒が特徴. 元来から虚弱で冷え症, 低体温
香蘇散 (こうそさん)	虚弱	倦怠感, 頭重, 咽喉痛	○	痩せ型, 易疲労, 高度胃下垂
小柴胡湯加桔梗石膏 (しょうさいことうかききょうせっこう)	中等度	咽喉痛, 発熱, 扁桃腫脹発赤	○	扁桃炎, 扁桃周囲炎の急性期から慢性期まで使用
桔梗湯 (ききょうとう)	幅広く使用可	咽喉痛が主	△	扁桃炎, 扁桃周囲炎が主, 咳はない 湯に溶かし, 少しずつ, うがいしながら服用

急性上気道炎

③ 症例から処方を学ぶ

32歳男性の急性上気道炎

症 例	32歳男性　勤務医
主 訴	咽喉痛・頭痛
病歴と所見	数日来，咽喉痛が続き，当日夕方から拍動性頭痛．項頸部から背部がこって苦しい．悪寒あり．170cm，65kg．37.8℃．顔面紅潮．脈浮緊，90bpm．腹筋緊張良好．発汗はほとんどなし．振水音（拍水音）なし．

■ 処方選択

考え方	上気道炎初期では，麻黄附子細辛湯，小青竜湯，桂枝湯などを用いる．体格普通で腹筋緊張良好な"実証"の急性上気道炎で，①項頸部から背部のこり，②脈の緊張がよい，③発汗なし，の3点から葛根湯が第1選択と考えられる．
経 過	葛根湯エキス2.5gを熱湯に溶かし，生姜の絞り汁を加えて服用．熱いうどんを食べ，布団で保温して臥床．20分後，身体が温まり悪寒が消えた．その後，上半身に発汗．頭痛は消失．2時間後と翌朝の服用で治癒．
解 説	筆者の一人・稲木の自己経験であるが，葛根湯有効時の典型的経過であった．生姜汁を添加すること，温かい飲食物を摂取して発汗を補助すること，服用後に保温に気をつけることは葛根湯の効果を増すために重要である．服用後に穏やかに発汗して治癒に向かった点は有効時の典型的な経過である．

● **葛根湯**（かっこんとう）

内 容	葛根　麻黄　桂皮　芍薬　甘草　大棗　生姜
体 質	体格中等度～頑健な者
特 徴	項背部の筋緊張が強いこと，肩こり
症 候	悪寒，発熱，頭痛，項頸部こり，汗が出ない 急性の咽喉の痛みと発赤，扁桃炎，鼻閉，粘稠鼻汁など

	橈骨動脈の拍動を強く触れる，頻脈
腹　部	腹壁の筋肉が厚く弾力があり，筋緊張が良好な者
応　用	急性上気道炎，急性鼻炎，副鼻腔炎，アレルギー性鼻炎，結膜炎，中耳炎初期，肩こり，緊張性頭痛，いわゆるムチ打ち症，いわゆる五十肩，蕁麻疹，湿疹，皮膚炎など

◆使用上の注意：麻黄の副作用，甘草の副作用

70歳女性の急性上気道炎

症　例	70歳女性
主　訴	鼻水・悪寒・頭痛
病歴と所見	1週前から倦怠感，鼻水，軽度頭痛があり，背筋がぞくぞくする．寝ていると楽だが，起きると疲れる．咽喉が痛む．いつも風邪をひくとこうなる．諸種の感冒薬を飲んだが無効．熱感はない．元来体温が低いほう．
現　症	150cm，40kg．痩せ型．顔色青白い．話をしながらハンカチで鼻水をぬぐう．手足冷．脈は小さく触れにくい．腹筋・皮下脂肪とも薄い．振水音あり．胸部打聴診に異常はない．咽喉発赤は軽微である．

■ 処方選択

考え方	虚弱者の上気道炎初期では，麻黄附子細辛湯，桂枝湯，香蘇散などを用いる．咽喉痛があり，背筋の悪寒が強いことから，麻黄附子細辛湯が第1選択と考えられる．
経　過	麻黄附子細辛湯7.5g分3投与．4日後，「薬を飲んだら，すぐに身体が温まって，ぞくぞくや頭痛はなくなった．喉の痛みも1日くらいでよくなった．こんなによく効く風邪薬は飲んだことがない．もうすっかり元気になった」と言って感謝された．
解　説	麻黄附子細辛湯では，微熱を伴う例も多い．また，外見上，虚弱に見えないものに用いる機会もある．この場合，葛根湯との鑑別が必要となる．葛根湯の方が，より筋肉質で体格がよく，項

頸部のこりを伴うことが目標となる．実際的には鑑別困難な例もあるので，葛根湯を用いて無効であった上気道炎には麻黄附子細辛湯を試みるとよい．なお，麻黄附子細辛湯は熱湯に溶かして飲むこと，服用後は保温に気をつけることで効果が高まる．また，麻黄の副作用には注意すべきである．

● 麻黄附子細辛湯（まおうぶしさいしんとう）

内　容	麻黄　附子　細辛
体　質	やや虚弱，痩せ型，冷え症，顔面蒼白，手足冷たい，低体温傾向 老人に使用頻度が高い（麻黄剤の禁忌に注意），小児にはまれ
症　候	悪寒が強く，顔面蒼白で，元来から虚弱な冷え症体質（陰症） 発熱微弱，悪寒，咽喉痛，頭痛，鼻水，くしゃみ，咳嗽，うすい痰 全身倦怠および脱力感（重要）
腹　部	比較的軟らかいが，心下振水音はあっても軽微
応　用	急性上気道炎，アレルギー性鼻炎，副鼻腔炎，気管支炎，気管支喘息など

◆使用上の注意：麻黄の副作用，附子の副作用

④ その他の頻用処方

● 小青竜湯（しょうせいりゅうとう）

内　容	麻黄　桂皮　芍薬　甘草　半夏　乾姜　細辛　五味子
体　質	体質中等度～やや虚弱，やや痩せ型が多い，むくみやすい 腹筋緊張は中等度，心下振水音はあっても軽微
症　状	アレルギー性鼻炎・気管支喘息とその類似病態の第1選択 気道分泌物が多く，気道粘膜が浮腫状となった状態： 鼻水，くしゃみ，鼻閉，咳嗽，低粘稠度喀痰，喘鳴，耳閉感など

| 応　用 | アレルギー性鼻炎，アレルギー性結膜炎，気管支炎，気管支喘息，浸出性中耳炎 |

◆使用上の注意：麻黄の副作用，甘草の副作用

⑤ 応　用

- 虚弱者で咽喉痛，微熱があり，発汗傾向のある例には，桂枝湯がよい．
- 急性上気道炎が遷延する例，再発を繰り返す例には，小柴胡湯，小柴胡湯加桔梗石膏（扁桃炎を繰り返す例），柴胡桂枝湯（ストレス性胃炎様症状を伴う例），補中益気湯（易疲労倦怠，微熱，寝汗を伴う例）などを考慮する．
- インフルエンザ様の高熱，身体痛，悪寒の急性期には麻黄湯の有効例がある．

⑥ 使用上の注意

- 葛根湯，小青竜湯，麻黄附子細辛湯，麻黄湯などの麻黄を含む漢方薬は，虚血性心疾患，高度腎障害，その他の重篤な基礎疾患のある患者，および高齢者には慎重に投与すること．

1-2 気管支炎

① 症候と漢方薬選択の考え方

■ 発熱なく，連続的に咳き込み，喀痰がほとんどない時
・年齢，体質を問わず第1選択：麦門冬湯
・麦門冬湯が無効の時：滋陰降火湯（比較的高齢者），
　　　　　　　　　　　麻杏甘石湯（比較的若年者），五虎湯など

■ 解熱後（または発熱なく），咳嗽，喀痰を主とする時

虚弱者 　麦門冬湯と補中益気湯の併用，竹筎温胆湯など

体格中等度以上 　麻杏甘石湯（痰が切れにくい咳），
　　　　　　　　　小青竜湯（粘稠度の低い痰，鼻炎を伴う）など

■ アレルギー性鼻炎を伴う時

虚弱者 　麻黄附子細辛湯（難治例では桂枝湯と併用）など

体格中等度以上 　小青竜湯など

■ 遷延して難治の時

虚弱者 　滋陰至宝湯，麦門冬湯と補中益気湯の併用など

体格中等度以上 　清肺湯など

Point:
・気温変化などで，急にむせるように咳き込む例には，まず麦門冬湯を用いる．
・抗菌剤などとの併用は，胃腸の丈夫な者では差し支えない．
・虚弱者，高齢者は現代医薬で胃腸障害などが起こりやすく，適切な漢方治療を行えば西洋医薬より有用である．

② 頻用漢方薬チャート

←乾咳　　　　　　　　　　　　　　　湿咳→

頑健／ふつう／虚弱

麦門冬湯
- 咳き込み（むせる）
- 気道過敏
- 咽喉不快感
- せき喘息

麻杏甘石湯・五虎湯
- 痰のからむ咳
- 咳き込み
- 喘鳴（ヒューヒュー）

滋陰降火湯
- 夜の咳き込み
- 乾咳

清肺湯
- 膿性痰
- 慢性気管支炎

滋陰至宝湯
- 慢性咳嗽

小青竜湯
- うすい痰が多い
- 喘鳴（ゼロゼロ）
- アレルギー性鼻炎

参蘇飲
- 亜急性〜慢性咳嗽
- 慢性胃炎症状

ファーストチョイスの漢方薬	体質	最も特徴的な症状・所見	使用頻度	ワンポイント
麦門冬湯（ばくもんどうとう）	幅広く使用可	むせるような咳き込み	◎	即効性．感冒後期の咳によい．初期の咳には無効
小青竜湯（しょうせいりゅうとう）	中等度	湿咳，低粘稠度の痰，鼻水，くしゃみ	◎	アレルギー性鼻炎を伴うことが多い．ときに喘鳴，喘息
麻杏甘石湯・五虎湯（まきょうかんせきとう・ごことう）	中等度〜丈夫	湿咳，粘稠膿性痰，力のはいった咳き込み	○	炎症が強いときは，小柴胡湯または柴朴湯と併用すると効果的
清肺湯（せいはいとう）	中等度〜丈夫	多量の粘稠膿性痰，遷延例	△	微熱を伴うときは小柴胡湯を併用

③ 症例から処方を学ぶ

感冒後の咳き込み（乾咳）

症　例　34歳男性

主　訴　感冒後に続く咳き込み

病歴と所見　10日前，感冒に罹患．解熱後も乾咳だけ残る．いつも咽喉に何かつまったようで不快．発作的に咳き込む．咳き込み出すと続いて止まらず，吐きそうになる．痰が出るまで咳き込み，粘稠な痰が少量出て終わる．咳のない時には痰は出ないが，のどがムズムズする．168cm，65kg．顔色良好．胸部打聴診に異常なし．腹証などにも特記すべきことなし．

■ 処方選択

考え方　発作的咳き込みで，ほとんど痰のない乾咳の例であり，麦門冬湯が第1選択となる．鑑別すべきものは，麻杏甘石湯，滋陰降火湯などである．麻杏甘石湯は，少量の切れにくい痰がからみ咳き込む点に特徴がある．本例でも麻杏甘石湯の可能性はある．滋陰降火湯も乾咳であるが，比較的中高年者で皮膚粘膜の乾燥傾向があって主として夜間に咳発作を起こすものによい．この例では，まず麦門冬湯を用い，無効であれば上記2処方を考慮することとする．

経　過　麦門冬湯9.0g分3投与．服用30分で咽喉不快感が消えて咳も出なくなった．数時間で再び咳き込み，次の服薬でまた咳は止まった．これを繰り返して翌日には完治．

解　説　この例は麦門冬湯の典型例と思われる．麦門冬湯は短時間で効果がみられる反面，持続時間が短いので，有効な場合には頻回投与を行ってもよい．

● 麦門冬湯 （ばくもんどうとう）

内　容　麦門冬　半夏　人参　粳米　甘草　大棗

体　質　比較的体力のある者から虚弱者まで幅広く使用できる．

症　候	急性上気道炎後などの乾性咳嗽，発作的咳き込みが特徴．気道過敏に基づく咳反射亢進状態に対して末梢性鎮咳作用がある．
応　用	気管支炎，気管支喘息

◆使用上の注意：間質性肺炎，肝機能障害など

感冒後の咳き込み（湿咳）

症　例	51歳女性
主　訴	感冒後に続く咳き込み
病歴と所見	3週前に感冒に罹患後，抗生剤投与を含む諸種の治療を受けたが，咳だけが残る．膿性の切れにくい痰がからみ息苦しい．痰が出るまで咳が続き，胸がぜいぜいするように感じる．夜間にも咳き込むため眠れない．161cm，55kg．血色栄養良好．チアノーゼなし．呼吸促迫．喘鳴．わずかに乾性ラ音を聴取．腹筋緊張，胸脇苦満．診察中も咳き込み，痰がからみ苦しそうである．

■ 処方選択

考え方	感冒後に痰のからむ咳き込みが続く点は麻杏甘石湯の適応だが，膿性痰があり炎症が遷延していることから，小柴胡湯と麻杏甘石湯の併用を考えた．鑑別処方としては，柴朴湯と麻杏甘石湯の併用，柴朴湯単独使用，竹筎温胆湯，清肺湯などがあげられるが，ここでは後述の理由から第2選択とした．麻杏甘石湯で胃腸障害が起これば第2選択の処方に変更を予定した．
経　過	小柴胡湯と麻杏甘石湯を併用して投与．2日後，「少しよくなった」．5日後，「夜間すこし咳が出る程度．たいへん楽になった」．前方継続．その後中断．約2週後再診，「いったん完治したかに見えたが，また風邪気味になったら咳が再燃した」と言う．前方10日分を投与．以後来院せず．
解　説	本例は喘息性気管支炎であり，小柴胡湯と麻杏甘石湯の併用が適合したと考えられる．ここでは小柴胡湯を用いたが，呼吸困難傾向あるいは不安神経症傾向があれば柴朴湯を用いる．竹筎

温胆湯は，やや虚弱で不眠傾向を伴う点が目標．清肺湯は，慢性化して粘稠で膿性の喀痰が多いときに用いる．気管支拡張症を合併することもある．さらに虚弱者には滋陰至宝湯を用いる．

● 麻杏甘石湯（まきょうかんせきとう）

内容 麻黄　杏仁　甘草　石膏

使用目標と応用 [体質] 中等度以上，胃腸丈夫，栄養状態良好，小児に頻用

[気管支炎に用いる場合]
・粘稠な喀痰がからみ，出るまで咳き込む．ときに喘鳴，笛声音あり．
・発熱悪寒はないが，膿性痰で炎症が遷延するときは小柴胡湯と併用する．

[気管支喘息に用いる場合]
・感冒後，咳き込んでいるうちに本格的発作になる例によい．
・小柴胡湯または柴朴湯と併用して長期服用させる（とくに小児）．

◆使用上の注意：麻黄の副作用

4 その他の頻用処方

● 麻黄附子細辛湯（まおうぶしさいしんとう）

内容 麻黄　附子　細辛

体質 やや胃腸虚弱，冷え症，低体温傾向

症候 泡沫状喀痰，喘鳴，咳，悪寒，顔色蒼白，のどの痛み
老人に使用頻度が高い，小児にはまれ．

応用 急性上気道炎，気管支炎，アレルギー性鼻炎

◆使用上の注意：麻黄の副作用，肝機能障害

● **滋陰降火湯**（じいんこうかとう）

内容	地黄　当帰　芍薬　麦門冬　天門冬　黄柏　知母　蒼朮　陳皮　甘草
体質	体力中等度〜やや虚弱で身体枯燥傾向のある人．とくに高齢者
症候	慢性の乾性咳嗽．間欠性で力の入る咳，夜間悪化傾向
応用	気管支炎

● **竹筎温胆湯**（ちくじょうんたんとう）

内容	半夏　柴胡　麦門冬　茯苓　桔梗　枳実　香附子　陳皮　黄連　人参　竹筎　生姜　甘草
体質	やや虚弱〜中等度
症候	微熱，痰のからむ咳，胸部熱感，不眠，顔面頭部の熱感やのぼせ
応用	感冒，気管支炎，不眠症

● **滋陰至宝湯**（じいんしほうとう）

内容	香附子　柴胡　芍薬　知母　陳皮　当帰　麦門冬　白朮　茯苓　甘草　薄荷　地骨皮　貝母
体質	やや虚弱，多くは痩せ型（清肺湯に似るが，より虚証）
症候	亜急性〜慢性の咳，切れにくい痰，喘鳴，微熱，咽喉痛，扁桃炎
応用	気管支炎，慢性閉塞性肺疾患

⑤ 応　用

・麦門冬湯と麻杏甘石湯を併用すると「咳止め」として効果的である．
・高齢者では，麻黄を含まない漢方薬を使用するほうが安全である．
　→滋陰降火湯，竹筎温胆湯，参蘇飲などを用いるとよい．

⑥ 使用上の注意

・麻杏甘石湯，五虎湯，小青竜湯などの麻黄を含む漢方薬は，虚弱者では胃腸障害，動悸，不眠を起こしやすい．また，虚血性心疾患，高度腎障害の患者および高齢者には慎重に投与すること．
・小柴胡湯，柴朴湯，清肺湯などは，副作用として間質性肺炎に注意．

Column　慢性の咳嗽

・慢性咳嗽には，基礎疾患として，鼻炎・副鼻腔炎，逆流性食道炎などがありうる．難治例では，これらの疾患の有無についても検索する必要がある．
・漢方治療では，鼻炎・副鼻腔炎には葛根湯加川芎辛夷，小青竜湯，辛夷清肺湯など，逆流性食道炎には半夏瀉心湯，黄連湯，六君子湯，安中散などを試みるとよい．

1-3 気管支喘息

① 症候と漢方薬選択の考え方

■ **アレルギー性鼻炎を伴うタイプ**
・水様喀痰が多く，喘鳴，咳，呼吸困難を伴うもの
・くしゃみ，鼻水，鼻閉に引き続いて喘息発作となることが特徴

（虚弱者）麻黄附子細辛湯，苓甘姜味辛夏仁湯など

（体質やや虚弱以上）小青竜湯が第1選択

■ **粘稠で膿性の痰を出すために咳き込み，喘鳴と呼吸困難をきたすタイプ**
・高粘稠度の痰少量を出すため咳き込み，やがて喘鳴，呼吸困難をきたすタイプ．
・気道感染に誘発されて発作が起こる傾向がある．

（虚弱者）滋陰至宝湯など

（体格中等度以上）麻杏甘石湯（または五虎湯）と柴朴湯（または小柴胡湯）を併用，清肺湯など

■ **発作は呼吸困難と気道狭窄音（笛声音）が主で，喀痰はほとんどないタイプ**
・発作時は呼吸困難が強く，心身症傾向の強いタイプ．
・気道狭窄が主で，痰は少ない．

（虚弱者）柴朴湯など

（体格中等度以上）神秘湯，柴朴湯と麻黄湯の併用など

■ 発作的咳き込みのみのタイプ（Cough Variant Asthma）

> **体質を問わず** 麦門冬湯が第1選択

> **無　効　時** 胃腸が丈夫な者には麻杏甘石湯を試みる．
> 中高年では滋陰降火湯の有効な可能性もある．

■ 虚弱体質で難治のタイプ
・上記すべてが無効
・痩せて体力がなく疲れやすい人の喘息
・発作時には，気管支拡張剤，ステロイドなどの西洋医学的治療を主とする．
・体力増進を目的に非発作時に連用 → 補中益気湯，十全大補湯など
・虚弱児 → 小建中湯（再発性腹痛），人参湯（痩せて食が細い）など

Point:
・漢方治療は，発作頻度減少と発作強度減弱を目的とする．直接発作を抑える力は西洋医薬の方が強い．
・漢方治療は，発作があっても日常労作可能で，外来通院できる程度の軽症が適応．
・西洋医学的には，ステロイド吸入による抗炎症治療，気管支拡張薬による症状緩和治療を主として抗アレルギー薬（ロイコトリエン拮抗薬など）も使用されているが，漢方薬では，主に気管支拡張作用と抗炎症作用を有する麻黄剤（麻黄を含む漢方薬）および亜急性〜慢性炎症に有効な柴胡剤（柴胡を含む漢方薬）が頻用される．また，小青竜湯などには抗アレルギー作用も認められている．気道過敏性の高い例には麦門冬湯がよい．
・難治例，風邪をひきやすく，それで増悪する例，胃下垂顕著で虚弱なやせた人，虚弱児，西洋医薬で胃腸障害が起こる例などには，漢方薬を補助的に用いるとよい．とくに補剤（補中益気湯，十全大補湯など）の有用な場合が多い．

② 頻用漢方薬チャート

病型による使い分け

分　類	発　作　時	非　発　作　時 (A) ＋ (B)*
泡沫状痰・喘鳴優位型	小青竜湯 または　麻杏甘石湯	柴朴湯 ＋ 小青竜湯
粘稠膿性痰・咳き込み優位型 （湿咳）	麻杏甘石湯 または　五虎湯	柴朴湯 ＋ 麻杏甘石湯 または 小柴胡湯 ＋ 麻杏甘石湯
気道過敏・咳き込み優位型 （乾咳）	麦門冬湯 または　麻杏甘石湯	麦門冬湯 ＋ 柴朴湯
呼吸困難優位型	神秘湯 または　麻杏甘石湯	神秘湯 または 柴朴湯 ＋ 麻杏甘石湯
難治例・虚弱体質型	〔西洋医学的治療〕	〔補剤〕 補中益気湯または 十全大補湯　など

【＊(A)＋(B)は　処方Aと処方Bを併用する意】

ファーストチョイスの 漢方薬	体　質	最も特徴的な 症状・所見	使用 頻度	ワンポイント
柴朴湯 （さいぼくとう）	中等度	非発作時に連用	◎	麻杏甘石湯，小青竜湯などと併用することが多い
小青竜湯 （しょうせいりゅうとう）	中等度	湿咳，低粘稠度の痰，鼻水，くしゃみ	◎	アレルギー性鼻炎を伴うことが多い ゼロゼロとした喘鳴が多い
麻杏甘石湯・五虎湯 （まきょうかんせきとう・ごことう）	中等度 ～丈夫	粘稠膿性痰，力の入った咳き込み・喘鳴	○	発作時に即効性 長期使用時は小柴胡湯または柴朴湯との併用が効果的
麦門冬湯 （ばくもんどうとう）	体質を問わず	咳き込み発作のみ	○	痰，喘鳴はほとんどない
神秘湯 （しんぴとう）	中等度 ～丈夫	呼吸困難が主	△	痰は少ない，咳は軽い 乾性ラ音が多い

③ 症例から処方を学ぶ

鼻水・くしゃみを伴う気管支喘息

症 例 53歳主婦

主 訴 通年性の喘息発作

病歴と所見 小児期よりアレルギー性鼻炎．父親，母方祖父母が喘息．36歳発症．4か月前から毎日発作が続く．気管支拡張剤を内服および吸入．発作時は泡沫状の痰で量が多く，喘鳴と咳嗽があり，息苦しくなる．鼻水，くしゃみ，鼻閉あり．手足冷え，むくみやすい．夜間の発作で不眠．153cm，46kg．顔色やや蒼白．チアノーゼなし．胸部で湿性ラ音と笛声音．腹直筋やや緊張．IgE 601IU/mL．RASTでハウスダスト，ダニ陽性．

■ **処方選択**

考え方 小児期からのアレルギー素因の明らかな例で，粘稠度の低い痰が多いことからみて小青竜湯が第1選択となる．麻黄附子細辛湯，苓甘姜味辛夏仁湯との鑑別が必要となる．

経 過 小青竜湯9g分3を従来の薬に併用．2週後，夜間発作が軽減，眠れる．4週後，軽い発作のみ．6週後，非常に楽．気管支拡張剤中止3か月後，漢方薬のみで発作なく鼻炎も軽い．以後，漢方薬継続．発作時は気管支拡張剤吸入のみ．その後もほぼ発作なく2年後まで経過観察．

解 説 この例は小青竜湯の典型例と言える．小青竜湯は即効性があり，効果判定は比較的容易である．ただし，気道の炎症を抑えるためには柴胡剤（小柴胡湯，柴朴湯など）との併用が必要となる．麻黄附子細辛湯は，冷えが強く痩せ型であることが目標となる．小青竜湯が無効の時に用いるとよい．苓甘姜味辛夏仁湯は，胃腸虚弱で胃炎症状を訴える場合に，小青竜湯と同様の症状を訴えることが目標となる．本例でも，小青竜湯，麻黄附子細辛湯服用後に胃腸障害が起れば用いてよい．

● **小青竜湯** (しょうせいりゅうとう)

内　容	麻黄　桂皮　芍薬　半夏　甘草　乾姜　細辛　五味子
体　質	中等度〜やや虚弱な者．心下振水音はないか，あっても軽微
症　候	泡沫状痰が多くゼロゼロと喘鳴の聞こえるもの． 鼻水，くしゃみ，鼻づまりが先行することが多い． 非特異的浮腫（顔・眼瞼むくみ，歯痕舌，朝の手指浮腫），足冷え
応　用	気管支炎，気管支喘息，アレルギー性鼻炎，アレルギー性結膜炎

痰が切れにくく咳き込む気管支喘息

症　例	68歳女性
主　訴	咳嗽と呼吸困難（喘息発作）
病歴と所見	父親が気管支喘息で死亡．50歳発症．徐々に悪化，最近数か月は毎日発作．痰が切れ難く咳き込む．ステロイド吸入と気管支拡張剤内服を行い，発作時には気管支拡張剤を吸入．これで安静時はよいが，歩行時には息切れがして休みながら歩く．階段も休みながら登る．150cm, 46kg．チアノーゼなし．胸部で笛声音と湿性ラ音．胸脇苦満あり．

■ 処方選択

考え方	慢性難治性の喘息であり，軽度呼吸困難を伴う点からも柴朴湯のよい適応と考えられ，かつ粘稠な痰がからむことから麻杏甘石湯も必要と思われる．麻黄剤の副作用に留意して使用する必要がある．
経　過	柴朴湯と麻杏甘石湯各7.5g分3を従来の薬に併用．2週後，階段昇降時と歩行時の息苦しさが軽くなり痰が出やすくなったという．4週後，夜間の発作がない状態．6週後，気管支拡張剤内服を中止しても大きな発作は起こらない．8週後，20年ぶりの楽な状態と言う．4か月後，漢方薬とステロイド吸入のみ．以後数年間経過を観察，概ね順調に推移．

解 説	予想以上に効果があり，しかも比較的即効性を示した点で印象的であった．柴朴湯と麻杏甘石湯の併用は，この例のように非発作時にも継続服用すると，さまざまな症状の改善，ステロイドの減量などが期待しうる．

● **柴朴湯**（さいぼくとう）

内 容	柴胡　黄芩　半夏　人参　甘草　大棗　生姜　厚朴　茯苓　紫蘇葉
症 候	心因性に悪化しやすく，呼吸困難感で始まる発作 体格中等度の者．上腹部腹筋の緊張（胸脇苦満）あり
応 用	気管支喘息，気管支炎，不安障害，咽喉頭異常感症など
補 足	即効性はないが，継続服用すると風邪をひきにくくなり，発作頻度が減少する例がある． 即効性のある麻杏甘石湯との併用が効果的

◆使用上の注意：間質性肺炎

● **麻杏甘石湯**（まきょうかんせきとう）

内 容	麻黄　杏仁　甘草　石膏
症 候	中等度以上．胃腸丈夫，栄養状態良好．即効性 粘稠な痰がからみ，咳き込んでいるうちに喘鳴，笛声音，呼吸困難になるタイプに使用
応 用	気管支喘息，気管支炎など
補 足	小児に頻用．高齢者に用いることは稀

◆使用上の注意：麻黄の副作用

④ その他の頻用処方

● **神秘湯** (しんぴとう)

内 容	麻黄　杏仁　厚朴　紫蘇葉　柴胡　陳皮　甘草
症 候	体力中等度，胃腸は丈夫 呼吸困難感を主とする発作で気道狭窄音を伴うことが多い 咳嗽，喀痰は少ない
応 用	気管支喘息，気管支炎，（小児喘息に使用する機会もある）

◆使用上の注意：麻黄の副作用

● **苓甘姜味辛夏仁湯** (りょうかんきょうみしんげにんとう)

内 容	茯苓　甘草　乾姜　五味子　細辛　半夏　杏仁
症 候	胃腸虚弱な痩せ型，胃下垂顕著．冷え症，むくみやすい．顔色蒼白 咳嗽，低粘稠度の痰，喘鳴，呼吸困難，ときに鼻水，くしゃみ 小青竜湯適応に似るが，麻黄による胃腸障害が起こって飲めない者
応 用	気管支炎，気管支喘息，鼻炎

⑤ 応 用

・小青竜湯を用いる場合（咳嗽，喘鳴，うすい喀痰，鼻水，くしゃみなど）に似ているが，虚弱で冷え症という例には，麻黄附子細辛湯と桂枝湯とを併用すると有用なことがある（桂姜棗草黄辛附湯の代用）．

⑥ 使用上の注意

・麻杏甘石湯，五虎湯，小青竜湯，神秘湯などの麻黄を含む漢方薬は，虚弱者では胃腸障害，動悸，不眠を起こし易い．また，虚血性心疾患，高度腎障害の患者および高齢者には慎重に投与すること．
・柴朴湯，小柴胡湯などは，副作用として間質性肺炎に注意．
・気管支拡張剤の内服や吸入との併用は可能だが，麻黄との相加作用に注意．
・ステロイド内服または吸入との併用は可．減量が可能になる例あり．

1-4　風邪を繰り返す・風邪をひきやすい

① 症候と漢方薬選択の考え方

■ **アレルギー性鼻炎・扁桃肥大・扁桃炎に伴う場合**

虚弱者
- 症状の出ている場合：麻黄附子細辛湯，桂枝湯など
- ふだんから：人参剤・補剤：補中益気湯，十全大補湯，六君子湯，人参湯など

胃腸の丈夫な場合
- 症状の出ている場合：小青竜湯，麻黄附子細辛湯，葛根湯，小柴胡湯加桔梗石膏，桔梗湯など
- ふだんから：小柴胡湯，柴胡桂枝湯，柴胡桂枝乾姜湯など

■ **基礎疾患がなく全般的"抵抗力"が低いと考えられる場合（胃腸虚弱者）**
- 症状の出ている場合：麻黄附子細辛湯，桂枝湯など
- ふだんから：人参剤・補剤：補中益気湯，十全大補湯，六君子湯，人参湯など

Point:
- 胃腸の丈夫な者は，西洋医学的治療のみでも一定の効果を期待できる．
- 胃腸虚弱者は，抗生剤や抗炎症剤で副作用が起こりやすいため，漢方治療が推奨される．
- 症状のない時に普段から服用する漢方薬は，免疫能を賦活することを目的としており，通常3か月以上連用しなければ効果判定が難しい．
- 症状の出ている場合に用いる漢方薬は，感冒などに用いる通常のものである．効果判定は短期間で可能である．
- 抗生剤や抗炎症剤で胃腸障害を起こしやすく，しかも効果の乏しい者は，多くは胃腸虚弱者である．漢方治療の効果が期待できる．

② 症例から処方を学ぶ

扁桃炎を繰り返す中年女性

症　例　36歳主婦

主　訴　生理のたびに風邪をひきやすい

病歴と所見　10代で咽喉痛を反復．20代は健康．30歳で第2子を出産した後から疲れやすく風邪をひきやすくなった．1年前から月経前に扁桃炎を繰り返す．解熱後も咳痰が続く．抗生剤では胃腸障害が起こり不快．157cm，50kg．色白．栄養良好．皮膚湿潤．腹部やや軟，軽度胸脇苦満．咽頭後壁粘膜の発赤が強い．扁桃肥大，赤く腫れて膿が付着．

■ **処方選択**

経　過　桔梗湯，葛根湯，柴胡桂枝湯，当帰芍薬散，各2〜6週で無効．6か月後，小柴胡湯加桔梗石膏とする．1か月後，症状軽快し，同処方継続．3か月後，月経時に咽喉痛が起こる程度．6か月後，略治．以後，5年経過．ふだんは無症状．感冒時にときおり飲む程度．

解　説　はじめ炎症を抑える目的で桔梗湯，葛根湯を用いたが十分な効果を得られなかったばかりか，葛根湯では軽度胃腸障害を起こした．その後，胃腸障害を目標に柴胡桂枝湯を用い，胃腸障害は改善したが，扁桃炎再発には効果がなかった．月経時に増悪することから，当帰芍薬散を用いたところ身体は温まるというが，やはり扁桃炎が起こる．
結局，「扁桃炎のひどいときには咽喉扁桃部に灼熱感がある」といったことをヒントに小柴胡湯加桔梗石膏を用いたところ奏効した．遷延して増悪を繰り返す扁桃炎には，小柴胡湯加桔梗石膏が第1選択であることをあらためて確認した例であった．胃腸虚弱のため小柴胡湯加桔梗石膏で胃腸障害を起こすような例では，補中益気湯を連用し，増悪時に桔梗湯を併用するとよい．

● 小柴胡湯加桔梗石膏 (しょうさいことうかききょうせっこう)

内　容	柴胡　黄芩　半夏　人参　甘草　大棗　生姜　桔梗　石膏
体　質	中等度以上（振水音なし）
症候と応用	急性扁桃炎，慢性再発性扁桃炎

◆使用上の注意：間質性肺炎，肝機能障害など

疲れやすく風邪をひきやすい女性

症　例	35歳主婦
主　訴	疲れやすい・風邪をひきやすい
病歴と所見	数年来疲れやすく，疲れるとすぐに咽喉が痛み扁桃炎を起こして発熱する．外出後は疲れて横になりたくなる．朝起きられない．毎食後ねむくなる．食べても太れない．手足冷える．161cm，49kg．顔色普通．脈は弱く触れにくい．腹部軟弱で振水音あり．皮下脂肪が軟らかく弛緩した状態．手足は冷たい．小さく弱々しい声．やや抑うつ的印象あり．

■ 処方選択

考え方	虚弱で疲れやすく風邪をひきやすいという症状と，振水音，腹部軟弱などの虚弱者に特有の所見から考えて，補中益気湯が第1選択である．他の選択肢としては，十全大補湯，六君子湯，小柴胡湯などがある．ここでは，倦怠感の強い点を目標に補中益気湯を選択した．
経　過	補中益気湯を投与．3か月後，「体調よく食欲でてきた．52kg」と嬉しそう．5か月後，「子供と夫に"お母さん元気になった．前は寝てばかりいた"と喜ばれた」．8か月後，「家族全員風邪をひいたのに自分だけが元気で看病できた．53kg，太らないように気を付けている」．1年後，「風邪ひかず好調」．以後定期的に服薬，2年後廃薬．数年間ときどき来院され，好調の様子で中断した．13年後に再来するまで元気だったという．

| 解　説 | 本例は補中益気湯の典型であった．服用後に食欲が出て体重増加した点で効果があると判断し，服用を継続させた．一般に「風邪をひかなくなった」というのは3か月後程度から認められる．服用中止後も好調を持続した点は，漢方薬の「体質改善効果」と思われる． |

十全大補湯との鑑別は困難であるが，一般に十全大補湯は身体乾燥傾向，貧血傾向のある例によい．

六君子湯は，胃腸症状が主で，食欲不振，胃もたれなどのある例によい．

小柴胡湯は愁訴が類似していても身体所見として「より実証」である．すなわち，腹部軟弱ではなく振水音もない例によい．

● 補中益気湯（ほちゅうえっきとう）

内　容	人参　黄耆　当帰　蒼朮　甘草　柴胡　陳皮　升麻　乾姜　大棗
体　質	やや虚弱〜虚弱（多くは振水音あり）
症候と応用	① 自覚的な疲労倦怠感・脱力感 ② 感染に弱い・風邪をひきやすい（免疫能が低い？） ③ 治癒過程が遷延しやすい（微熱持続，炎症遷延） ④ 筋肉未発達で弛緩下垂体質（胃下垂，脱肛，子宮脱，膀胱脱） ⑤ 皮膚粘膜の分泌過多と浮腫傾向 ⑥ ときに軽度抑うつ傾向 ⑦ その他（手術後の回復促進を目的とする場合，悪性腫瘍で全身状態改善をはかり免疫能を高めたいという場合，十全大補湯で食欲低下する場合など） ⑧ 除外条件：急性で強い炎症があるとき，筋肉質で活動性が高い状態，皮膚粘膜や組織の乾燥萎縮傾向が見られる場合（十全大補湯適応例に多い徴候），虚弱で疲労倦怠感が強くても胃腸症状が強い例（多くは六君子湯・人参湯などの適応）など

◆使用上の注意：肝機能障害など

③ その他の頻用処方

● 小柴胡湯 （しょうさいことう）

内 容	柴胡　黄芩　半夏　人参　甘草　大棗　生姜
体 質	体格中等度
症 候	風邪をひきやすく，一度ひくと長引きやすい． 慢性扁桃炎などを併発しやすい． 成人では胸脇苦満を伴うことが多い． 小児では胸脇苦満がなくても，振水音がなければ用いてよい． 中耳炎・耳下腺炎・リンパ節炎などを併発することもある．
応 用	風邪ひき体質の改善，急性・慢性気管支炎，扁桃炎など

● 柴胡桂枝湯 （さいこけいしとう）

内 容	柴胡　黄芩　半夏　人参　甘草　生姜　大棗　桂枝　芍薬
体 質	体格中等度〜やや虚弱
症 候	風邪をひきやすく，ひくと長引きやすい． しばしば臍部の腹痛を訴える． ストレス性胃炎を伴うことが多い． 鼻炎，咽喉痛，頭痛，微熱，発汗などを伴うことがある． 胸脇苦満と上腹部腹直筋緊張を認めることが多い．
応 用	風邪ひき体質の改善，腹痛の起こりやすい虚弱児の体質改善，感冒，気管支炎，胃炎など

● 小建中湯 （しょうけんちゅうとう）

内 容	桂皮　芍薬　甘草　大棗　生姜
体 質	虚弱，多くは痩せ型
症 候	風邪をひきやすく，ひくと長引きやすい． 痩せて血色の悪い虚弱児で反復性臍疝痛のある者に用いる． 過敏性腸症候群の傾向がある．

風邪を繰り返す・風邪をひきやすい

腹壁は菲薄で腹直筋緊張を認めることが多い．
振水音を伴うことも少なくない．

| 応 用 | 小児虚弱体質の改善，過敏性腸症候群，慢性胃炎など |

● **黄耆建中湯**（おうぎけんちゅうとう）

内 容	桂皮　芍薬　甘草　大棗　生姜　黄耆
体 質	虚弱，多くは痩せ型で血色不良
症 候	風邪をひきやすく，ひくと長引きやすい． 小建中湯の適応症状に似て，さらに虚弱で疲れやすい者． 寝汗，発汗異常，アトピー性皮膚炎を伴う者によい．
応 用	小児虚弱体質の改善，過敏性腸症候群，慢性胃炎など

Column コラム　半夏瀉心湯で扁桃炎が起こらなくなった経験

筆者の一人・松田が30代で漢方を始めたとき，自分の健康管理のためということで，当時弱かった胃のために漢方薬を飲むことにした．そこで，ストレスや過食で起こる胃もたれと下痢傾向を目標に，半夏瀉心湯を選び服用し始めた．するとすぐに胃腸症状が改善したが，非常に驚いたことに，従来，疲れると起こっていた急性扁桃炎がまったく起こらなくなってしまった．私は医者になりたての頃から，すこし過労が続くとすぐに扁桃炎を起こすのが常であった．これが始まると，のどがしめつけられる感じから始まり，のどの痛みと高熱が続く．抗生剤注射など，いろいろな治療を試みたが，率直なところ，どれも即効は得られなかった．これは年に数回から数か月に1回は確実に起こった．ところが，半夏瀉心湯を飲み始めて数か月後，この扁桃炎が消えてしまった．以来，今日までまったく起こらない．半夏瀉心湯は単なる胃腸の薬ではないことを実感している．
一般に，風邪薬でなくても，"体質にあった"漢方薬（飲んでいると体調を維持できる漢方薬－持薬）を続けていると，風邪をひかなくなることが期待できるという一例であろう．

1-5 慢性気管支炎・気管支拡張症・肺気腫・非定型抗酸菌症など

① 症候と漢方薬選択の考え方

いずれも通常の治療で対応に苦慮する場合があるが，以下のような漢方薬により症状改善をみることがあり，試みる価値がある．

■ 慢性気管支炎・気管支拡張症

- **虚弱者で痰が多く喘鳴のある者**　苓甘姜味辛夏仁湯など
- **やや虚弱者で，痰がからみ軽く咳き込む者**　滋陰至宝湯，麻黄附子細辛湯など
- **体格中等度以上**　清肺湯を用いる．
  炎症が強いときには，小柴胡湯または柴朴湯を併用する．

＊気管支拡張症で出血を繰り返す例：著者の経験では，芎帰膠艾湯を連用して出血しにくくなった例がある．

■ 肺気腫

- **虚弱者で喘鳴があり息切れする者**　苓甘姜味辛夏仁湯など

・風邪をひきやすく，それにより症状の悪化する虚弱者には，十全大補湯，人参養栄湯，補中益気湯のいずれかを連用（数か月以上）すると，風邪をひきにくくなることが期待できる．

- **体質を問わず鎮咳を目的に**　麦門冬湯（乾燥性の咳き込みが目標）
- **体質中等度～やや虚弱で胃腸症状のない者**　麻黄附子細辛湯（喀痰を伴う者によい．感冒初期に頓服的にも使用）

■ 非定型抗酸菌症など，治療方法に困る慢性感染症

・補中益気湯：虚弱で疲労倦怠感が強く，胃下垂傾向のある者に用いる．
・人参養栄湯：虚弱で疲労倦怠感があり，胃下垂傾向の弱い者に用いる．多くは，皮膚粘膜の乾燥萎縮傾向，あるいは貧血傾向がある．

> **Point:**
> ・体力の保たれている状態では，清肺湯などの鎮咳去痰を目的とした漢方薬を用いる．
> ・粘稠で膿性痰が多いときには清肺湯や滋陰至宝湯，痰が多くても切れやすいときには小青竜湯（胃腸の丈夫な者）や苓甘姜味辛夏仁湯（胃腸虚弱な者），喀痰が少なく咳き込みが主のときには麦門冬湯を考える．
> ・体力低下して全身倦怠，食欲不振，体重減少など消耗状態にある者には，栄養状態と免疫能改善を目的に，補剤（補中益気湯，人参養栄湯，十全大補湯など）を中心に考える．
> ・以上の漢方薬と抗生剤を併用すると病状の好転を見ることがある．

② 使用上の注意

・清肺湯，小柴胡湯，柴朴湯は，副作用として間質性肺炎に注意．
・小柴胡湯，柴朴湯，補中益気湯，十全大補湯，人参養栄湯は，副作用として肝機能障害に注意．

Column コラム　補中益気湯（ほちゅうえっきとう）を創った李東垣（りとうえん）

李東垣（1180-1251，元）は李杲（りこう）とも呼ばれ，中国の金元四大家の1人である．金元四大家とは，この時代に活躍した4人の名医で，李杲のほかに，劉河間（りゅうかかん），劉完素（りゅうかんそ）ともいう：1120-1200，金），張子和（ちょうしか）（または張従正（ちょうじゅうせい）：1156-1226，金），朱丹渓（しゅたんけい）（または朱震亨（しゅしんこう）：1281-1358，元）である．彼らは新しい治療理念を提唱して後世に大きな影響を与えた．

このうち李東垣は，疾病治療の基本原則は「脾胃を補う」ことにあるとした．すなわち，消化吸収機能（脾胃）の衰えた者では，どんな疾病であってもまずその働きを賦活しなければならないとして，補中益気湯を生み出した．この考え方は臨床的に大変に優れたものであったため，補中益気湯は以後の歴史を通じて最も頻用され，医王湯の別称を得るに至った．今日でも，補中益気湯は領域を問わず頻用されている．

また，「脾胃を補う」，すなわち消化吸収機能を賦活し，ひいては栄養状態の改善，免疫賦活を通じて疾病の治癒促進をはかる漢方薬は，「補剤」と呼ばれる．現代でもその価値は失われない．

2 消化器疾患

総論

1 消化器疾患の漢方治療では"虚実"を考える

- 消化器疾患で漢方薬を用いるときには，とくに"虚実"の考え方に留意する必要がある．臨床的には，胃下垂の有無あるいはその程度，全身の栄養状態が判別の参考となる．
- 胃下垂傾向の強い，栄養状態不良で，腹筋が薄い者は"虚証"であり，同じ症状でも，人参，附子，桂皮などを含む漢方薬（人参湯，六君子湯，補中益気湯，安中散など）を用いる．
- 反対に胃下垂がなく栄養状態良好で腹筋が厚く発達した者は"実証"であり，黄連，柴胡，黄芩などを含む漢方薬（半夏瀉心湯，黄連解毒湯，黄連湯，小柴胡湯，柴胡桂枝湯など）を用いる．
- 一般に，胃腸虚弱な人（虚証）は西洋医薬で胃腸障害が起こりやすく，漢方薬の適する者が多い．とくに，老人，体力の低下した虚弱者にはよい．

2 適応と不適応

- 慢性胃炎（FD），過敏性腸症候群，慢性下痢，便秘には，漢方治療の奏効する例が多く，積極的に用いてよい．
- 逆流性食道炎，術後通過障害，慢性肝炎，痔疾，消化性潰瘍（主に再発予防目的），胆石症（手術適応のない者），潰瘍性大腸炎などにも漢方薬の有用な例がある．消化器悪性腫瘍にも補助療法として一定の有用性がある（p.278参照）．

3 頻用処方

漢方薬	応 用	使用目標
六君子湯 (りっくんしとう)	慢性胃炎，FD，逆流性食道炎	食欲不振，胃もたれ，胃下垂
柴胡桂枝湯 (さいこけいしとう)	ストレス性胃炎，消化性潰瘍，過敏性腸症候群，胆石症	空腹時心窩部痛，胸やけ
安中散 (あんちゅうさん)	胃炎，逆流性食道炎	胸やけ，空腹時心窩部痛
半夏瀉心湯 (はんげしゃしんとう)	胃炎，逆流性食道炎，消化性潰瘍，過敏性腸症候群	胃もたれ，心窩部不快感，腹鳴，下痢傾向
桂枝加芍薬湯 (けいしかしゃくやくとう)	過敏性腸症候群	腹痛，腹部膨満感
大建中湯 (だいけんちゅうとう)	過敏性腸症候群，通過障害，術後の消化管運動回復促進	腹部膨満，腹痛
小柴胡湯 (しょうさいことう)	慢性肝炎	体質中等度
補中益気湯 (ほちゅうえっきとう)	胃炎，胃下垂，慢性肝炎，痔疾，脱肛	慢性の疲労倦怠

応 用

- いわゆる胃けいれんには柴胡桂枝湯と芍薬甘草湯の併用がよい．
- 急性胃炎，逆流性食道炎などで胸やけの強い時に，黄連湯の有効例がある．
- 吐き気は，急性例では小半夏加茯苓湯，二陳湯を用い，遷延する例では六君子湯，人参湯を用いる．難治例には，半夏厚朴湯，呉茱萸湯を用いる．
- 慢性疲労が主で食欲不振・胃もたれを付随するときには補中益気湯の有効例がある．
- 肥満して頑健な者の胃炎には大柴胡湯，四逆散の有効例がある．

2-1 慢性胃炎・FD・逆流性食道炎

① 症候と漢方薬選択の考え方

■ **上部消化管運動機能低下を思わせる症状のある時**
→ 胃もたれ，食欲不振，上腹部膨満感など

- （虚弱者）六君子湯，四君子湯，人参湯などの人参製剤
- （体格中等度以上）半夏瀉心湯，茯苓飲合半夏厚朴湯など

■ **消化性潰瘍を思わせる症状のある時**
→ 上腹部痛，夜間痛，空腹時痛など

- （虚弱者）安中散など（桂皮など芳香性健胃剤を含む処方）
- （体格中等度以上）半夏瀉心湯，黄連湯，柴胡桂枝湯など

Point:
- 急性期は現代医薬を優先．
- 再発，慢性例では漢方薬の併用が有用．
- 胃十二指腸潰瘍では，現代医薬に補助的に用いて有効な例がある．

■ **逆流性食道炎を思わせる症状のある時**
→ 胸やけ，げっぷ，呑酸，前胸部不快など

- （虚弱者）安中散，六君子湯など
- （体格中等度以上）茯苓飲合半夏厚朴湯など（げっぷの多いとき）
- （体質の強い者）半夏瀉心湯など

> **P**oint:
> ・胃もたれに六君子湯なども有効な場合がある．

◆漢方治療の不適応
・悪性腫瘍，胃十二指腸潰瘍，重症逆流性食道炎，およびこれらの疑われる例には現代医学的治療を優先する．
・ヘリコバクターピロリ菌感染症に対する漢方薬の効果は不明であり，除菌には通常の治療を行う．

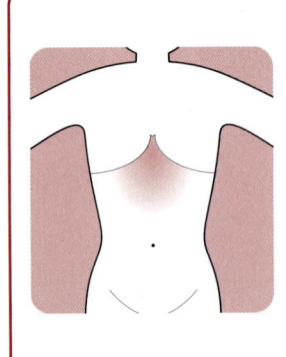

[心下痞鞕]（しんかひこう）
・心窩部の腹筋緊張および自覚的つかえ感
・急性胃炎，慢性胃炎の際にしばしば認める
・腹壁全体の腹筋が中等度に緊張（腹力中等度）ならば，半夏瀉心湯などの使用目標
・腹壁全体の腹筋が弱い（腹力弱）ならば虚証で，人参湯などの使用目標
・食直後の上腹部膨満は除く

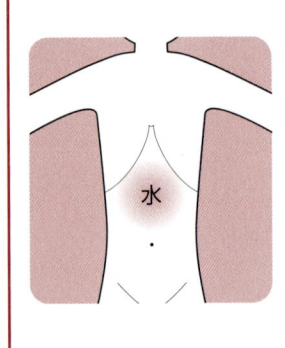

[心下振水音]（しんかしんすいおん）
・心窩部拍水音に同じ
・上腹部腹壁を叩打すると水音がするもの
・胃下垂，胃アトニーの徴候
・腹筋が軟弱なものが多い（腹力弱）
・この徴候があれば虚証として治療する
・六君子湯，人参湯，四君子湯，茯苓飲，真武湯，半夏白朮天麻湯などを用いる可能性がある
・麻黄剤，地黄剤は要注意

② 頻用漢方薬チャート

もたれ感 ← → 痛み

ふつう
- 半夏瀉心湯
  - ●心下痞鞕
  - ●心窩部不快感
  - ●腹鳴下痢傾向
- 柴胡桂枝湯 ●ストレスで腹痛
- 茯苓飲合半夏厚朴湯
  - ●げっぷ
  - ●ガスで膨満 ●不安障害

やや虚弱
- 六君子湯
  - ●胃もたれ
  - ●食欲低下
  - ●腹部軟弱
  - ●易疲労
- 安中散
  - ●ストレスで胃痛
  - ●胃下垂

きわめて虚弱
- 四君子湯
  - ●痩せ型
  - ●易疲労
  - ●振水音
- 人参湯
  - ●痩せ型 ●冷え症
  - ●下痢傾向 ●振水音

ファーストチョイスの漢方薬	体質	最も特徴的な症状・所見	使用頻度	ワンポイント
半夏瀉心湯（はんげしゃしんとう）	中等度〜丈夫	心窩部重圧感 空腹時胸やけ	◎	過食，ストレスで悪化，過敏性腸症候群傾向，心下痞鞕
茯苓飲合半夏厚朴湯（ぶくりょういんごうはんげこうぼくとう）	中等度	腹部膨満感 げっぷ	○	腹部ガス膨満，不安障害傾向
六君子湯（りっくんしとう）	やや弱	胃もたれ 食欲不振	◎	上部消化管運動機能低下症状，胃下垂，振水音
安中散（あんちゅうさん）	やや弱〜虚弱	上腹部痛 胸やけ	○	ストレスで悪化，胃下垂 多くは振水音あり
四君子湯（しくんしとう）	虚弱	食欲不振	△	痩せ型，易疲労，高度胃下垂，振水音
人参湯（にんじんとう）	虚弱	食欲不振	○	痩せ型，冷え症，下痢し易い，高度胃下垂，振水音顕著

③ はじめて漢方薬を使う人にお奨めしたい処方

● 半夏瀉心湯 (はんげしゃしんとう)

内　容	半夏　黄芩　黄連　人参　大棗　乾姜　甘草
体　質	体格中等度〜外見上頑健な者（中肉中背〜やや肥満） 虚弱者にも用いることがある（不快な作用が出なければ用いてよい）
症　状	心窩部"つかえ"感，胃もたれ感，げっぷ，むねやけ，悪心などを訴えることが使用目標となる．項背部のこりを伴うことが多いときに腹鳴，軟便〜下痢（強い腹痛なし），口内アフタを訴える． また，不安・不眠などの精神神経症状を訴えることもある．
腹　部	心窩部の腹壁緊張（心下痞鞕）は重要な使用目標である．
応　用	急性〜慢性胃炎，消化性潰瘍，過敏性腸症候群，口内炎，不眠症，神経症

◆使用上の注意：甘草の副作用（高血圧，低カリウム血症，ミオパシー，不整脈など），間質性肺炎

● 六君子湯 (りっくんしとう)

内　容	人参　蒼朮　茯苓　陳皮　半夏　大棗　生姜　甘草
体　質	やや虚弱〜虚弱（中肉中背〜痩せ型） 筋肉が未発達で，下垂体質傾向がある． 感冒に罹患しやすい，手足倦怠感（とくに食後），手足の冷え，易疲労，倦怠感などを訴えることが多い．
症　状	胃もたれ・食欲不振がもっとも重要な使用目標．ときに不消化便下痢また，不安・不眠などの精神神経症状を訴えることもある．
腹　部	全体に軟弱で，心下振水音を認めることが多い．
応　用	慢性胃炎，NUD，胃腸虚弱体質改善，慢性下痢，食欲不振など

◆使用上の注意：甘草の副作用（高血圧，低カリウム血症，ミオパシー，不整脈など）

④ 私たちの症例

潰瘍の再発予防に半夏瀉心湯を長期服用した例

症 例	45歳男性　雑誌編集者
初 診	1996年
主 訴	(潰瘍を繰り返す)
既往歴	小児期に気管支喘息
現病歴	数年前に今の部署に移り，昼夜とも多忙になったら胃が痛む．最近，検査で胃潰瘍の診断．famotidineで改善．胃はふだんから，もたれ・胸やけが多い．漢方薬で再発防止を希望．
現 症	165cm, 59kg．中肉中背，筋肉質．胸部打聴診異常なし．心窩部腹壁緊張(心下痞鞕)，圧迫で不快．血圧 110/75．几帳面な性格．
経 過	まず柴胡桂枝湯7.5g, famotidine10mgを併用．3か月後，なお症状あり後者使用量も不変．前者を半夏瀉心湯7.5gに変更．2週後，「薬は苦いが飲むと胃が軽くなる」．1か月後，「好調．漢方薬だけでよい日が多い」．症状の強い時だけfamotidineを併用．以後7年間服用，次第に胃症状が起こらなくなった．2003年4月の配置転換後は好調で，たまに漢方薬だけ飲む程度という．

虚弱な中年女性の食欲不振に六君子湯

症　例　55歳主婦

主　訴　食欲不振，胃もたれ

病歴と所見　元来，胃腸虚弱で過食や過労で胃が悪くなる．4か月前の6月頃から，食欲不振，胃もたれ，胃の重い感じが続く．暑くなって悪化し，体重も減った．胃造影検査では，慢性胃炎・胃下垂の所見．疲れやすく風邪をひきやすい．食後眠くなる．158cm，43kg．顔色青白い．腹部の皮下脂肪が薄く，全体に腹筋が軽度緊張．振水音著明．手足冷．神経質でやや抑うつ的．

処方選択　痩せ型で振水音があるので虚弱者（虚症）であり，食欲不振，胃もたれを主訴とする点で六君子湯が第1選択となる．鑑別には，四君子湯，人参湯，半夏瀉心湯などがあげられる．四君子湯，人参湯は，非常に痩せ型で胃下垂高度の状態が適応となるが，この例は，そこまで虚弱ではない．体格などからは半夏瀉心湯の適応とも考えられるが，振水音著明であり上腹部腹壁緊張（心下痞鞕）を認めない点で除外される．

経　過　六君子湯を投与．6日後「すこし食事ができる」，2週後「胃の重苦しさがかるくなった」と喜ぶ．2か月後「アイスクリームを食べても大丈夫」と陽気に応える．3か月後47kg．6か月後「食欲旺盛．コーヒーが飲める．胃は気にならない」．1年後52kg．「ケーキを食べ歩いている．食べることが楽しくて．太らないように気をつけている」．
その後，この人は6年間漢方薬を服用，振水音も減少した．性格も明るくなった．5年目に慢性の疲労倦怠感を訴え，補中益気湯に変更，有効であった．毎年の健康診断では慢性胃炎以外に異常はなかった．

解　説　この例は，虚弱者の慢性胃炎に六君子湯の有効な典型例である．長期服用で心身全般にわたる好転をみた点で，漢方薬の効果が顕著である．

2-2 過敏性腸症候群・慢性下痢

① 症候と漢方薬選択の考え方

■ 便秘下痢交代型

- **虚弱者**：小建中湯，大建中湯などを考慮する．
- **体格中等度以上**：柴胡桂枝湯と六君子湯の併用などを考慮する．
- **体質体格を問わず第1選択**：桂枝加芍薬湯

■ 疝痛型

- **虚弱者**：桂枝加芍薬湯と大建中湯の併用などを考慮する．
- **腹痛の著しい時期**：桂枝加芍薬湯と芍薬甘草湯の併用を頓服として使用する．
- **体格中等度以上**：柴胡桂枝湯と桂枝加芍薬湯の併用などを考慮する．

■ 慢性下痢型

- **虚弱者**：真武湯，人参湯，桂枝加芍薬湯，小建中湯，啓脾湯などを考慮する．
- **体格中等度以上**：半夏瀉心湯，半夏瀉心湯と桂枝加芍薬湯の併用などを考慮する．

> **Point:**
> - 漢方治療を第1選択にできる．
> - エキス製剤は，熱湯に溶かして，できるだけ熱いうちに服用するとよい．
> - 食事指導（過食，冷たい飲食物，油もの，辛いもの，アルコールなどを避ける）は大切であり，漢方薬の効果を高めるために重要．
> - 症例によっては向精神薬併用，心身医学的治療が必要となる．

② 頻用漢方薬チャート

	体質中等度以上	虚弱者
便秘下痢交代型	第1選択 ⇒ 桂枝加芍薬湯	
	上記無効時は下記を使用：	
	柴胡桂枝湯　または 柴胡桂枝湯 ＋ 六君子湯	小建中湯，大建中湯
疝痛型	強い腹痛時 ⇒ 桂枝加芍薬湯 ＋ 芍薬甘草湯	
	上記無効時は下記を使用：	
	柴胡桂枝湯 ＋ 桂枝加芍薬湯	桂枝加芍薬湯 ＋ 大建中湯
慢性下痢型	半夏瀉心湯　または 半夏瀉心湯 ＋ 桂枝加芍薬湯	真武湯，人参湯，桂枝加芍薬湯，小建中湯，啓脾湯 など

ファーストチョイスの漢方薬	体質	最も特徴的な症状・所見	使用頻度	ワンポイント
桂枝加芍薬湯 (けいしかしゃくやくとう)	幅広く使用	下痢または便秘 下痢の後に腹痛や残便感	◎	過敏性腸症候群の第1選択
小建中湯 (しょうけんちゅうとう)	虚弱	反復性腹痛，下痢または便秘．急に便意をもよおす，易疲労	◎	小児と高齢者に頻用
大建中湯 (だいけんちゅうとう)	中等度以下	腹痛（ガス疝痛），腹部膨満，下痢と便秘	◎	冷えると腹痛が悪化
真武湯 (しんぶとう)	虚弱	水様下痢〜無形軟便，顔色不良，冷え症，低体温	◎	冷えると下痢が悪化 腹痛は軽微
人参湯 (にんじんとう)	虚弱	不消化便下痢，胃症状（食欲不振，胃もたれ）を伴う	○	冷えると下痢が悪化 腹痛は軽微
半夏瀉心湯 (はんげしゃしんとう)	中等度以上	下痢（急に便意↑），腹鳴，胃炎症状（胃部不快など）	○	上腹部緊張（心下痞鞕）が目標
柴胡桂枝湯 (さいこけいしとう)	中等度	疝痛型（臍部），便秘および下痢	△	ストレス性胃炎を伴うことが多い

（人参湯・柴胡桂枝湯については後述の［注意］p.71参照）

③ 症例から処方を学ぶ

便秘と下痢が交互に起こる中年男性

症例 50歳男性　会社員

主訴 下痢

病歴と所見 数年来，仕事の忙しい時期になると，便秘と下痢が数日ごとに交代して起こる．残便感，腹痛，腹部膨満感を伴う．冷たい飲食物で悪化する．現在は，毎日腹痛下痢で苦しい．155cm，45kg．痩せて小柄．神経質そうに眉間にしわをよせて話をする．腹部に特別の所見はない．

■ 処方選択

考え方 便秘下痢交代型の過敏性腸症候群であり，桂枝加芍薬湯が第1選択である．体格を問わず使用できるので，痩せて小柄でも使用して差し支えない．鑑別としては，小建中湯，大建中湯，真武湯などが考えられる．

経過 桂枝加芍薬湯を投与．1週後の再来時，服用数日後から腹痛，下痢，腹満感ともに軽快したと言う．その後，服用していれば症状を意識しない状態が続いた．

解説 桂枝加芍薬湯の典型例と思われる．胃症状を伴う場合には，六君子湯あるいは人参湯などと併用すると効果的である．もし桂枝加芍薬湯が無効であったならば，小建中湯（急に便意をもよおす，疲労感），真武湯（腹痛や残便感は軽微，水様下痢，冷え症，低体温傾向），大建中湯（ガスが多い）などを考慮する．

● 桂枝加芍薬湯 (けいしかしゃくやくとう)

内容 桂皮　芍薬（桂皮の約2倍量）甘草　大棗　生姜

体質 体質体格中等度〜やや弱いもの

症候 腹痛（シクシク・キューッと表現される例が多い），残便感，腹満感腹痛と裏急後重を伴う下痢/便秘と下痢の繰り返しでも可

応用 過敏性腸症候群，急性腸炎など

中年男性の慢性下痢

症　例　41歳男性　自営業

主　訴　下痢が続く

病歴と所見　多忙なときに下痢しやすい．2年前の秋に10日間ひどい下痢があった．昨年の梅雨時と秋にも10日間ずつ下痢が続いた．注腸造影は異常なし．5月初め（初診の1か月前）から10日間，また下痢．この数日は腹鳴と軽い腹痛が続き，1日1回程度の軟便下痢．2年前62kg，現在56kg．酒を好むが飲めば必ず翌日下痢．下痢するときは胃も重くなる．口内炎ができやすい．170cm, 56kg．血色良好．上腹部やや膨満，腹筋緊張．上腹部圧迫で不快感．

■ 処方選択

考え方　過敏性腸症候群の腹痛下痢型である．桂枝加芍薬湯も考えられるが，体格中等度で胃炎を伴うことを重視すれば，柴胡桂枝湯（腹痛を重視），六君子湯（胃が重い点），半夏瀉心湯なども考えられる．また腹部所見をどう解釈するかが問題で，上腹部膨満と腹筋緊張を"胸脇苦満と腹直筋攣急"と考えれば柴胡桂枝湯，"心下痞鞕"とみれば半夏瀉心湯が考えられる．あるいは腹部所見より症状を重視すれば，桂枝加芍薬湯（腹痛），六君子湯（胃炎症状）もありうる．

経　過　柴胡桂枝湯，桂枝加芍薬湯，六君子湯を数週ずつ使用するも無効．症状は一進一退．多忙になると下痢．6か月後，半夏瀉心湯に変更．次の2週は下痢せず，腹痛下痢は減少，3か月後，多忙な時に軽い下腹痛がある程度．飲酒後も悪化しない．胃の調子もよい．断続的に約3年服薬．ほとんど胃腸症状なくなり廃薬．

解　説　この例は見かけによらず実証であり，試行錯誤で適切な処方に至ったのはやむを得ない．虚実の判断に迷うときには，虚証とみなして治療を開始するという定石によっている．もし六君子湯の適応となる人に半夏瀉心湯をはじめから投与した場合，消化症状の悪化なども起こりうることであろう．

● 半夏瀉心湯 (はんげしゃしんとう)

内　容	半夏　黄芩　黄連　人参　大棗　乾姜　甘草
体　質	体質・体格中等度
症　候	胃症状：心窩部"つかえ"，もたれ，悪心・嘔吐，げっぷ・胸やけ
	腸症状：腹鳴，軟便～下痢（痛みはあまりない）
	その他：口内アフタ，項背部のこり，不安・不眠などの精神神経症状
	心窩部の腹壁緊張（心下痞鞕）
応　用	過敏性腸症候群，急性・慢性下痢，急性・慢性胃炎，消化性潰瘍，口内炎，不眠症，神経症

◆使用上の注意：間質性肺炎，肝機能障害など

④ その他の頻用処方

● 小建中湯 (しょうけんちゅうとう)

内　容	桂皮　芍薬　大棗　生姜　甘草　膠飴
体　質	痩せ型　血色不良　体力低下した者．小児と高齢者に用いることが多い．腹痛（臍周囲から下腹部）しやすく，下痢と便秘が交互に起こる．急に強い便意をもよおして下痢，疲労感，感冒，易感染性など．
症　候	腹直筋攣急あるいは腹部軟弱無力（蛙腹）
応　用	過敏性腸症候群，いわゆる慢性胃腸炎，虚弱体質改善，小児夜尿症など．

過敏性腸症候群・慢性下痢

● **大建中湯**（だいけんちゅうとう）

内 容	人参　乾姜　山椒　膠飴
体 質	体質虚弱，冷え症
症 候	腹痛（強い疝痛様），腸蠕動亢進，腹にガスが溜まる，腸グル音著明 腹壁弛緩，全体がガスで膨満，腸蠕動亢進
応 用	術後通過障害，過敏性腸症候群，ガス疝痛など

● **真武湯**（しんぶとう）

内 容	茯苓　芍薬　生姜　蒼朮　附子
体 質	無力性体質，痩せ型，冷え症，顔色不良，低体温，胃下垂顕著
症 候	1日数回程度の水様下痢，腹痛ほとんどない，下痢の後で倦怠感が強い 皮下脂肪が薄く筋肉は突っ張りぎみ．多くは痩せ型で心下振水音あり
応 用	慢性下痢，いわゆる慢性胃腸炎，慢性疲労，低血圧症，冷え症，感冒

● **人参湯**（にんじんとう）

内 容	人参　蒼朮　甘草　乾姜
体 質	無力性体質，痩せ型，冷え症，顔色不良，低体温，胃下垂顕著
症 候	軟便下痢（腹痛なし），冷えで悪化，食欲不振，もたれ，嘔気，胃痛 皮下脂肪なく腹筋軟弱，心下振水音が顕著
応 用	慢性下痢，慢性胃炎，胃下垂症，虚弱体質改善（虚弱児など）など
付 記	健保適応上，病名が過敏性腸症候群のみでよいか解釈が分かれる． 実地臨床上，慢性胃炎症状の存在を前提としている点に留意されたい．

● **柴胡桂枝湯**（さいこけいしとう）

内 容	柴胡　黄芩　半夏　人参　甘草　生姜　大棗　桂皮　芍薬
体 質	体格中等度〜やや虚弱，神経質，生まじめ
症 候	上腹部痛，臍周囲痛，ときに下腹部痛，ストレス性悪化，便秘下痢交代 ときに疝痛性（桂枝加芍薬湯との併用が効果的），口苦，肩こりなど 腹筋緊張は中等度〜やや軟，胸脇苦満，腹直筋攣急（緊張亢進）

応 用	過敏性腸症候群，神経性胃炎，消化性潰瘍の再発予防，胆石症，肝炎，慢性膵炎，感冒，気管支炎，自律神経失調症，心身症
付 記	健保適応上，病名が過敏性腸症候群のみでよいか解釈が分かれる．原典の『金匱要略』で腹痛に用いており，実地臨床上も上腹部，下腹部を問わず腹痛が目標とされている点に留意されたい．

⑤ 応 用

- 過敏性腸症候群であっても，虚弱で胃下垂傾向のある者には，桂枝加芍薬湯，柴胡桂枝湯，小建中湯などに六君子湯を併用すると効果的である．胃もたれ，食欲不振を伴うことが使用目標となる．
- 腹部膨満感を主訴とし，器質的異常のない場合，大建中湯，小建中湯のほか，当帰湯，人参湯なども用いられる．
- 腹痛のない下痢で上記無効時には，啓脾湯，五苓散，胃苓湯も考慮する．

⑥ 使用上の注意

- 過敏性腸症候群では，虚弱者に体力のある人向けの薬を用いた場合，増悪することがあり，注意が必要である．
- 便秘傾向があっても，安易に大黄などの刺激性下剤を単独で用いるべきではない（次項参照）．

Column コラム 「断腸の思い」サルの過敏性腸症候群？

「断腸の思い」とは，はらわたのちぎれる程の悲しみを表現するが，そのルーツは意外に古く，次のような話がある．晋の桓温が三峡を過ぎた時，其の従者が猿の子を捕えた．母猿が之を慕って哀号し，追行すること百余里，遂に悶死した．其の腹を割いて見るに，腸が寸々に断ち切れていたという．

（『大漢和辞典』，断腸の項）

2-3 便秘症

1 症候と漢方薬選択の考え方

■ **弛緩性便秘**
大黄，芒硝を含む漢方薬を用いる．

虚弱者　桂枝加芍薬大黄湯，潤腸湯などを考慮する．

体格中等度以上　大黄甘草湯，麻子仁丸，桃核承気湯，大承気湯などを考慮する．

■ **痙攣性便秘**
・大黄で腹痛下痢しやすいので，できるだけ大黄を含まない漢方薬を選用する．
・体格が頑健なものでも，胃腸虚弱者として治療したほうがよい．
・最初は，桂枝加芍薬大黄湯，あるいは桂枝加芍薬湯と少量の下剤の併用を用いる．
・大黄を含む漢方薬でうまくゆかない場合は後述（p.78，応用の項）のように対処する．

Point:
・大黄の瀉下作用は投与量に依存する（p.79，表1参照）．
・大黄の瀉下効果は個人差が大きいので，少量より漸増することが望ましい．
・大黄を含む漢方薬のうち，麻子仁丸，大承気湯，調胃承気湯，潤腸湯，桂枝加芍薬大黄湯の鑑別が必要である．
・大黄とともに塩類下剤である芒硝（ぼうしょう）を含有する漢方薬は，同一の大黄の量であれば瀉下作用が強くなる（p.79，表1参照）．

② 頻用漢方薬チャート

```
←―― 弛緩性便秘 ――――――― 痙攣性便秘 ――――――― 便秘・下痢交代型 ――→
```

体質軸：ふつう／やや虚弱／きわめて虚弱

- 大黄甘草湯
- 麻子仁丸
- 潤腸湯
- 桂枝加芍薬大黄湯 ●下剤で腹痛や下痢
- 大建中湯 ●腹部膨満
- 桂枝加芍薬湯 ●腹痛

ファーストチョイスの漢方薬	体質	最も特徴的な症状・所見	使用頻度	ワンポイント
麻子仁丸（ましにんがん）	幅広く使用（やや虚症）	弛緩性便秘	◎	とくに高齢者・虚弱者の便秘
桂枝加芍薬大黄湯（けいしかしゃくやくだいおうとう）	中等度以下	痙攣性便秘	◎	過敏性腸症候群便秘型の第1選択
大黄甘草湯（だいおうかんぞうとう）	幅広く使用	単純な弛緩性便秘 他剤に併用することが多い	○	頻用されるが，連用すると効果が減弱しやすい
桃核承気湯（とうかくじょうきとう）	中等度	弛緩性便秘 とくに若い女性に頻用	△	月経痛などにも有用な場合がある

便秘症

③ 症例から処方を学ぶ

老年期女性の常習便秘

症　例　68歳女性　主婦

主　訴　便秘

病歴と所見　若い頃から便秘症で下剤を常用．この数年は，各種下剤を服用しているが，快便にならない．数か月前からは，服用している下剤（白色粉末状）のためか，1日数回，臍周囲がシクシクと軽く痛み，1日中続くこともある．残便感があり不快．下剤を中止すると兎糞状になって腹が張り苦しい．2回経産（正常産）．50歳頃より高血圧症で降圧剤服用中．140〜90前後．61歳の時，脳梗塞．158cm，63kg．色白肥満．皮膚は乾燥ぎみ．舌に白苔．胸部打聴診は異常ない．腹部は全体に軟らかく，左下腹部で便塊を触れる．全体にガスが多く膨満．異常腫瘤や圧痛はない．前脛骨部浮腫なし．146〜85．

■ 処方選択

考え方　通常の下剤で腹痛の起こりやすい虚弱者には，桂枝加芍薬大黄湯が第1選択である．
高齢者では，麻子仁丸，潤腸湯も考慮する．ここでは前者から用いた．

経　過　はじめ桂枝加芍薬大黄湯を処方．しかし，7日後に「排便はいくらかあるが，腹が痛む」と言うので，麻子仁丸に変更．3週後，「今度の薬では腹は痛まない．便もよく出る」と言う．1か月後，「腹痛なく，気持ちのよい排便があるので，よく眠れる．こんなによいのは数年ぶり」とのこと．その後，この患者は麻子仁丸で順調な排便が続くようになった．2年後の注腸造影は正常であった．結局，4年後に他の病気を併発して来院中止するまで，同処方で排便良好であった．なお，排便が良好になるとともに，同じ降圧剤を服用しながら，収縮期血圧120〜110前後，拡張期血圧80〜60前後で安定するようになった．

| 解　説 | この例で最初に桂枝加芍薬大黄湯を選択したことは，通常の下剤で腹痛を来しやすいことからみて適切な選択であった．しかし，実際には服用後に腹痛を起こし，麻子仁丸が奏効した．これは，麻子仁丸に含まれる大黄以外の成分が必要であったことを示す．すなわち，麻子仁，杏仁，厚朴，枳実である．これらのうち前2者はいわゆる滋潤作用を有し，後2者は腸管運動を調整し芍薬を助けると考えられる．麻子仁丸，桂枝加芍薬大黄湯のいずれでも快便を得られない場合，桂枝加芍薬湯に少量（2.5〜5g）の麻子仁丸を併用してみるとよいことがある． |

● **麻子仁丸**（ましにんがん）

内　容	麻子仁　大黄　枳実　杏仁　厚朴　芍薬
体　質	虚弱者を中心に常習便秘にひろく用いることができる．
症　候	他の下剤で腹痛下痢の起こる人，体力のない痩せ型の人，初老期以後の人，大病後の人などに使用する機会が多い． 腹部が非常に軟らかいなど，やや虚弱な体質の徴候が見られることが参考となる． 兎糞，皮膚粘膜乾燥，頻尿，多尿傾向を認める例もあるが，単に便秘だけを目標に使用してもよい．
応　用	弛緩性便秘，痙攣性便秘の一部

若い女性の便秘

症　例	22歳女性　学生
主　訴	便秘
病歴と所見	子供の頃から便秘がちで兎糞状のことが多い．数日間便秘してもとくに苦しくはない．センナ末やセンノシドを服用すると気持ち悪くなり，少し多く飲むと腹痛下痢になる．酸化マグネシウムはあまり効かず，排便があっても残便感が残る．ときに急に腹痛がしてくることもある．156.5cm，45kg．痩せ型．色白．やや神経質そうな印象．皮膚湿潤．腹部は軟らかい．特別な身体的所見はない．

■ **処方選択**

| 考え方 | これは**虚弱者の痙攣性便秘と思われ，桂枝加芍薬大黄湯が第1選択**となる．ただし，若年者では西洋医学的な下剤で腹痛しても単純に大黄甘草湯だけでよい場合が多い．そこで，まず大黄甘草湯から用いた． |

| 経　過 | はじめ大黄甘草湯5.0g分2投与．これで一応毎日軟便があるようになったが，排便時に下腹が痛み，残便感があると言う．そこで，桂枝加芍薬大黄湯7.5g分3に変更したところ，排便前に少し下腹が痛むがそれほど苦痛ではない，こちらの方がよいという．その後，この薬を継続，「いままでのどの下剤よりも痛みがなく快便が得られる」と言う． |

| 解　説 | 結果的には桂枝加芍薬大黄湯の典型例であった．もし，桂枝加芍薬大黄湯でも腹痛が起これば，桂枝加芍薬湯と大承気湯少量（2.5～5g）の併用，さらには補中益気湯と桂枝加芍薬大黄湯少量（2.5～5g）の併用を考えるとよい．後者でも快適な排便が得られなければ，大黄を含まない漢方薬を試みる必要がある（p.77，コラム参照）． |

● **桂枝加芍薬大黄湯**（けいしかしゃくやくだいおうとう）

内　容	桂皮　芍薬（桂皮の約2倍量）　甘草　大棗　生姜　大黄
体　質	体質体格中等度～やや弱いもの
症　候	腹痛（シクシク・キューッと表現される例が多い），残便感，腹満感 腹痛と裏急後重を伴う下痢・便秘と下痢の繰り返しでも可
応　用	過敏性腸症候群，急性腸炎など

④ その他の頻用処方

● 潤腸湯（じゅんちょうとう）

・高齢者・虚弱者の便秘，とくに兎糞便を使用目標とされる．大黄が少ない点からも潤腸湯のほうが緩徐な作用を示す．麻子仁丸で快便の得られない例に用いる．高齢者には麻子仁丸よりも有効例が多い．麻子仁丸よりさらに体液が欠乏し，そのために便秘しているものに用いるとされる．

● 大黄甘草湯（だいおうかんぞうとう）

・軽症で，腹部膨満感がほとんどない者に用いる．

● 大承気湯（だいじょうきとう）

・心身症傾向，腹部膨満感，腹痛，残便感があり，大黄甘草湯や麻子仁丸では強すぎ，桂枝加芍薬大黄湯では弱いという例に用いる．腹部の膨満感が強い肥満者の便秘に用いる．若干の鎮静効果もある．

● 調胃承気湯（ちょういじょうきとう）

・大黄甘草湯半量程度で排便はあるが，なお残便感，腹満などがあるときに用いる．大黄甘草湯に類似するが，大黄に対する慣れが生じて効きにくくなった例には調胃承気湯を用いる．

Column コラム　大黄を含む漢方薬でうまく行かない場合

大黄を含む漢方薬を少量でも用いると腹痛や不快な下痢を生ずる場合，大黄を含まない漢方薬で改善を試みる．これには，芍薬，山梔子，地黄，枳実，柴胡，桃仁・杏仁，人参，乾姜などの生薬を含む漢方薬を用いてみるとよい．いずれも強い瀉下作用はないが，排便を促す作用を持っている．一般に，大黄を含まない処方を考える必要のあるのは「虚証」に多いので，胃腸の働きを改善する人参剤や参耆剤の奏効する例も少なくない．

処方としては，大建中湯，小建中湯，桂枝加芍薬湯，加味逍遙散，八味地黄丸，十全大補湯，補中益気湯，六君子湯，人参湯，小柴胡湯（乳児の便秘の第1選択），柴胡桂枝湯などである．

⑤ 応　用

■ 他の症候に付随して便秘が見られる場合に用いる大黄剤

①通導散：体格頑健，更年期障害，月経異常など．
②桃核承気湯：体格中等度以上で，更年期障害，月経異常，あるいは強い月経痛があり，のぼせ，頭痛，肩こりを伴う例に用いる．女性に用いることが多い．
③三黄瀉心湯：体格中等度以上で，のぼせ，顔面紅潮，高血圧，不眠，焦燥感などがあるときに用いる．
④大黄牡丹皮湯：体格中等度以上，痔疾，肛門周囲炎，月経異常などに用いる．
⑤大承気湯：体格中等度以上，便秘，腹満，神経症，高血圧傾向など．
⑥防風通聖散：体格中等度以上，肥満（太鼓腹），高血圧傾向などに用いる．暑がり，多汗の人が多い．湿疹，皮膚炎にも有用な場合がある．
⑦大柴胡湯：体格中等度以上（多くは肥満）で，脂肪肝，胆石症，高血圧症などのある例に用いる．通常，強い"胸脇苦満"を認める．
⑧茵陳蒿湯：体格中等度，じんましん，慢性肝炎，胆石症などのあるときに用いる．
⑨治打撲一方：打撲傷，便秘傾向（服用後に下痢しなければ使用可）．
⑩治頭瘡一方：乳幼児などの頭部湿疹（服用後に下痢しなければ使用可）．
⑪乙字湯：痔疾（服用後に下痢しなければ便秘がなくても使用可）．

⑥ 使用上の注意

■ 大黄（ダイオウ）を含む漢方製剤使用上の注意

1. 瀉下作用の個人差
   大黄の瀉下作用には個人差が大きいので，用法および用量に注意すること
   とくに過敏性腸症候群・便秘型は要注意
2. 大黄製剤の併用
   大黄を含む複数の漢方製剤の併用時は，大黄が過量とならないよう留意する
3. 妊婦および妊娠の可能性のある女性に対する投与
   妊婦および妊娠の可能性のある婦人には投与しないことが望ましい
   大黄の子宮収縮作用，骨盤内臓器の充血作用により流早産の危険性があるとされる
4. 授乳中の投与は要注意
   大黄に含まれるアントラキノン誘導体が母乳中に移行し，乳児の下痢を引き起こすことがあるとされる

■ 表1　大黄および芒硝を含む漢方製剤（ツムラ医療用漢方製剤の場合）

処　方	大　黄 （だいおう）	芒　硝 （ぼうしょう）	処　方	大　黄 （だいおう）	芒　硝 （ぼうしょう）
大黄甘草湯 （だいおうかんぞうとう）	4		潤腸湯 （じゅんちょうとう）	2	
麻子仁丸 （ましにんがん）	4		桂枝加芍薬大黄湯 （けいしかしゃくやくだいおうとう）	2	
通導散 （つうどうさん）	3	1.8	防風通聖散 （ぼうふうつうしょうさん）	1.5	0.7
桃核承気湯 （とうかくじょうきとう）	3	0.9	大柴胡湯 （だいさいことう）	1	
三黄瀉心湯 （さんおうしゃしんとう）	3		茵蔯蒿湯 （いんちんこうとう）	1	
大黄牡丹皮湯 （だいおうぼたんぴとう）	2	1.8	治打撲一方 （ぢだぼくいっぽう）	1	
大承気湯 （だいじょうきとう）	2	1.3	治頭瘡一方 （ぢづそういっぽう）	0.5	
調胃承気湯 （ちょういじょうきとう）	2	0.5	乙字湯 （おつじとう）	0.5	

　＊大黄・芒硝の分量は1日量中グラム数
　＊＊メーカーにより分量は異なる場合があるので注意のこと

Column コラム　大黄について

①基原
「日本薬局方」ではタデ科（Polygonaceae）のRheum palmatum L., R.tanguticum Maximowicz, R.officinale Baillon, R.coreanum Nakaiまたはそれらの種間雑種の通例，根茎と規定されている（第14改正薬局方 http://jpdb.nihs.go.jp/jp14/pdf/0908-4.pdf）．

②薬能
『神農本草経』には「瘀血，血閉の寒熱を下し，癥瘕（ちょうか），積聚（しゃくじゅ），留飲（りゅういん）宿食を破り，腸胃を蕩滌す．陳を推し，新を致す．水穀を通利し，中を調え食を化し，五蔵を安和す」（森立之復元本：近世漢方医学書集成53巻p.92）とあり，吉益東洞（1702〜1773）の『薬徴』には「結毒を通利するを主る．故に能く，胸満，腹満，腹痛，および便閉，小便不利を治す．傍ら，発黄，瘀血，腫膿を治す」（集成10巻p.147-148）とある．これらにより大塚敬節らは「消炎性健胃，駆瘀補血，通利，下剤」（『漢方診療医典・第6版』，南山堂，2001，p.420）とする．

③成分
sennoside A〜F，およびアントラキノン誘導体のrhein, aloe-emodin, emodinなどのほか，rhatannin, lyndleyinなどが知られている．

④薬理
○瀉下作用
活性成分はsennoside A〜Fおよびrheinoside A〜Dなど．sennoside A, Bは腸内細菌による代謝を経て強い瀉下活性を有するrhein anthroneに変換される．瀉下作用の機序については，このようなsennoside類の代謝物質が作用して，粘膜下層神経叢の刺激，筋層間神経叢の運動ニューロン興奮を介した蠕動運動の亢進が考えられている．また，腸腔内水分量を増加させて便軟化をもたらすことも知られている．

○抗菌作用
アントラキノン類は，in vitroでグラム陽性菌，グラム陰性菌に静菌的に作用する．aloe-emodin, rhein, emodinの作用が強いとされ，黄色ブドウ球菌抑制作用があり，また抗ウイルス作用，抗真菌作用，腸内嫌気性菌（Bacteroides fragilisなど）への抗菌作用などもあるとされる．

○向精神作用
ラットの自発運動抑制，methamphetamineによる自発運動増加に拮抗，嗅球摘出ラットの攻撃性やq-tetrahydrocannabinol誘発性のirritable aggressionの抑制，アポモルヒネによる常同行動や旋回運動の抑制などの作用があるとの基礎研究がある．臨床的にも，大黄単独使用（別名・将軍湯）で精神障害に用いられた．ただし，大黄甘草湯の向精神作用は弱いとの臨床報告がある．

○血中尿素窒素(BUN)低下作用
実験的腎不全ラットで尿毒症改善効果が認められ，活性成分はrhatanninとされる．臨床研究でも，高齢の腎透析不能患者に大黄末を投与，BUN値低下などが認められたという．

○抗炎症作用
lyndleyinに抗炎症鎮痛作用，アントラキノン類とrheinには好中球からの過酸化脂質産生抑制，rhatanninにはラジカル消去作用などがあるとされる．

○血液凝固抑制作用
凝固抑制作用，線溶活性阻害作用，血小板凝集阻害作用などがあるという．

⑤大黄甘草湯の薬理
慢性腎不全に，温脾湯（うんぴとう）と同様に用いることがあるとされる．温脾湯は大黄，甘草，人参，乾姜，附子から構成され，慢性腎不全の進行抑制に有効であり，透析導入開始時期の遅延効果を期待できるとされる．

（以上は主に次による：鳥居塚和生『モノグラフ 生薬の薬効・薬理』，医歯薬出版，2003，p.289-298）．

2-4 痔疾・脱肛

① 症候と漢方薬選択の考え方

■ 痔　疾

- **虚 弱 者**：当帰建中湯，補中益気湯など
- **体質中等度**：乙字湯（痔痛，軽度便秘），桂枝茯苓丸など
- **体質中等度で出血が続く**：黄連解毒湯，三黄瀉心湯，芎帰膠艾湯など
- **体質中等度以上で便秘**：大黄牡丹皮湯，大柴胡湯など
- **体質を問わず外用**：紫雲膏

■ 脱　肛

- **虚 弱 者**：補中益気湯，当帰建中湯など

② 頻用漢方薬

● **乙字湯**（おつじとう）

- **体 質**：中等度（腹部軟弱無力でないこと）
- **症 候**：痔疾軽症例で肛門部の疼痛を訴える者
  軽度の便秘傾向（服用後に腹痛下痢しないこと）
- **併 用**：桂枝茯苓丸を併用すると効果的な場合がある
  便秘しているときは大黄牡丹皮湯を併用する
- **応 用**：下痢するときは用いない

◆使用上の注意：間質性肺炎，肝機能障害など

● **当帰建中湯**（とうきけんちゅうとう）

| 体 質 | 痩せ型で血色不良の虚弱者．疲れやすく手足が冷える者
実地臨床上は，体格中等度程度まで使用可能 |

| 症 候 | 痔疾や脱肛の痛みに使用．臍周囲痛や下腹痛を伴うことが多い．
下痢している痔疾によい．
女性では月経痛，排卵痛を伴うことが多い．
軟弱無力ときに腹直筋緊張 |

| 応 用 | 痔疾，脱肛，過敏性腸症候群，月経困難症，産後の下腹痛 |

● **補中益気湯**（ほちゅうえっきとう）

| 体 質 | 虚弱で疲れやすい，筋肉未発達で弛緩下垂体質 |

| 症 候 | 脱肛の第1選択．疲れると悪化しやすい．
腹壁弛緩して軟弱
胃下垂，子宮脱，膀胱脱，腹圧性尿失禁を伴うことがある． |

| 応 用 | 当帰建中湯と併用すると効果的な場合がある． |

◆使用上の注意：肝機能障害など

2-5 慢性肝炎・肝硬変

① 症候と漢方薬選択の考え方

・漢方治療により，肝機能改善，ウイルス沈静化，肝線維化抑制，自覚症状（疲労倦怠，食欲不振など）の改善が期待できる．
・慢性肝炎で肝機能障害が軽度，かつ体力の維持されている者：小柴胡湯，柴胡桂枝湯，茵蔯蒿湯（便秘を伴う例）などを用いる．
・慢性肝炎で疲労倦怠感が強い者：柴胡桂枝湯，補中益気湯，茵蔯五苓散などを用いる．
・肝硬変代償期で疲労倦怠感を訴える者：補中益気湯，十全大補湯，茵蔯五苓散などを用いる．
・肝硬変代償期〜非代償期で疲労倦怠，食欲不振を訴える者：六君子湯，四君子湯，茵蔯五苓散などを用いる．
＊小柴胡湯は，インターフェロン投与中，肝硬変，肝癌などの患者で禁忌．

② 頻用漢方薬チャート

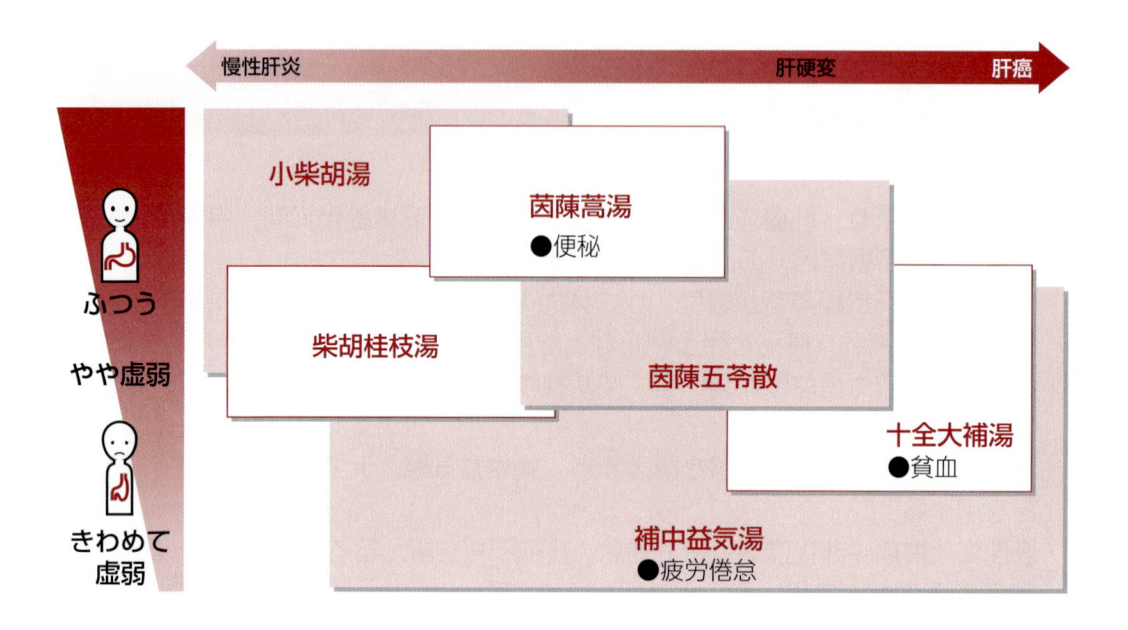

慢性肝炎 ← → 肝硬変 → 肝癌

体質: ふつう / やや虚弱 / きわめて虚弱

- 小柴胡湯
- 茵蔯蒿湯　●便秘
- 柴胡桂枝湯
- 茵蔯五苓散
- 十全大補湯　●貧血
- 補中益気湯　●疲労倦怠

ファーストチョイスの漢方薬	体質	最も特徴的な症状・所見	使用頻度	ワンポイント
小柴胡湯 （しょうさいことう）	中等度	慢性肝炎の第1選択 "胸脇苦満"	◎	虚弱者には用いない 肝癌発症例では補中益気湯などに変更 間質性肺炎などに注意
柴胡桂枝湯 （さいこけいしとう）	中等度〜やや虚弱	慢性肝炎にストレス性胃炎を伴うもの	○	小柴胡湯よりも，やや虚弱な者が適応
補中益気湯 （ほちゅうえっきとう）	虚弱	疲労倦怠 腹部軟弱	◎	慢性肝炎遷延例，肝硬変と思われる例 高齢者には第1選択
茵蔯蒿湯 （いんちんこうとう）	中等度	便秘傾向	○	小柴胡湯などに併用すると効果的
茵蔯五苓散 （いんちんごれいさん）	中等度〜虚弱	浮腫傾向	○	小柴胡湯などに併用すると効果的 胃腸虚弱者では，六君子湯，人参湯などと併用

慢性肝炎・肝硬変

③ 症例から処方を学ぶ

慢性肝炎

- **症　例**　48歳男性　商社部長
- **主　訴**　慢性肝炎
- **初　診**　1970年11月
- **病歴と所見**　某大学病院にて検査，慢性肝炎の診断で，各種治療を受けたがよくならず，漢方治療を希望．中肉中背．腹診上，両側に"胸脇苦満"があり，左下腹に圧痛が著明．

■ 処方選択

- **考え方**　体質中等度で"胸脇苦満"があるので，小柴胡湯が第1選択．ただ，慢性肝炎（非A非B？）には茵蔯蒿湯を併用したほうが効果的と思われるので茵蔯蒿湯を併用した．茵蔯蒿湯は，便秘していなくても，服用後に不快な下痢をしなければ使用したほうがよい．さらに，瘀血と思われる圧痛があったので，桂枝茯苓丸の併用とした．まことに簡単な発想であった．

- **経　過**　小柴胡湯合茵蔯蒿湯（煎じ薬．大黄1g）を主方とし，桂枝茯苓丸を兼用とした．その後，多忙にかかわらず，まじめに服用を続け，1971年9月には瘀血と思われる圧痛が消失したので桂枝茯苓丸を中止，以後は小柴胡湯合茵蔯蒿湯のみとした．翌年1月には肝機能が正常化．「体調がよいので続けたい」という本人の希望もあり，以後も継続．出張が多いので途中からエキス製剤に替えたが，以後30年経過して増悪を認めず，2004年秋に至っている．

- **解　説**　当時としてはデータの揃った例である．漢方薬服用によって検査値が正常化し，以後も長期に良好な経過をたどった．肝硬変，肝癌には至っていない．

● 小柴胡湯（しょうさいことう）

内　容	柴胡　黄芩　人参　半夏　生姜　大棗　甘草
体　質	中等度
症　候	慢性肝炎による肝機能障害に第1選択 "胸脇苦満"が使用目標とされるが，体質中等度であれば使用可 腹部軟弱な者，振水音の顕著な者には用いない
応　用	慢性肝炎による肝機能障害
併　用	しばしば茵蔯蒿湯の併用が効果的 茵蔯蒿湯で下痢するときは，茵蔯五苓散併用に替える

◆使用上の注意：間質性肺炎（発熱，咳嗽，呼吸困難などが現れた場合には，服用を中止し，ただちに連絡するよう患者に対し注意すること），肝機能障害，偽アルドステロン症，ミオパシーなどの副作用が起こることがある．インターフェロン製剤を投与中の患者，肝硬変・肝がんの患者，慢性肝炎における肝機能障害の患者で血小板数10万/mm^{3}以下の患者に本剤は禁忌．グリチルリチン製剤との併用では，偽アルドステロン症，ミオパシーなどに注意．

［胸脇苦満（きょうきょうくまん）］

- 漢方的腹部所見の1つ
- 季肋下部の腹筋が緊張していること
- 腹部全体の緊張は中等度であることが前提
- 小柴胡湯，柴朴湯，柴苓湯，柴胡桂枝湯などの使用目標とされる
- 肝腫大などとの鑑別が必要

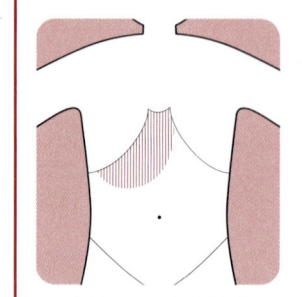

中等度の胸脇苦満

④ 応 用

- 補中益気湯と少量の茵蔯蒿湯の併用：慢性肝炎遷延例，肝硬変で効果的．
- 十全大補湯：肝硬変で貧血を来した例に用いる．
- 芍薬甘草湯："こむらがえり"に頓服使用．毎晩起こる例では就寝前1回投与すると起こりにくくなる．
- 桂枝茯苓丸：痔疾を伴う例，あるいは，"瘀血（おけつ）"の徴候（p.173参照）を認めるものに小柴胡湯などと併用するとよいことがある．

⑤ 使用上の注意（以下の副作用に留意のこと）

- **間質性肺炎**：小柴胡湯では死亡例の報告もあり，厳重な注意が必要．柴胡桂枝湯なども要注意（p.18〜19参照）．
- **肝機能障害・黄疸**：小柴胡湯，柴胡桂枝湯，茵蔯蒿湯，補中益気湯で副作用報告がある．
- **偽アルドステロン症・ミオパシー・低カリウム血症**：甘草含有量の多い漢方薬では留意すること．とくに，グリチルリチン製剤，利尿剤と併用時には要注意．
- **その他**：皮膚症状，消化器症状，泌尿器症状（血尿，残尿感，膀胱炎）など．

2-6 術後腸管通過障害

① 症例から処方を学ぶ

術後腸管通過障害

症　例　80歳女性

主　訴　腹痛・腹満

病歴と所見　30歳頃，子宮外妊娠で手術，3年後に腸閉塞の手術を受けた．昭和19年（40歳），癒着による腸閉塞で3回目の手術を，ちょうど空襲のさなかに某大学病院で受けた．以来，腹具合の悪いことが多く，腹痛が持病となった．1年前（79歳），上記症状が思わしくなく，腹が張って痛むのが悪化した．腹はシクシクと痛み，便は快通しない．排便後も残便感があり，さっぱりすることはない．下剤を飲むと，痛むばかりでいっこうに便通はつかない．腰が極度に冷え，水の中にいるようだという．腰痛がひどい．足は冷えないで，むしろほてる．143cm，47kg．腹壁は軟弱無力で弛緩し，メテオリスムスが顕著である．膝を曲げさせて，軽く腹壁をたたいて刺激すると，腸がムクムクと動いて蠕動亢進を触知する．自分でも腸が動くのがわかり，いやな痛みを感じるという．血圧は高く，降圧剤を常用しているが，ほかには服薬していない．

経　過　大建中湯エキスを投与．服用後2週ほどで，腹痛はほとんどなくなった．そのまま飲みつづけていると，体調は次第によくなってきた．服用約1年で腹痛はまったくなくなり，便通の具合もよい．腰の冷え，腰痛もなくなった．81歳を過ぎて丈夫になり，1人で元気に出歩くようになった．以後100歳に至る現在（2005年）まで腹痛を訴えない．

・大建中湯が第1選択となる．
・大建中湯を用いて効果のない場合には，腹痛を目標に，桂枝加芍薬湯，小建中湯，当帰建中湯，当帰四逆加呉茱萸生姜湯，当帰湯などを用いて奏効する例がある．
・桂枝加芍薬湯は腹痛が主で腹満を伴う．大建中湯ほど痛みは強くない．
・当帰建中湯以下は，冷えると悪化することが共通するが，鑑別は困難で，実際に使用して判断する．

2-7　潰瘍性大腸炎

・潰瘍性大腸炎に漢方薬を用いて，ときに症状の軽快をみることがある．
・現代医学的な薬物療法に併用して補助的に用いる．
・柴苓湯，柴胡桂枝湯，半夏瀉心湯などが使用される．
・虚弱で痩せた者では，桂枝加芍薬湯，小建中湯のよいことがある．
・これらを試用して効果を観察するとよい．

> **Column　胃風湯（いふうとう）**
>
> 潰瘍性大腸炎には，胃風湯を生薬の煎じ薬として用いると有効な例がある．
> その内容は，
> 〔当帰，芍薬，川芎，人参，白朮　各3.0g，茯苓4.0g，桂皮，粟　各2.0g〕である．
> 処方中の粟（あわ）は特に重要とされるが，食品であるため，患者さんに加えてもらう．
>
> 〔症例〕60歳男性　農業
> 〔主訴〕腹痛・下痢・膿血便
> 〔初診〕1983年4月
> 〔病歴と所見〕昨年来，直腸ポリープを2回焼灼．本年3月，腹痛，下痢し，膿血便7〜8回/日．某大学内科に1か月入院．潰瘍性大腸炎の診断で治療されたが，なお症状が続く．来院時も，ときどき左下腹痛があって膿血便2〜3回/日．心窩部に膨満感があり食欲がない．167cm，56kg（発病以来，体重減少）．筋肉質．心下痞鞕，左下腹部に索状物を触知し抵抗がある．
> 〔経過〕胃風湯（煎）を投与．症状好転し，体調がよくなって食欲も出た．2か月後に一時下血が悪化したが，三黄瀉心湯エキス7.5g分3を併用．2週ほどで下血が止まり，次第に正常便となった．以後，下痢も出血もしなくなった．その後，胃風湯のみ継続．6か月後には体重4kg増加．以後も継続服用，3年後まで再発しないことを確認した．
>
> （松田経験例）

2-8 慢性膵炎

・慢性膵炎の症状改善に漢方薬が有用な場合がある．
・柴胡桂枝湯，当帰湯などで症状軽減することがある．
・腹痛を目標に，通常は①柴胡桂枝湯（体質中等度），または②柴胡桂枝湯と六君子湯との併用（胃腸虚弱）を用いる．
・食欲不振，下痢のあるときには，柴胡桂枝湯と六君子湯の併用，桂枝加芍薬湯と六君子湯の併用（虚弱），人参湯（非常に虚弱）などを用いる．
・下痢の続くときには，真武湯と人参湯の併用を試みるとよい．
・上腹痛，背部痛を目標とするときには当帰湯を用いる．
・効果判定には 2 週以上の経過観察を必要とする．
・全般的な効果は必ずしも高くないので，西洋医薬に併用するのが原則である．

◆使用上の注意：柴胡桂枝湯単独や当帰湯でかえって下痢の悪化することがある．この場合は，六君子湯に柴胡桂枝湯や桂枝加芍薬湯を併用したり，人参湯に桂枝加芍薬湯，真武湯を併用したりする．

Column コラム　"しゃっくり"に柿蔕湯（していとう）

"しゃっくり（吃逆）"には半夏瀉心湯（体質中等度の者），呉茱萸湯（やや虚弱な者）を用いる．数服で効果判定できる．
また，柿のへた（柿蔕）は，民間薬として"しゃっくり"に有効とされる．使用法は，無農薬の柿蔕10個を水200mLに入れ，30分程度で半量に煮詰め，これを濾した液を1回頓服として用いる．これに氷砂糖を適宜加えて服用してもよい．意外に効く例がある．

2-9 アフタ性口内炎・舌炎

以下のような漢方薬で治療を試みる．

● 甘草湯 (かんぞうとう)

・体質を問わず，局所療法として使用できる．
・エキス剤を湯に溶かし，冷ましてから少量ずつ，口中でうがいしながら服用する．
・甘草が多いので，長期使用あるいは甘草を含有する他の漢方薬と併用するときは，常用量の1/2〜2/3程度とするほうが安全である．

● 半夏瀉心湯 (はんげしゃしんとう)

・体質体格中等度で，上腹部腹壁の緊張が強く膨満傾向（心下痞鞕）がある者に用いる．使用頻度は比較的高い．
・胃炎症状（胃もたれ，げっぷ，胃部つかえ感）ある例が多い．
・再発性の場合には長期服用が必要．
　◆使用上の注意：間質性肺炎，肝機能障害など．

● 黄連湯 (おうれんとう)

・半夏瀉心湯の証よりもやや虚弱な者，または胃痛を伴う者に用いる．
・半夏瀉心湯で効果がないときにも試みるとよい．

● 黄連解毒湯 (おうれんげどくとう)

・体質体格中等度以上の者に用いる．体力低下の著しい者には用いない．
・痛み，びらん，出血など，症状がやや強いことが使用目標となる．
　◆使用上の注意：間質性肺炎，肝機能障害など．

Column　舌痛症・"口が苦い"

①加味逍遙散：虚弱者で心身症傾向のある例，とくに更年期女性によい．
②柴朴湯：体質中等度で心身症傾向のある例，不安障害のある例によい．

3 循環器疾患

総論

1 循環器疾患では漢方薬の有用な病態は少ない

- 循環器領域では西洋医学的治療の有効な場合が多く，漢方薬の適応となる場面は他の領域より少ない．
- ただし，本態性低血圧症など，病態によっては西洋医薬よりも漢方薬の有用な場合もある．

2 適応

■ 初めは漢方薬単独投与を試みてよいと考えられる疾患

- 本態性低血圧症
- 起立性調節障害（小児）
- 軽症動揺性高血圧症
- 検査で異常のない動悸や胸痛（心臓神経症など）

■ 効果が期待できる疾患（西洋医薬で効果不十分な場合に併用）

- 末梢循環障害－軽症例
- 慢性期脳循環障害
- 本態性高血圧症（降圧剤を使用して一定の効果はあるが不安定なもの）

3 頻用処方

漢方薬	応用	使用目標
釣藤散 (ちょうとうさん)	高血圧症, 脳循環障害	中高年, 頭痛, めまい感
黄連解毒湯 (おうれんげどくとう)	高血圧症, 脳卒中後遺症	のぼせ, 赤い顔
柴胡加竜骨牡蛎湯 (さいこかりゅうこつぼれいとう)	高血圧症, 心臓神経症	動悸, 神経質, "胸脇苦満"
八味地黄丸 (はちみじおうがん)	高血圧症, 腎障害	中高年, 排尿障害, 腰痛
真武湯 (しんぶとう)	本態性低血圧症	痩せ型, 低体温, 胃腸虚弱
半夏白朮天麻湯 (はんげびゃくじゅつてんまとう)	低血圧症(起立性など)	胃腸虚弱, 頭痛, めまい
当帰四逆加呉茱萸生姜湯 (とうきしぎゃくかごしゅゆしょうきょうとう)	末梢循環障害	手足冷え, しもやけ, レイノー症状

4 副作用にも留意(麻黄剤など)

・一般に, 麻黄剤(葛根湯, 小青竜湯, 麻杏甘石湯, 越婢加朮湯など)は, 胃腸虚弱者, 狭心症・心筋梗塞などの循環器系障害のある患者, 高度腎障害のある患者, 排尿障害のある患者などには要注意である.

3-1 高血圧症

① 症候と漢方薬選択の考え方

■ **壮年期～初老期で体質中等度以上**

・便秘あり：大柴胡湯，三黄瀉心湯，防風通聖散など
・便秘なし：柴胡加竜骨牡蛎湯，黄連解毒湯など

■ **壮年期～初老期で体質中等度以下，および高齢者**

・腎障害，腰痛，前立腺肥大のいずれかあり：八味地黄丸など
・頭痛，頭重，めまい感（脳循環障害が疑われるもの）：釣藤散など

Point:
・高血圧そのものを目標に用いる漢方薬はない．
・漢方薬の降圧作用は弱く，降圧だけが目的であれば西洋医薬を優先する．
・症状所見により処方を選択すると結果的に血圧の下降する可能性がある．
・漢方薬を用いる目的は，患者のQOL改善である．
・すでに降圧剤を使用している例では，漢方薬併用後も当初は降圧剤を中止しないで経過を観察する必要がある．
・高血圧治療本来の目的である「心臓血管系合併症の予防」に対する漢方薬の有用性については，今後の検討が必要．

② 頻用漢方薬チャート

漢方薬	体質	最も特徴的な症状・所見	使用頻度	ワンポイント
釣藤散 (ちょうとうさん)	中等度～虚弱	頭重・めまい感を随伴する中高年齢層の高血圧症	◎	朝の頭重感，慢性緊張性頭痛，めまい感，うつ傾向，ときに不眠過度の降圧で脳循環障害を疑わせる症状が顕在化したもの
八味地黄丸 (はちみじおうがん)	中等度	初老期以後で下半身の衰えや老化を示す諸症状を伴う高血圧症	◎	腰痛，前立腺肥大様症状，頻尿傾向，下腿浮腫，軽度腎機能低下，性機能低下など服用後に胃腸障害が出れば不適
柴胡加竜骨牡蛎湯 (さいこかりゅうこつぼれいとう)	中等度～丈夫	心身症傾向が強い軽症動揺性高血圧症	○	動悸，胸部不快感，肩こり，頭重感，のぼせ，めまい，不眠など，愁訴が多い 抑うつ不安状態と思われる例が少なくない
大柴胡湯 (だいさいことう)	丈夫	壮年期肥満者の高血圧症	○	固太り，猪首，汗かき，暑がり 上腹部が硬く膨隆，圧迫で不快感（胸脇苦満） 肩こり，頭重感，項頸部から肩の筋緊張 ときに便秘 ときに脂肪肝，胆石症を合併
黄連解毒湯 (おうれんげどくとう) 三黄瀉心湯 (さんおうしゃしんとう)	中等度～丈夫	興奮しやすい者の高血圧症	◎	のぼせ感，顔が赤い，焦燥感，不眠，胸やけ 便秘していれば三黄瀉心湯 便秘がなければ黄連解毒湯

③ その他の処方

- 肥満して便秘の者には，桃核承気湯，大承気湯なども用いる．
- 防風通聖散は，太鼓腹（臍を中心とした腹部膨満），固太り，便秘が目標．
- 桃核承気湯は，便秘，のぼせ，頭痛，足冷，下腹部圧痛が目標．
- 虚弱者，高齢者には，七物降下湯なども用いる．
- 七物降下湯は，最低血圧高値，貧血様顔貌，手足冷，皮膚乾燥が目標．
- 末梢循環障害および脳循環障害には，桂枝茯苓丸の有用な場合がある．
  釣藤散，八味地黄丸，大柴胡湯などと併用することも少なくない．

④ 使用上の注意

- 甘草を含む漢方製剤と降圧利尿剤とを併用する場合，低カリウム血症とそれによるミオパシーに留意すること．
- 大柴胡湯，柴胡加竜骨牡蛎湯，黄連解毒湯などには，副作用として間質性肺炎や肝機能障害・黄疸などの報告があり注意を要する．
- 麻黄は，交感神経興奮様作用を有するephedrine，非ステロイド系抗炎症剤類似作用を有するpseudoephedrineを含むため，麻黄を含む漢方薬（葛根湯，小青竜湯など）は，重症高血圧，虚血性心疾患，腎機能低下の際には慎重に投与する必要がある．

3-2 本態性低血圧症

① 症候と漢方薬選択の考え方

■ めまい感を主症状とする時

・半夏白朮天麻湯，真武湯，当帰芍薬散など

■ 易疲労倦怠を主症状とする時

・補中益気湯が第1選択
・ほかに十全大補湯，真武湯，四君子湯など

■ 冷え症を主症状とする時

・真武湯，当帰芍薬散など

Point:

・本態性低血圧症は，痩せ型の無力性体質者に多く，易疲労，倦怠感，頭重感，めまい，立ち眩みなど，種々の愁訴を訴える場合に治療対象となるが，漢方治療のよい適応である．
・低血圧症患者に多い無力性体質（下垂体質）は，漢方で虚証（虚弱体質）あるいは陰虚証（胃腸虚弱，かつ代謝低下して冷え症）と呼ぶ病態に近い．
・虚証に用いる参耆剤（補中益気湯など）や人参剤（人参湯など），陰証に用いる附子剤（真武湯など）の使用頻度が高い．

② 頻用漢方薬チャート

漢方薬	体質	最も特徴的な症状・所見	使用頻度	ワンポイント
真武湯 (しんぶとう)	虚弱	無力性体質，冷え症，痩せ型 顔色が青白い者に頻用	◎	低体温，疲労倦怠，腹部軟弱，振水音顕著，めまい，下痢傾向
半夏白朮天麻湯 (はんげびゃくじゅつてんまとう)	虚弱	頭重，めまいを訴える者 虚弱児の起立性調節障害に頻用	◎	胃下垂・胃アトニー（振水音），疲労倦怠，食後嗜眠傾向があり
当帰芍薬散 (とうきしゃくやくさん)	虚弱	若年女性	○	冷え症，めまい，むくみやすい，月経不順・月経痛
補中益気湯 (ほちゅうえっきとう)	虚弱	疲労倦怠	○	食後嗜眠傾向，寝汗，多汗，腹部軟弱，風邪をひきやすい
十全大補湯 (じゅうぜんたいほとう)	虚弱	疲労倦怠，貧血傾向	○	皮膚粘膜の乾燥萎縮，風邪をひきやすい 服用後に胃腸障害が出れば，補中益気湯，六君子湯に変更

③ その他の頻用処方

■ **補剤を頻用する領域で，疲れやすいことを目標に以下を用いる**

○**人参養栄湯**：十全大補湯の適応症候に似ているが無効の場合
○**帰脾湯**：血色不良，不眠症，抑うつ傾向ある者に

■ **胃腸症状が主訴である場合には，以下を用いる**

○**六君子湯**：胃もたれ，食欲不振あり，振水音を認める者
○**人参湯**：胃腸虚弱，胃下垂高度で振水音を認める者
　　　　　痩せ型，食欲不振，下痢，低体温傾向
○**四君子湯**：胃腸虚弱，胃下垂高度，振水音，疲労倦怠のある者

④ 応　用

■ 起立性低血圧症

本態性低血圧症と同様，虚弱者に用いる方剤が用いられるが，経験的に以下の2つが頻用される．

○**半夏白朮天麻湯**（はんげびゃくじゅつてんまとう）：虚弱児の起立性調節障害（OD）に用いる．成人では，痩せ型で胃下垂の虚弱者が，眼前暗黒感（長時間起立時），身体動揺感，頭痛・頭重感などを訴え，同時に胃もたれ，食欲不振などを訴えるときに用いる．

○**苓桂朮甘湯**（りょうけいじゅつかんとう）：たちくらみが主のときに用いる．体質的には肥満者から痩せた者まで幅広く使用できる．

⑤ 使用上の注意

・人参剤，参耆剤は比較的安全に使用できる．
・数週では効果が明確でないことが多いので，4～6週程度は連用して経過を観察する必要がある．手足が温まった，食欲が出た，などの改善が見られたら，さらに服用を続けるとよい．

3-3 慢性脳循環障害

① 症候と漢方薬選択の考え方

非常に虚弱　真武湯，桂枝加苓朮附湯，補中益気湯などを用いる．

体質中等度〜やや虚弱　釣藤散が第1選択．とくに，めまい感，頭重，頭痛を伴う例によい．

体質中等度〜頑健　黄連解毒湯が第1選択．とくに高血圧症，のぼせ，不眠，多動を伴う例によい．桂枝茯苓丸を用いることもある．

> **Point:**
> ・高血圧症，高脂血症，糖尿病などの基礎疾患があれば，生活習慣改善を含めた適切な治療を行うことは当然であり，漢方治療は補助的なものとなる．
> ・めまい感，頭痛，頭重，倦怠感，焦燥感など様々な症状に対して，体質と症候に応じた適切な漢方薬を選用すると，意外に有用な場合が少なくない．
> ・全体を通じて，釣藤散が第1選択となる．

② 頻用漢方薬チャート

ファーストチョイスの漢方薬	体　質	最も特徴的な症状・所見	使用頻度	ワンポイント
釣藤散 （ちょうとうさん）	中等度〜虚弱	めまい感，朝の頭痛・頭重，高血圧症	◎	めまい感は非回転性　頭痛は早朝強く緊張性，頭重程度の場合もある　抑うつ気分を伴うことあり
黄連解毒湯 （おうれんげどくとう）	中等度〜頑健	顔面赤い，高血圧症，易興奮	○	脳血管障害後遺症で，のぼせ，精神不穏，不眠のあるとき
補中益気湯 （ほちゅうえっきとう）	虚　弱	疲労倦怠	○	脳血管障害後遺症（片麻痺など）があり体力の衰えた者に体力回復を目的に使用
真武湯 （しんぶとう）	非常に虚弱	疲労倦怠，冷え　低体温，るいそう	○	脳血管障害後遺症（片麻痺など）があり，顔色不良，胃下垂顕著，下痢しやすい者

③ 症例から処方を学ぶ

脳血栓後うつ状態

症　例　74歳男性　自営業

主　訴　頭痛・頭重，憂鬱感

病歴と所見　10年前に脳血栓．その後，ボーっとして年中頭が重くなった．気力がなくて，何もする気が起こらない．ただ憂鬱である．家族に無理に連れられて某病院を受診．そこで脳血栓性鬱病と診断された．薬をもらったが，あまり飲んでいない．かえって不安だからという．便通1日1行．夜間尿1回．155cm，70kg．これでも2kg痩せたのだという．軽度の"胸脇苦満"を認めるほかには特別のことはない．何が一番つらいですかと聞くと頭痛という．血圧142〜78．

■ **処方選択**

考え方 脳血管障害に伴う頭痛，頭重，抑うつ気分は，釣藤散が第1選択となる．肥満している点で，やや実証に思われるので柴胡加竜骨牡蛎湯も選択肢にあげられるが，"胸脇苦満"の少ない点で第2選択としたい．のぼせ，興奮などはないので，黄連解毒湯の可能性は低い．みかけよりも虚弱と考えれば，補中益気湯なども選択肢に残るが，やはり第2選択の1つであろう．

経　過 釣藤散を与えたところ，7日後に頭痛が軽快した．3週後，頭痛はほとんど消失し，頭を揺すっても痛まなくなった．とくに気力が出てきて世の中が明るくなったという．

解　説 釣藤散の典型例であったと思われる．釣藤散が有効な場合，この例のように，頭痛，頭重などが2～3週で軽減することが多い．めまい感を訴える例にも有効である．

● **釣藤散** (ちょうとうさん)

内　容 釣藤鈎　菊花　人参　陳皮　麦門冬　半夏　茯苓　石膏　防風　甘草

体　質 中等度〜虚弱，中高年に頻用．気管支炎，気管支喘息

症　候 早朝にピークのある頭痛や頭重，あるいはめまい感
高血圧傾向，慢性緊張性頭痛，抑うつ傾向，神経質，ときに不眠
過度の降圧で脳循環障害を疑わせる症状が顕在化したもの

応　用 慢性期脳循環障害，高齢者の慢性頭痛，高血圧症，めまい

④ 応　用

・脳血流の改善を目的に，桂枝茯苓丸，当帰芍薬散を用いることがある．これらはいわゆる駆瘀血剤で，血小板凝集抑制効果，微小循環改善作用があるとされる．

⑤ 使用上の注意

・脳血管障害では，急性期は通常の治療を優先し，増悪再燃のリスクが少なくなった時点から漢方薬を用いるとよい．西洋医学的治療（アスピリン少量投与など）に併用の形で用いることが多い．

Column コラム　不整脈・心不全・虚血性心疾患

これらの疾患は，漢方治療の奏効する可能性が低い．しかし，ときに有効例の報告などもあるので，代表的な処方についてのみ述べる．いずれも，通常の治療に補助的に用いて効果を試みる．

①不整脈 ➡ 炙甘草湯（しゃかんぞうとう）
漢方の古典である『傷寒論（しょうかんろん）』の中で，不整脈（脈拍欠損）に使用すると規定されている．難治性不整脈に試用して有用であったとの報告例がある．

②心不全 ➡ 木防已湯（もくぼういとう）
漢方の古典である『金匱要略（きんきようりゃく）』の中で，心臓喘息と思われる症状－浮腫，起坐呼吸，チアノーゼに使うとの記載がある．臨床的にも，うっ血性心不全に用いて尿量増加の見られる例がある．

③虚血性心疾患 ➡ 当帰湯（とうきとう）
唐代の医書『千金要方』に「心腹絞痛」に用いるとあり，その後，江戸時代末の浅田宗伯は「上腹部から背部へ放散する痛みに用いる」と言っている．これによって狭心症と思われる症状に用いられてきた．

末梢循環障害

漢方治療の奏効する可能性があり，以下を試みるとよい．

①閉塞性動脈硬化症
・八味地黄丸，当帰四逆加呉茱萸生姜湯，桂枝茯苓丸を試みる．
・胃腸が丈夫で腰痛などを伴う例には八味地黄丸を用いる．
・軽症で足が冷える程度では桂枝茯苓丸を用いる．八味地黄丸と併用も可．
・末梢が冷たく血色の不良な者には当帰四逆加呉茱萸生姜湯を用いる．

②レイノー病・レイノー現象
・当帰四逆加呉茱萸生姜湯を用いる．ときに有効．

③下肢静脈瘤
・西洋医学的治療に対して補助的な立場にある．
・抗凝固療法の不要な軽症例に桂枝茯苓丸を用いることがある．静脈瘤の病態を瘀血ととらえるからである．

4 泌尿器疾患

総論

1 漢方治療の適応となりうる泌尿器疾患

・泌尿器不定愁訴（尿道症候群，前立腺炎様症候群，心因性頻尿など）
・慢性再発性膀胱炎
・尿路結石症
・前立腺肥大症（軽症例）
・排尿障害（尿失禁，頻尿など）
・男性不妊症
・性機能障害
・尿路線維化疾患（形成陰茎硬化症など）
・悪性腫瘍（補助療法として）

2 頻用処方

漢方薬	応用	使用目標
八味地黄丸（はちみじおうがん）牛車腎気丸（ごしゃじんきがん）	前立腺肥大症，再発性膀胱炎，排尿障害，性機能障害	体質中等度，臍下不仁，小腹軟，胃腸は丈夫，初老期以後に頻用
猪苓湯（ちょれいとう）	尿路感染症，尿路結石	体質やや虚弱以上
猪苓湯合四物湯（ちょれいとうごうしもつとう）	再発性膀胱炎	体質やや虚弱以上
清心蓮子飲（せいしんれんしいん）	泌尿器不定愁訴，慢性再発性尿路感染症	虚弱体質，胃下垂　軽微な膀胱炎様症状遷延

＊臍下不仁は，小腹不仁（p.105）とほぼ同じ．しいて言えば，臍下不仁のほうが範囲が狭い．

3 漢方薬使用上の注意

・明確な尿路感染症には通常の抗菌剤などの使用を優先する．
・生薬マオウを含む漢方薬は，排尿障害および腎障害の悪化をきたす例があり，要注意．

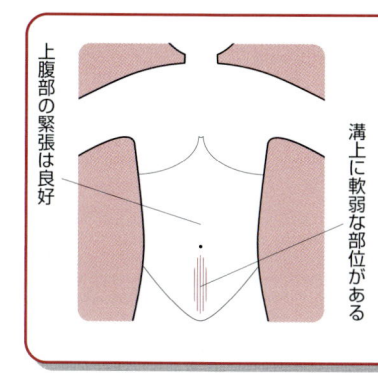

[小腹不仁（しょうふくふじん）]
- 下腹正中部に腹壁の軟弱な溝状の部位がある
- 上腹部の緊張は良好
- 臍下不仁（さいかふじん）ともいう
- ときに臍下正中芯を併存
- 八味地黄丸，牛車腎気丸の腹証とされる
- 振水音のないことが条件

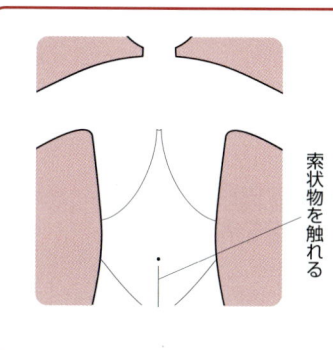

（図中：上腹部の緊張は良好／溝上に軟弱な部位がある）

[下腹部正中芯（かふくぶせいちゅうしん）]
- 下腹部正中皮下の索状物．解剖学的白線
- 下半身の機能低下状態（いわゆる腎虚）を反映
- 腹力中等度以上で，心下振水音のないことが条件
- 八味地黄丸，牛車腎気丸の適応を示唆

（図中：索状物を触れる）

4-1 再発性膀胱炎

① 症候と漢方薬選択の考え方

体質やや虚弱〜中等度以上 猪苓湯（比較的急性期），猪苓湯合四物湯（再発を繰り返す例），八味地黄丸（初老期以後），牛車腎気丸（八味地黄丸の無効時）など

体質虚弱 清心蓮子飲，猪苓湯など

体質中等度〜頑健 竜胆瀉肝湯など

Point:
・急性期で細菌感染の明らかな場合は，抗菌剤を優先または併用．
・抗菌剤を使用しても再発を繰り返すときに，漢方薬の使用を考える．
・体質中等度の者では，第1選択は猪苓湯合四物湯．
・体質虚弱な者では，清心蓮子飲が第1選択．

② 頻用漢方薬チャート

急性 ←―――――――――――――――→ 慢性

頑健 / ふつう / 虚弱

竜胆瀉肝湯
- 急性症状が顕著
- 多くは抗菌剤と併用

猪苓湯
- 初期急性例
- 軽症例

猪苓湯合四物湯
- 急性症状をくり返す
- 軽度の排尿痛が続く

八味地黄丸・牛車腎気丸
- 残尿感
- 頻尿
- ときに失禁
- ときに腰痛

清心蓮子飲
- 胃腸虚弱
- 慢性の残尿感や頻尿

ファーストチョイスの漢方薬	体質	最も特徴的な症状・所見	使用頻度	ワンポイント
猪苓湯（ちょれいとう）	幅広く使用	膀胱炎急性例 頻尿，排尿痛	◎	急性例では抗菌剤と併用すると早期の症状改善が期待できる また抗菌剤で胃腸障害が出る例によい
猪苓湯合四物湯（ちょれいとうごうしもつとう）	虚弱〜中等度以上	慢性再発性膀胱炎，頻尿，顕微鏡的血尿	◎	膀胱炎を繰り返す例に継続服用させると再発頻度の減少が期待できる 軽度の膀胱炎症状（排尿痛など）が残る例によい
八味地黄丸（はちみじおうがん）	中等度以上	慢性再発性膀胱炎	○	急性症状は抗菌剤を使用し，再発頻度減少を目的に継続服用 検査上炎症所見はない 頻尿，尿失禁を伴うことがある
清心蓮子飲（せいしんれんしいん）	虚弱	膀胱炎様症状が遷延 胃腸障害がある	○	胃腸虚弱で神経質，振水音，残尿感，頻尿などを認める
竜胆瀉肝湯（りゅうたんしゃかんとう）	中等度以上	膀胱炎症状 猪苓湯が無効	△	炎症症状の強い例に抗菌剤と併用 抗生剤が使用できない例にもよい

再発性膀胱炎

3 症例から処方を学ぶ

遷延する残尿感

症　例　62歳女性

主　訴　残尿感と下腹部不快感が長引く

既往歴　腎盂炎（59歳）．2回経産

家族歴　特記すべきことなし

病歴と所見　3年前から毎年2回ぐらい膀胱炎に罹患する．今回は来院の1か月前から残尿感が続く．最初は膀胱炎といわれ抗菌剤を服用し一定の改善をみた．しかし，残尿感と下腹部不快感が長引くので再度抗菌剤を服用したが無効であった．最近の尿検査では菌はいないといわれた．153cm，51kg．栄養状態良好．腹部は全体に軟らかい．尿所見には特記すべきことなし．

■ 処方選択

考え方　膀胱炎の急性症状は消退しているが，残尿感，下腹部不快感などが続き，抗生剤無効の点から，猪苓湯合四物湯を考える．猪苓湯でもよい可能性はあるが，慢性遷延例であることから，免疫賦活の目的で四物湯が必要と考えた．これで無効な場合は，八味地黄丸も考慮される．

経　過　猪苓湯合四物湯エキス7.5g分3投与．2週後，「服用1週後頃から残尿感，下腹部不快感がなくなった」．さらに2週分を持参．5週後，「薬を中断したら，また少し残尿感」．7週後，「服薬していれば症状はない」．その後，次第に減量しながらも服用を続けた．約1年後に薬を中止したが再燃せず，治療終了．

解　説　経産婦で60歳前後の方が，遷延性の膀胱炎様症状を訴える場合，なかなか抗生剤のみでは治療に難渋する場合がある．このような場合には，適切な漢方薬を用いるとよい例がある．この例はその1つであろう．猪苓湯合四物湯は，初期に抗生剤を使用しても直りきらずに症状が残り，数か月以上も遷延する際には，よい適応である．場合によって数か月以上の継続服用を必要とする．なお，本例では1年近く服用し，以後再発をみなかった．

● 猪苓湯合四物湯（ちょれいとうごうしもつとう）

内容	猪苓　沢瀉　茯苓　滑石　阿膠　当帰　芍薬　川芎　地黄
体質	体力中等度〜やや虚弱な人まで幅広く使用できる 多くは冷え症，胃腸障害のないこと
症候	遷延する膀胱炎様症状（排尿痛，残尿感，頻尿），あるいは膀胱炎にかかりやすいことが目標 顕微鏡的血尿以外に特別な症状所見がない者にも使用する
応用	慢性再発性膀胱炎，遷延性膀胱炎，特発性血尿
効果判定	慢性・再発性の例では1か月程度経過をみるとよい．

2か月続く膀胱炎症状

症例	56歳女性
主訴	排尿時気持ち悪い
既往歴	特記すべきものなし
病歴と所見	かかりつけの医院で膀胱炎といわれ，治療を受けている．2か月になるがよくならない．小便が近く，排尿時気持ちが悪い．痛みはない．汗をかくと症状が悪化する．161cm，60kg．便通は1日1行．閉経期である．体格栄養状態は良好で，脈，舌，腹診で異常はない．

■ 処方選択

考え方1	漢方における膀胱炎の第1選択は猪苓湯であり，まず定石に従って猪苓湯を与えることとした．
経過1	2週後，再診．膀胱炎症状は少しもよくならず，下腹が痛む．くしゃみで尿が漏れるという．

■ 処方選択

考え方2	猪苓湯は無効と考えられる．くしゃみで尿が漏れるときは八味地黄丸の有効例が多い．
経過2	八味地黄丸（煎じ：附子0.5g）に変方．1か月後，すっかりよくなり，その後再発しない．
解　説	最初に猪苓湯を選択したが，後から考えると，単に病名だけで漢方薬を選んだ嫌いがあると反省している．本例は，膀胱炎の炎症症状よりも排尿機能障害が問題であったと考えられる．このようなときには八味地黄丸がよい．

● 八味地黄丸 (はちみじおうがん)

内　容	地黄　山茱萸　山薬　沢瀉　茯苓　牡丹皮　桂皮　附子
体　質	中年〜高齢者になるほど使用頻度が高くなる 下半身の衰えのある者，胃腸は丈夫
症　候	慢性・再発性の膀胱炎様症状や排尿障害（頻尿，残尿感，排尿困難，失禁など），慢性腰痛，軽度腎機能低下，浮腫（夕方足がむくむ），手足の冷えと熱感，朝の口乾（口が乾くだけで水を飲みたくはない）
腹　証	上腹部緊張は良好，小腹不仁，下腹部正中芯など
応　用	腰痛，坐骨神経痛，尿路感染再発例，尿失禁，陰痿，前立腺肥大症，萎縮性腟炎，糖尿病性末梢神経障害，高血圧症，腎炎など

◆使用上の注意：いわゆる下半身の老化に用いる処方である．胃腸虚弱者では消化器障害を惹起しやすいので，心下振水音のあるときには用いない．

④ その他の頻用処方

● **猪苓湯**（ちょれいとう）

内 容	沢瀉　猪苓　茯苓　阿膠　滑石
体 質	体質頑健な者から，やや虚弱な者まで幅広く用いる．
症 候	膀胱刺激症状の現れた時の第1選択． 抗菌剤との併用により，相乗効果が期待できる． 作用発現は，抗菌剤よりも早期に見られることが多い．
応 用	膀胱炎，尿道炎，尿路結石など

● **清心蓮子飲**（せいしんれんしいん）

内 容	蓮肉　麦門冬　茯苓　人参　車前子　黄芩　黄耆　地骨皮　甘草
体 質	胃腸虚弱で，胃下垂，胃アトニー傾向のある神経質な者
症 候	慢性の膀胱炎様症状（残尿感，排尿時不快感など）に用いる． 再発性のものにもよい． 猪苓湯合四物湯や八味地黄丸で胃腸障害が起こる時に用いる．
応 用	慢性再発性膀胱炎，尿路不定愁訴など

● **竜胆瀉肝湯**（りゅうたんしゃかんとう）

内 容	地黄　車前子　当帰　黄芩　木通　山梔子　甘草　沢瀉　竜胆
体 質	中等度〜頑健な者（栄養状態良好で胃腸の丈夫な者）
症 候	急性期〜亜急性の膀胱炎 炎症症状（排尿痛，残尿感，頻尿など）の強い例 猪苓湯の無効な例によい．
応 用	膀胱炎のほか，諸種の婦人科疾患，陰部湿疹や皮膚炎にも使用

⑤ 使用上の注意

・再発性膀胱炎では，ふだんから下半身とくに下腹部を冷やさないように指導するとよい．冷房なども控えるよう勧める．

Column コラム　　至誠の医人－和田東郭

和田東郭（わだとうかく）(1742-1803)は，江戸中期に活躍した臨床医家である．昭和の代表的漢方医家である大塚敬節(1900-1980)は，「自分の最も尊崇する名医」とまで述べている．彼の考え方は，彼の言動を弟子達が記録した『蕉窓雑話（しょうそうざつわ）』に見ることができる．

その冒頭の医訓には，「古人の病（やまい）を診するや，彼を視（み）るに彼を以てせず，乃ち彼を以て我と為（な）す．其れ既に彼我の分なし，是（ここ）を以て能（よ）く病の情に通ず．」と述べている．この意味は難解であるが，以下の文から知ることができよう．「大病と思わば，生死測（はか）られざるのこと，及び我が術の分限をも有り体に病家へよくよく演説すべし．其の上にて病家死生を一決し，いよいよ我に委任せば丹誠を抽（ぬきん）でて治を施し後日の褒貶毀誉のことを脱却して，ただ忠誠ばかりになりて何とぞ病人を救いたく思うよりほかに余念なく，ただ病人と我と向かい合いたるのみにて傍らに遮るものなき心持ちになりて我が力量一杯の治を施すべし」

彼はまた，病人に「誠を尽くす」ことを"実意深切"と呼び，「とかく人は実意深切というもの第一の事なり．これをかたく尽くして見る時はすなわち忠なり．この忠を立てぬく時は岩をも通すところの力ありというべし．とにかく十分の実意よりして，病者の苦を救い，医の誠を尽くすというところを本としてすべし．」と弟子達を教えている．

まことに至誠の医人と呼ぶべきであろう．

4-2 前立腺肥大症

① 症候と漢方薬選択の考え方

- 胃腸丈夫な者には，八味地黄丸，牛車腎気丸が第1選択となる．
- 胃腸虚弱者には，猪苓湯，猪苓湯合四物湯を用いる．
- 非常に胃腸虚弱で胃下垂を認める者には，清心蓮子飲を用いる．

Point:
- 漢方治療の適応は，排尿遷延，頻尿，残尿感程度で，残尿が少ない軽症例である．手術適応例は除く．

② 頻用漢方薬

● 八味地黄丸（はちみじおうがん），牛車腎気丸（ごしゃじんきがん）

- 胃腸の丈夫な者では第1選択
- 2つの漢方薬はほぼ同等である
- 服用後に胃腸障害を起こす例には，投与量を2/3〜1/3に減じ，さらに半夏瀉心湯あるいは人参湯などの胃腸薬併用を試みるとよい

● 猪苓湯（ちょれいとう），猪苓湯合四物湯（ちょれいとうごうしもつとう）

- 八味地黄丸，牛車腎気丸で胃腸障害の起こる例に使用
- 効果は，八味地黄丸，牛車腎気丸におよばない

● 清心蓮子飲（せいしんれんしいん）

- 虚弱で胃下垂顕著な例に使用
- 他剤で胃腸障害をきたす例
- 効果が不十分な場合，少量の八味地黄丸と併用すると効果的な場合がある

③ 症例から処方を学ぶ

前立腺肥大症による排尿障害

症　例　66歳男性

主　訴　尿の出が悪い

病歴と所見　数年来，尿の出が悪い．排尿開始遅延．勢いがない．残尿感あり．頻尿（日中2時間おき，夜間1～2回）．足冷える．健診で高脂血症，高尿酸血症．泌尿器科で前立腺肥大軽度といわれた．胃腸は丈夫なほうという．167cm，76kgと肥満ぎみ．胸腹部打聴診異常なし．上腹部腹筋緊張，下腹部軟らかい．血圧115～70．尿検査に異常所見はなかった．

■ **処方選択**

考え方　前立腺肥大症には八味地黄丸が第1選択となる．その際，胃腸障害のないことが条件となる．この例では胃腸が丈夫なことに加えて，小腹軟を認めることからも，八味地黄丸の適応と考えられる．

経　過　八味地黄丸7.5g分3投与．2週後「少しよいか」，2か月後「かなりよい」，3か月後「服用中は残尿感などなくなっていたが，薬を飲まなかったら少し悪化した」，4か月後「排尿は大変好調．この薬を飲んでから元気が出て，男性機能も高まった．非常に嬉しい」．その後も服用していると好調ということで約2年継続服用．ただし，その後の経過は不明．

解　説　比較的短期間で効果が認められた例である．男性機能も改善した点で典型例であったと考えられる．

◆使用上の注意：八味地黄丸で若干の改善をみるが，さらに効果を高めたい場合には，桂枝茯苓丸を併用するとよい例がある．

4-3　尿路結石症

① 症候と漢方薬選択の考え方

　体外衝撃波結石破砕術（ESWL）・内視鏡的破砕術が主流だが，こうした処置の適応ではない例や症状が軽微で保存的に経過観察できる例では，以下のような漢方薬で改善する可能性がある．

● **猪苓湯** （ちょれいとう）

・体質を問わず広く使用する
・排石促進が期待できる

● **芍薬甘草湯** （しゃくやくかんぞうとう）

・尿管痙攣の緩和を目的とする
・軽度の疼痛時には頓服的に使用できる
・猪苓湯と併用すると，全般的な痛みを緩和し，結石排出にも有用と思われる
・体質を問わず使用できる
・甘草含有量が多いので，長期連用時には副作用（血清カリウム値低下，浮腫，血圧上昇など）に留意して1日量を少なめ（5g分2程度）とする

② 症例から処方を学ぶ

尿管結石に猪苓湯＋芍薬甘草湯

症　例　34歳男性　会社員

主　訴　血尿・腰痛（尿路結石）

病歴と所見　約13年前から1～2年おきに尿路結石の発作を繰り返す．痛みは突然始まり，あぶら汗をかいて転げ回るほど苦しい．一度激痛が始まると，救急病院などで注射をしてもらわなければおさまらないことが多い．激痛がおさまっても腰背部の重苦しい痛みはしばらく取れず，しばらくするとまた激痛発作を起こすことが多い．発作後は血尿になる．1回の排石に至るまで少なくとも1～2回以上は激痛発作がある．以前の検査で，石は燐酸カルシウム結石といわれている．今回は2か月前からで，1か月前にも2回目の強い痛みがあったが，まだ排石していない．最近の某病院では，「エコーなどによれば左右の腎臓内に5～6個程度の小さい石が見られ，実際にはもっと多い可能性が高い．副甲状腺ホルモン値正常，腎機能正常，尿管拡張，水腎症はない」といわれている．食欲良好，便通は1日1回．既往歴・家族歴に特記すべきことなし．174cm，70kg．色白．血色よく，やや肥満．胸部打聴診に異常なし．腹筋は全体に緊張弾力良好，両側に軽度胸脇苦満あり．前脛骨部浮腫なし．血圧132～80．

■ 処方選択

考え方　体質中等度の者の尿路結石であり，サイズも小さいとのことであるから，猪苓湯を用いてよいと思われる．また，痛みの強い点で芍薬甘草湯の併用を考えた．

経　過　猪苓湯エキス（7.5g分3）と芍薬甘草湯エキス（5.0g分2）を併用．翌日排石1個あったが，痛みはほとんど感じなかった．以後，そのまま服用を続けた．2か月半後，また小結石1個を痛みなく排石．3か月目まで服用を続けた後，一時中断した．4か月目に，また左の腰が重苦しく痛み，翌日血尿が出た．そこで上記処方を再度服用開始．以後1週ほどは少し腰が重く感じたが，激痛発作のないまま直径5～6mmほどの小結石2個をまた排出して終わった．患者は，「いつも痛み始めると排石までに

必ず1〜2回はひどい痛みで注射が必要になる．ところが，漢方薬を飲み始めてからは腰が重くなる程度ですむので助かる」と言い，その後も数か月服用を続けた．

解説 ほとんど痛みなく排石をみた点で効果を認めてもよいと思われる．猪苓湯有効例では，こうした経過をみることが多い．

Column コラム　猫の尿管結石に猪苓湯

A先生の飼い猫が血尿を出すようになった．ある獣医に見せると「尿管結石で，猫はもともと尿が濃いので石ができやすい．こうなると処置がなく，間もなく死んでしまうのが普通である」といわれた．獣医に見放されて，かわいそうと考えたA先生は，人に有効なら猫にもよいだろうと猪苓湯エキスを飲ませた．すると石が出て治ってしまった．その後，これを聞いたその獣医も猫の尿管結石に猪苓湯を使うようになり，大繁盛したという．

4-4 尿路不定愁訴

① 症候と漢方薬選択の考え方

虚弱者 清心蓮子飲，当帰芍薬散，小建中湯など

体格中等度以上 八味地黄丸，牛車腎気丸，猪苓湯合四物湯，竜胆瀉肝湯など

Point:
- 泌尿器疾患を思わせる愁訴を呈するにもかかわらず，検査上明らかな病変を認めないもの，特定の尿路疾患が存在しても疾患に特有の臨床症状以上に不特定の愁訴を訴えるものなどを，尿路不定愁訴としてここで論じる．
- よく見られる症状は，頻尿，排尿痛，残尿感，下腹部不快感，会陰部痛などであろう．
- 不定愁訴の背景に，うつ病，不安障害などがある場合には，心身医学的配慮，心療内科あるいは精神科専門医による治療が必要となる（抗うつ剤，抗不安薬など）．

＊不定愁訴における漢方治療の考え方は，ⅰ）患者の全身状態の漢方的把握（陰陽・虚実），ⅱ）病態の漢方的解釈（いわゆる気血水説なども参考に），ⅲ）心身一如の立場（身体症状と精神症状を総合的に捉える．心身相関と心療内科的アプローチを考慮する），ⅳ）漢方的に見た身体的所見（四診：腹証など）の尊重などにより，患者の愁訴や所見によって漢方製剤を選択する．ただし，疾患の性格上，プラセボ効果（ポジティブ，ネガティブとも）に注意する必要がある．

② 頻用漢方薬

● **八味地黄丸**（はちみじおうがん）

- 慢性的に頻尿，残尿感を感じると訴える者に用いる
  胃腸の丈夫な者が対象．比較的高齢者に用いる機会が多い
  尿路の炎症性疾患というよりも排尿機能障害と思われる例によい
- "小腹不仁"と"下腹部正中芯"（p.105）などが使用目標

● **猪苓湯合四物湯**（ちょれいとうごうしもつとう）

・慢性的に頻尿，残尿感を感じると訴える者に用いる
・遷延性の炎症症状と考えられる例によい
・下肢から下腹部が冷えやすい者が多い
・四物湯は免疫賦活作用を有すると考えられる

● **当帰芍薬散**（とうきしゃくやくさん）

・ふだんから冷え症（冷房が嫌い，冬しもやけができやすい），冷えると悪化するという例によい

● **清心蓮子飲**（せいしんれんしいん）

・慢性的に頻尿，残尿感などを感じると訴える者に用いる
・神経質で虚弱な者が対象となる
・八味地黄丸の適応症候に似ているが，胃腸虚弱で八味地黄丸が服用できないという場合に用いる

③ 症例から処方を学ぶ

高齢者の残尿感と頻尿

症 例 75歳女性

残尿感，頻尿

病歴と所見 数年来，膀胱炎を繰り返す．3か月前から頻尿，残尿感，下腹部不快感あり，抗生剤服用など治療を受けたが軽快しない．尿所見に異常はない．抗生剤で食欲低下．元来から胃腸虚弱で冷え症．神経質．145cm，36kg．栄養状態不良で顔色不良．皮膚乾燥萎縮．腹部は軟らかく腹筋は弛緩．腹部大動脈拍動を触知．手足冷．

■ **処方選択**

考え方 膀胱炎様症状があっても，尿に所見を認めない点で泌尿器不定愁訴ともみなせる．いずれにせよ，このような虚弱者には清心蓮子飲が第1選択となる．猪苓湯，猪苓湯合四物湯も考えられ

るが，非常に胃腸虚弱で痩せて神経質な点から，まず清心蓮子飲を用いた．

経　過　清心蓮子飲（煎）を投与．2週後「やや改善」．5週後「ずいぶん楽になった．残尿感，頻尿ともよい．食欲も出た」．8週後「排尿はすっかりよい」．以後は2日で1日分程度を服用．治療終了しようとしたが，本人が再発を恐れて結局断続的に12か月服用し，廃薬．以後，再発しない．

解　説　清心蓮子飲の有効例と考えられる．食欲が出てきた点にも，この処方の効果を認めてよいと思われる．

● **清心蓮子飲**（せいしんれんしいん）

内　容　蓮肉　麦門冬　茯苓　人参　車前子　黄芩　黄耆　地骨皮　甘草

体　質　胃腸虚弱で胃下垂，胃アトニー傾向のある，神経質な者

症　候　慢性再発性の膀胱炎様症状（残尿感，排尿時不快感など）に用いるが，尿路感染の所見を認めない者，すなわち尿路不定愁訴として扱われる場合にも用いてよいことがある．
猪苓湯合四物湯や八味地黄丸の適応となる者よりも，胃腸虚弱で体格栄養状態の弱々しい点も使用の目標となる．

応　用　尿路不定愁訴，慢性再発性膀胱炎など

◆使用上の注意：尿路以外の不定愁訴，多種の身体症状が認められ，不安，うつなどもある場合には，神経症，不安障害，抑うつ状態などとして治療する．漢方以外の治療法も考慮する．

4-5 その他の泌尿器疾患

① 排尿障害

　漢方薬のみでは難治な場合が少なくないが，以下のような漢方薬の奏効する場合がある．

・切迫性尿失禁：八味地黄丸，牛車腎気丸など
・腹圧性尿失禁：八味地黄丸，牛車腎気丸，補中益気湯など
・排尿困難：八味地黄丸，牛車腎気丸，清心蓮子飲など

② 性機能障害

　近年，男性機能の改善に有効な薬剤が使用されるようになったため，漢方薬の使用は補助的な場合にとどまると思われるが，以下のような処方が使用されてきた．

■ 心因性要素の強いもの

・桂枝加竜骨牡蛎湯：虚弱者に用いる
・柴胡加竜骨牡蛎湯：体質体格中等度以上に用いる

■ 加齢によると思われるもの

・補中益気湯：虚弱者に用いる
・八味地黄丸，牛車腎気丸：体質体格中等度以上に用いる

③ 男性不妊

諸種の報告によれば，以下の漢方薬で有効な場合があるとされる．

・補中益気湯：広く第1選択として使用されている
　　　　　　　服用後に，のぼせなどを訴えた場合には，以下を考慮する
・八味地黄丸，牛車腎気丸：上記無効の場合に試みる

④ その他

・線維化性疾患（陰茎硬化症など）：小柴胡湯，柴苓湯が有効とする説がある

Column コラム　『黄帝内経』と陰陽五行説

『黄帝内経（こうていだいけい）』は中国医学三大古典の1つである．原型は，前2～1世紀の作とされる．著者不詳．「素問（そもん）」と「霊枢（れいすう）」から成る．前者には中国医学の基礎理論，人体の生理，病理，衛生，鍼灸理論などが対話形式で記載される．後者には鍼灸治療論が記載される．内容は陰陽五行説（いんようごぎょうせつ）に基づく．

陰陽五行説は，自然界の事象の背後に本質的構成要素としての陰陽二つの「気（き）」があり，その複合したものが五行，すなわち基本因子としての木（もく）・火（か）・土（ど）・金（ごん）・水（すい）であり，万物の変化は陰陽・五行の相互作用の現れとする．陰陽説と五行説は，元来は別個のもので，陰陽説は，春秋戦国時代の『易経（えききょう）』に，五行説は戦国時代の鄒衍（すうえん）に始まり，後に統一されたという．陰陽五行説は一種の宇宙原理とみなせる点で科学に似るが，陰陽五行を先験的に仮定する点で信仰的体系といえる．陰陽五行説に基づく古代中国医学は，臨床から遊離して思弁的となる傾向があるため形式主義に走りがちな弊害もあった．

『黄帝内経』に端的に見られる陰陽五行説は，後世の中国伝統医学に多大の影響を及ぼし，現在に至っている．『黄帝内経』は基本的テキストとみなされ，歴代多くの注釈書がある．一方，日本では，江戸時代後半に一種の実証主義である親試実験（しんしじっけん）（医学理論や薬剤について，自分で臨床的効果を試みて是非を確かめるという意味）を旨とする新しい考え方が広まり，批判するものも少なくなかった．

5 精神・神経疾患

総論

1 漢方治療の適応となりうる精神・神経疾患

- ICD10における神経症性障害，ストレス関連障害および身体表現性障害には漢方治療の適応となりうる状態が多く，とりわけ身体表現性障害は漢方の得意とする領域とされる．
- いわゆる"不定愁訴"，"自律神経失調症"，不安抑うつ状態（軽症例），睡眠障害（軽症例）といった表現からみた病態にも有効な場合がある．
- 慢性緊張性頭痛，片頭痛（軽症例），めまい，神経痛などは，漢方治療を試みる価値がある．
- 統合失調症，躁うつ病，てんかん，強迫性障害は現代医学的治療を優先する．
- 神経症性障害でも，不安焦燥感，抑うつ傾向の著しい例では現代医学的治療を優先する．

5-1　神経症性障害

① 漢方治療の適応

■ 咽喉痛・頭痛・発熱で発症する時

・漢方治療の適応となりうるのは，不安障害の一部（軽症例），および身体表現性障害と思われる．
・しかし，こうした病名だけで漢方薬の使用方法を適切に規定することは難しい．そこで，以下に，頻用漢方薬とその使用方法を，症候複合として述べることとする．各漢方薬の鑑別を容易にするには，漢方医学独特の概念をある程度理解することが望ましい．

② 漢方薬の選択方法

・漢方治療では，精神神経疾患であっても一般的身体所見を重視する．体格，栄養状態，年齢，性差，および身体所見（とくに腹部所見）によって使用する漢方薬が規定される．漢方薬を主要構成生薬でカテゴリー分類し，各カテゴリーには特有の症候複合があると考える．

① **筋緊張傾向があり首・肩が凝るという者には柴胡剤を用いることが多い**

- 胃腸虚弱で振水音のする者　柴胡剤ではなく④の処方を用いる
- 体質やや虚弱な者（胸脇苦満は微弱）：加味逍遙散，抑肝散，抑肝散加陳皮半夏，柴胡桂枝乾姜湯などを用いる
- 体質中等度以上（胸脇苦満を認める）：柴胡加竜骨牡蛎湯，大柴胡湯，四逆散，柴朴湯などを用いる

② **のぼせ，赤ら顔，興奮，就眠障害を認め，体質中等度以上の者には黄連剤を用いることが多い**

・黄連解毒湯，女神散，半夏瀉心湯，温清飲などを用いる

③ **不安，咽喉閉塞感，息苦しさを訴え，体質中等度の者には，厚朴を含む漢方薬（気剤）を用いることが多い**

・半夏厚朴湯，茯苓飲合半夏厚朴湯，柴朴湯などである

④ **体質が非常に虚弱な者**（痩せ型の者，高齢者など）

・香蘇散，桂枝加竜骨牡蛎湯，加味帰脾湯などを用いることが多い

③ 頻用漢方薬チャート

ファーストチョイスの漢方薬	体 質	最も特徴的な症状・所見	使用頻度	ワンポイント
加味逍遙散 （かみしょうようさん）	中等度～虚弱	更年期うつ状態，不定愁訴	◎	ホットフラッシュ，発汗などあり
抑肝散 （よくかんさん） 抑肝散加陳皮半夏 （よくかんさんかちんぴはんげ）	中等度～虚弱	易怒性，不安焦燥状態，不眠（就眠障害），月経前症候群	◎	大動脈拍動を臍部で触知，抑うつ 胃症状あれば加陳皮半夏
半夏厚朴湯 （はんげこうぼくとう）	中等度～虚弱	不安障害，咽喉頭異常感症，不定愁訴	○	遷延すれば柴朴湯
柴胡加竜骨牡蛎湯 （さいこかりゅうこつぼれいとう）	中等度～虚弱	神経症，うつ状態，心身症，多彩な精神身体症状	◎	胸脇苦満，臍上悸
黄連解毒湯 （おうれんげどくとう）	中等度～頑健	神経症，心身症，不眠（就眠障害）	○	のぼせ，顔赤い，易興奮

4 症例から処方を学ぶ

不安障害と思われる中年男性

症　例　42歳男性　会社員

主　訴　車に乗ると息苦しくなる

病歴と所見　商社に勤める真面目な社員である．生来苦労性で，取越し苦労が多い．以前から疲れやすく，眠れないことが多い．毎年人間ドック検査は必ず受け，いつも異常なしと言われているが，どうも自分の体に自信がない．最近，車に乗っていると息苦しくなる．空気が足りない感じで，いてもたってもいられず，途中で下車してしまう．気持ちが悪くなり，真っ青になって吐きそうになることもあるが，逆にのぼせて，動悸が強くなったり，めまいのすることもある．理由もなく不安で仕方がなかったり，イライラとすることもあるという．そこで妻に勧められて，精神科の診察を受けたところ，ある病院では不安神経症といわれ，またある病院では心臓神経症だといわれた．いずれも薬をもらって飲んでみたが，一向によくならなかったという．161cm，63kg．顔貌はやや苦悶状で憂うつそう．しかし，栄養状態は良好で，脈，舌に異常はない．腹診で，胸脇苦満を左右に認め，臍上に軽度の拍動亢進を認める．血圧146〜98．便秘はしていない．既往歴に特記すべきことはない．

■ 処方選択

考え方　①多彩な症状があるが，主症状は不安感と思われ，西洋医学的診断としては不安障害であろう．②体質は中等度からやや頑健．③腹診で胸脇苦満と臍上悸を認める．以上3点から，柴胡加竜骨牡蛎湯を第1選択と考える．
　鑑別としては，体質中等度で息苦しい・空気が足りないと訴える点で半夏厚朴湯，しかしこれらの症状が遷延していて胸脇苦満を示す点では柴朴湯，体格栄養状態などの外見よりも実際には虚弱とみれば柴胡桂枝乾姜湯，あるいはイライラ感を主と考えれば抑肝散などがあげられる．しかし，ここでは，諸症状を総合して柴胡加竜骨牡蛎湯を選択した．

| 経　過 | 柴胡加竜骨牡蛎湯を投与．服薬後も症状は一進一退を繰り返していたが，1〜2か月を経過する頃から次第に調子のよい日が多くなってきた．患者は，もうこれしかないからといって真面目に漢方薬の服用を続け，初診から1年5か月後に，やっとよくなったといって中止した．ところが，1年後に再発した．その時は某病院で，密室恐怖不安神経症と診断された．ただちに前方を3か月間服用後，廃薬したが，その後は再発を見ていない．|

| 考　案 | 一見して栄養状態よく病人に見えない不安神経症．胸脇苦満，臍上悸などを目標に柴胡加竜骨牡蛎湯を用いて有効であった．一般に慢性症の治療は一進一退を繰り返し，ことに神経症では一直線に症状が改善することは少ない．時には効かないから薬を替えてくれという人もいるが，患者のペースにまきこまれないようにすることが必要である．|

● **柴胡加竜骨牡蛎湯**（さいこかりゅうこつぼれいとう）

| 内　容 | 柴胡　半夏　桂皮　茯苓　黄芩　人参　竜骨　牡蛎　大棗　生姜（上記に加えて本来は，大黄を含む）|

| 体　質 | 中等度〜頑健で肥満傾向 |

| 症　候 | 心気症傾向，抑うつ気分，疲労倦怠感，不眠，神経過敏，焦燥感 頭重，肩こり，胸部不快感，動悸，円形脱毛，心因性性機能障害 腹力中等度以上，胸脇苦満，臍上悸 |

| 応　用 | 神経症，不安抑うつ状態，更年期障害，いわゆる血の道症，心気症，不眠症，円形脱毛症，心因性性機能障害（陰萎），高血圧症（心身症），めまいなど |

不安障害と思われた初老期女性

症　例　61歳女性

主　訴　落ち着かない・不安になる

病歴と所見　小児期から常に体調が悪く，いつも全身が気になる．最近は，少し驚いても動悸不安に襲われ，嫌なことを考え始めると止められない．常に追いかけられている感じがして仕方がない．刃物が怖い．気分が落ち着かず，すぐ不安になる．精神安定剤は怖くて服用できない．既往歴としては，胃潰瘍手術（26歳），子宮全摘（28歳）がある．漢方薬は，数年前に胃もたれに六君子湯が有効だったという．以上のほかにも多くの愁訴があり，多弁であった．早口で声は甲高く，不安そうな表情である．159cm，56kg．上腹部正中，下腹部正中に手術創があるが，腹部は全体に軟弱で，臍部で大動脈拍動を触れるほかには特記すべき身体的所見なし．

■ 処方選択

考え方　①主症状は不安感であり，不安障害と思われる．②体質は虚弱．③患者の言動には落ち着きがなく，焦燥感が強いと思われる．以上3点より，抑肝散を第1選択と考えた．鑑別としては，胃腸障害（胃もたれなど）を伴っていれば抑肝散加陳皮半夏または抑肝散と六君子湯との併用を考えたい．また，半夏厚朴湯，加味逍遙散，柴胡桂枝乾姜湯なども考えられるが，不安と焦燥感の強い点で抑肝散を用いることとした．本来であれば抗不安薬の適応であろうが，他院でこれまで用いて無効であり，本人も望んでいないことから，患者との相談で，まず漢方薬のみ投与した．

経　過　抑肝散を投与．2週後，「すこし良いか」．4週後，「効いている．追いかけられる感じが減った．眠れる．お茶を注ぐとき急須の口が小さい気がして待ちきれず，口を手で広げてやりたいような切迫感があったが，薬を飲み始めたら感じなくなった」．続服9か月目でも安定していた．

| 考 案 | 不安障害が強い場合，漢方薬のみでは難しいことが多いが，この例では幸いに抑肝散が奏効したと思われる．なにより，急須の口を広げたいと思うような切迫感が抑肝散で軽減した点が興味深い．一般に，抑肝散は「怒りっぽい」ことを目的に用いる．この例では，その点は顕著ではなかったが，切迫感もまた抑肝散の使用目標として重要である． |

● **抑肝散** (よくかんさん)

内 容	当帰　釣藤鈎　川芎　蒼朮　茯苓　柴胡　甘草
体 質	体格中等度以下，やや虚弱
症 候	不眠（入眠障害が主），焦燥感（イライラする），易怒性，切迫感，神経過敏で感情が急激に変化する（急に怒ったり泣いたりする），攻撃的態度，早口多弁，"癇"が強い（興奮して手が震える，目尻や口辺が痙攣するなど），腹部大動脈拍動を強く触れることが多い．
応 用	神経症，不眠症，夜啼症，心身症，月経前緊張症，更年期障害に伴う精神症状，小児の"癇癪持ち"など

⑤ その他の頻用処方

● **加味逍遙散** (かみしょうようさん) ＜症例はp.186参照＞

内 容	柴胡　茯苓　蒼朮　甘草　芍薬　薄荷　当帰　牡丹皮　山梔子　生姜
体 質	中等度〜やや虚弱
症 候	上逆感，ホットフラッシュ，冷えのぼせ，動悸，発汗，めまい，肩こりなど 抑うつ，不安，焦燥感，易怒性，不眠（熟眠障害） 腹筋全体の緊張は中等度．ときに上腹部緊張や下腹部圧痛あり
応 用	更年期障害，月経異常（月経不順，月経困難），冷え症 神経症，不眠症，自律神経失調症 など

● 桂枝加竜骨牡蛎湯 （けいしかりゅうこつぼれいとう）

内容	桂皮　芍薬　甘草　生姜　大棗　竜骨　牡蛎
体質	痩せ型の虚弱者．若年期から老年期まで年齢を問わず用いる
症候	神経質，不安感，動悸，のぼせやすい，疲労倦怠，陰萎，脱毛など 腹筋が薄く，大動脈拍動を触れる
応用	神経症（性的神経症，心臓神経症），不眠症，心因性性機能障害，円形脱毛など

● 柴胡桂枝乾姜湯 （さいこけいしかんきょうとう）

内容	柴胡　桂皮　栝楼根　黄芩　牡蛎　乾姜　甘草
体質	痩せ型の虚弱者
症候	不眠，抑うつ，肩こり，動悸，息切れ，疲労倦怠，冷え，心気症
応用	神経症，不眠症，更年期障害，気管支炎，喘息など

● 加味帰脾湯 （かみきひとう）

内容	黄耆　当帰　人参　蒼朮　茯苓　酸棗仁　龍眼肉　甘草　生姜　木香 遠志　大棗　柴胡　山梔子
体質	虚弱．多くは痩せ型，胃下垂顕著．中高年でよく用いられる
症候	抑うつ傾向と，それに伴う不眠（多くは熟眠障害），不定愁訴 腹部軟弱で振水音あり
応用	抑うつ状態，不眠症，神経症，更年期障害など

● 女神散 （にょしんさん）

内容	当帰　川芎　蒼朮　香附子　桂皮　人参　黄芩　檳榔子　黄連　木香 甘草　丁香　大黄
体質	中等度〜やや充実．栄養状態良好．更年期に頻用
症候	のぼせ，赤い顔，めまい感，不眠，精神不穏，ときに足冷え 腹部は全体に腹筋の緊張良好
応用	更年期障害，産褥神経症，いわゆる血の道症，神経症，不眠症など

⑥ 応用

- 咽喉頭異常感症（咽喉異物感を訴えるが局所所見のない状態．多くは不安神経症）には，初期は半夏厚朴湯を用い，遷延例には柴朴湯を用いる．
- 胃腸虚弱者で，様々な不定愁訴，慢性の胃腸症状（胃もたれ，腹痛など），抑うつ傾向がある者には，香蘇散を用いるとよい．
- 体質頑健な者が，のぼせ（多くは顔が赤い），緊張性頭痛，イライラ感，不眠を訴えるときには，黄連解毒湯を用いるとよい場合がある．
- 更年期障害に随伴して起こった，不安，抑うつには加味逍遙散の奏効する例が多いが，他の駆瘀血剤（桂枝茯苓丸，当帰芍薬散，温経湯など）のよい場合もある．

⑦ 使用上の注意

- 柴胡加竜骨牡蛎湯，大柴胡湯，柴朴湯，柴胡桂枝乾姜湯，黄連解毒湯，温清飲などでは，間質性肺炎に注意．

5-2 不眠症

① 症候と漢方薬選択の考え方

■ **入眠障害が主の場合**

- 体質中等度〜虚弱：抑肝散，抑肝散加陳皮半夏，加味逍遙散，甘麦大棗湯，酸棗仁湯など
- 体質中等度以上：黄連解毒湯，女神散，温清飲など

■ **中途覚醒・早朝覚醒・熟眠障害が主の場合**

- 非常に虚弱：桂枝加竜骨牡蛎湯，酸棗仁湯，加味帰脾湯，帰脾湯など
- 体質中等度〜虚弱：半夏厚朴湯，加味逍遙散，抑肝散，抑肝散加陳皮半夏，柴胡桂枝乾姜湯など
- 体質中等度以上：柴胡加竜骨牡蛎湯，黄連解毒湯など

■ **老年者の不眠**

（多くは難治）：加味帰脾湯，帰脾湯，酸棗仁湯，抑肝散など

Point:
- 漢方薬には睡眠薬に相当するものはない．
- 患者の症候全体を総合的に勘案して適切と思われる漢方薬を用いる．
有効な場合，全体が改善する一環として不眠も軽快するという考え方で処方する．
- 即効は期待できないが，数週程度連用すると有効な例がある．
- 一般に神経質性不眠，神経症性不眠（軽症）は漢方薬を試みる価値がある．
- 精神障害による不眠には効果を期待し難い．

② 頻用漢方薬

・不眠だから用いるという特定の漢方薬はないが，以下に不眠に有効な可能性のあるものを列挙する．

● 黄連解毒湯（おうれんげどくとう）

内 容	黄連　黄芩　黄柏　山梔子
体 質	体質・体格が中等度〜やや強く，のぼせぎみで，赤ら顔の者が多い
症 候	主に入眠障害に使用．熟眠障害，中途覚醒，早朝覚醒にも使用 焦燥感と，ストレス性胃炎症状（胸焼けなど）のある例が多い 腹部は弾力があり，心下振水音は通常認めない
応 用	不眠症，神経症，胃炎など

● 柴胡加竜骨牡蛎湯（さいこかりゅうこつぼれいとう）

内 容	柴胡　半夏　桂皮　茯苓　黄芩　人参　竜骨　牡蛎　大棗　生姜 （古典では大黄を含む）
体 質	中等度〜頑健で肥満傾向
症 候	不眠症，心気症，ときに抑うつ状態，焦燥感（イライラ）など 肩こり，胸部不快感，動悸，EDなど 腹筋は発達，胸脇苦満と臍上悸を認める
応 用	不眠症，神経症，不安抑うつ状態，更年期障害など

● 加味逍遙散（かみしょうようさん）

内 容	柴胡　茯苓　蒼朮　甘草　芍薬　薄荷　当帰　牡丹皮　山梔子　生姜
体 質	中等度〜虚弱
症 候	不眠（熟眠障害），抑うつ傾向，心気症（不定愁訴），熱感，発汗 腹部はやや軟らかく軽い胸脇苦満を認める．
応 用	不眠症，軽度抑うつ状態，更年期障害，月経前症候など

● 抑肝散（よくかんさん）

内容	当帰　釣藤鈎　川芎　蒼朮　茯苓　柴胡　甘草
体質	中等度〜虚弱
症候	不眠（入眠障害が主），焦燥感（些細なことでイライラ），易怒性 腹部大動脈拍動を強く触れることが多い
応用	不眠症，神経症，小児夜啼症，心身症，月経前緊張症など

● 抑肝散加陳皮半夏（よくかんさんかちんぴはんげ）

内容	当帰　釣藤鈎　川芎　蒼朮　茯苓　柴胡　甘草　陳皮　半夏
体質	やや虚弱
症候	不眠（入眠障害が主），焦燥感（些細なことでイライラ），易怒性 慢性胃炎様症状（胃もたれなど） 腹部軟らかく大動脈拍動を強く触れる
応用	不眠症，神経症，夜啼症，心身症，月経前緊張症など

● 帰脾湯（きひとう）

内容	黄耆　当帰　人参　蒼朮　茯苓　酸棗仁　竜眼肉　甘草　生姜　木香　遠志　大棗
体質	虚弱
症候	不眠（入眠熟眠障害），疲労倦怠感，無気力，抑うつ気分，顔色不良 腹部は軟らかい
応用	不眠症，神経症，うつ状態，貧血

● 加味帰脾湯（かみきひとう）

内容	黄耆　当帰　人参　蒼朮　茯苓　酸棗仁　竜眼肉　甘草　生姜　木香　遠志　大棗　柴胡　山梔子
体質	やや虚弱
症候	不眠（入眠熟眠障害），疲労倦怠感，無気力，抑うつ気分，不定愁訴 腹部は軟らかい

| 応 用 | 不眠症，神経症，うつ状態，貧血 |

● 酸棗仁湯 (さんそうにんとう)

内 容	酸棗仁　知母　川芎　茯苓　甘草
体 質	幅広く使用できる
症 状	不眠（入眠，熟眠障害とも使用．とくに疲れると眠れないもの）疲れやすい，大病後不眠症
応 用	不眠症

③ 症例から処方を学ぶ

不眠症

症　例	63歳男性　会社社長
主　訴	不眠
病歴と所見	仕事が忙しく，出張が多く，疲れがとれない．検査を受けたら肝機能が少し悪いという．肩や背中が凝り，午後は眠くて仕方がないというが，主訴は不眠である．165cm，56kg．右胸脇苦満が軽度にあり，便秘がち．血圧150～90．

■ 処方選択

| 考え方1 | **体質やや虚弱で疲労感が主症状となれば補中益気湯が第1選択**となる．これに肝機能障害のために茵蔯蒿湯（茵蔯蒿，山梔子，大黄）を併用することとした．不眠には山梔子の効果を期待した．ただし，便秘が強くないので大黄を除いた． |
| 経　過1 | 補中益気湯加山梔子・茵蔯蒿を投与．これでかなり疲労感はとれた．しかし，服用後もなお安眠しないという． |

■ 処方選択

考え方2 体質やや虚弱で軽度胸脇苦満がある点を踏まえて，補中益気湯を加味逍遙散に変更した．男性であっても，やや虚弱で女性的な印象を与える者ならば加味逍遙散を用いてもよいとされる．また，肝機能障害のために茵蔯蒿湯を併用したいが，加味逍遙散には山梔子が含まれているので，茵蔯蒿のみ加えた．

経　過2 加味逍遙散加茵蔯蒿とする．その後次第に肝機能が改善し，断続的であるが服用を続け，1年になる．最近は5〜6時間はよく眠れるようになり調子がよいという．

考　案 不眠に加味逍遙散の奏効した例と思われる．この疲労感は，やはり心因性の部分が大きかったものかと考えられる．同様の例は少なくないものと思われる．

不眠症と胃炎の初老期男性

症　例 68歳男性　無職

主　訴 不眠

病歴と所見 10年以上前からの不眠症で，とくに寝つきが悪い．小さな音が気になって仕方がない．いったん寝ても2時間おきに目覚めてしまう．睡眠薬は飲みたくない．日中イライラしやすいので安定剤を常用している．他医処方の加味帰脾湯（7.5g分3）を2週飲んだが不変（以上を早口で訴える）．胃の薬（H₂ブロッカー）を飲んでいるが胃もたれがとれない．ほかに，下剤，カルシウム拮抗薬，高脂血症治療剤を服用している．胃潰瘍で胃部分切除（58歳）の既往歴がある．161cm，42kg．痩せ型．神経質，抑うつ的．皮膚乾燥，栄養不良．上腹部正中に縦切開創，腹部軟．血圧150〜85．浮腫なし．

■ 処方選択

考え方1 虚弱者の不眠症であるが，加味帰脾湯が無効であり，慢性胃炎を思わせる症状が強いので，まずこちらを治療対象とした．ストレスで悪化する胃痛があれば安中散だが，胃もたれが主であ

るから，第1選択は六君子湯であろう．胃症状が改善すれば不眠も改善する可能性があると考えた．

経過1 はじめ六君子湯7.5g分3を投与．4週後，胃症状が明らかに改善したという．しかし，6週後，「午前3時まで眠れず，朝7時に目覚める．イライラして仕方がない」という．

■ 処方選択

考え方2 六君子湯で胃症状が改善したことから，体質的には「やや虚弱」と考えられる．イライラが強い点で抑肝散がよいと思われるが，胃症状があるので，抑肝散加陳皮半夏，または抑肝散と六君子湯の併用がよいと考えられる．無効であれば，半夏瀉心湯，茯苓飲合半夏厚朴湯，柴胡桂枝湯なども選択肢となる．ここでは抑肝散加陳皮半夏を選択した．

経過2 抑肝散加陳皮半夏7.5g分3に変更．8週後，「眠れる」．14週後，「よく眠れる．胃もよい．気持ちも落ちついている」という．その後も抑肝散加陳皮半夏で眠れた．ときに胃症状の強いときには六君子湯と併用した．

考案 抑肝散加陳皮半夏の有効例と思われる．

5-3 常習頭痛

① 症候と漢方薬選択の考え方

■ 片頭痛

・呉茱萸湯が第1選択
・呉茱萸湯が無効時：当帰四逆加呉茱萸生姜湯，五苓散など

■ 緊張型頭痛

| 虚　弱　者 | 半夏白朮天麻湯，釣藤散，香蘇散 |
| 体質中等度 | 葛根湯（頸肩腕症候群などを含む），葛根湯加川芎辛夷（副鼻腔炎に伴う頭痛），柴胡桂枝湯，加味逍遙散 |

> **Point:**
> ・片頭痛にはトリプタン系薬剤の頓服が即効性を示す．しかし，それでも使用量の多い場合などには，呉茱萸湯を非発作時にも継続服用させると起こりにくくなることが期待できる．臨床経験からみると，呉茱萸湯を，エルゴタミン製剤，カルシウム拮抗剤（塩酸ロメリジンなど）と併用してもとくに問題はないようである．

② 頻用漢方薬チャート

ファーストチョイスの漢方薬	体 質	最も特徴的な症状・所見	使用頻度	ワンポイント
呉茱萸湯（ごしゅゆとう）	幅広く使用	片頭痛 混合型頭痛	◎	嘔吐を伴う頭痛によい 鎮嘔作用あり
釣藤散（ちょうとうさん）	中等度〜やや虚弱	緊張型頭痛 慢性脳循環障害	○	めまい感または抑うつ気分にもよい 中高年に頻用
半夏白朮天麻湯（はんげびゃくじゅつてんまとう）	やや虚弱〜虚弱	慢性緊張型頭痛 頭重感	○	めまいにもよい 慢性胃炎（NUD），胃下垂顕著，易疲労を随伴

③ 症例から処方を学ぶ

若い女性の片頭痛

症 例　26歳女性　団体職員

主 訴　頭痛

病歴と所見　4年ほど前からとくに誘因なく頭痛が起こり始めた．頭痛は，急に頭の片側がズキズキと痛み出し，半日から1日ぐらい続く．一度起こると嘔吐しないとなおらない．天気の悪い日，雨の前などに起こりやすい．最近は1週間に1，2回は痛む．鎮痛剤は効かないばかりか胃が悪くなる．冷え症．月経順調，月経痛がある．既往歴・家族歴に特記すべきことなし．162cm，46kg．痩せて青白い顔色．手足冷．腹部軟弱で振水音．脈弱く触れにくい．大便1〜2日に1行，やや軟便．

■ **処方選択**

考え方　痛みの性状から片頭痛と思われ，呉茱萸湯を第1選択と考える．無効時は冷え症で月経痛もある点から当帰四逆加呉茱萸生姜湯が第2選択．1か月程度の漢方治療で改善しない場合は器質的疾患の精査を行うよう勧める．

| 経　過 | 呉茱萸湯（煎）を投与．3週後，「この3週，まったく頭痛がない．腹の張る感じもない．服薬で体が温まり，胃の調子もよくなった」．5週後，「この2週で軽い頭痛2回のみ」．一時中断．3か月後再診．「前回以後，まったく頭痛が起こらなかった」という．以後，頭痛のない状態が続いていたので来院しなかったが，5年後に再診，片頭痛が再燃したというので，再度，呉茱萸湯（このときからエキス製剤7.5g分3）を服用して有効であった．以後も，頭痛の続く時期だけ断続的に，年間通算で数か月分程度の服用を続け，12年後まで経過を観察している．|

| 解　説 | 本例は呉茱萸湯が大変よく効いており，典型例であろう．呉茱萸湯は人参などを含有し，古典では嘔気止めとして使用しているので，胃薬の要素も大きい．本例のように胃腸虚弱な人では胃症状が改善することも期待できる．|

● **呉茱萸湯**（ごしゅゆとう）

内　容	呉茱萸　人参　大棗　生姜
体　質	中等度から虚弱者まで幅広く使用，冷え症が多い
症　候	片頭痛では第1選択 非発作時に継続して服用すると発作頻度軽減が期待できる 片頭痛発作時に頓服としても使用 （トリプタン製剤無効例にも有効な可能性がある） 閃輝暗点だけの場合にも用いてよい 筋緊張性頭痛，習慣性頭痛，肩こりにも有効な場合がある 片側の側頸部に筋の攣急を認めることが使用目標となる 嘔気，嘔吐，げっぷ，呑酸，しゃっくりなどを目標に使用することもある
応　用	片頭痛，緊張型頭痛，混合性頭痛，嘔気 月経痛に応用されることがある

高齢者の朝の頭痛

症　状　75歳女性　無職

主　訴　覚醒時の頭痛

病歴と所見　いつの頃からか軽症高血圧といわれるも降圧剤は服用していない．60歳頃より，ときどき頭帽感あり．数か月前から覚醒時の頭痛が始まった．最近は常時頭重を感じる．肩こり，手足しびれ感．熟眠障害，早朝覚醒．夜間2時間ごとに排尿．便秘がち．来院時，白内障で八味地黄丸を服用しているが，胃が不調という．48歳で脳血管障害（一過性意識消失・ことばのもつれなど）．153cm，43kg．痩せ型，神経質．色白．皮膚枯燥．胸部打聴診異常なし．腹部軟弱無力，振水音若干あり．血圧148〜96．

■ 処方選択

考え方　既往などより脳循環障害を疑わせる状態での早朝頭痛であるから，釣藤散が第1選択となる．八味地黄丸は消化器症状が出ている点で不適．

経　過　釣藤散を投与．4〜5日で頭痛が軽快．2週後「目もスッキリしてきた」．血圧145〜95．6週後「頭痛・頭重感ともになくなって，快調」という．その後数か月服用して中断．約2年後に再診，「あれ以来，軽い頭重を感じることはあるが痛むことはない」という．

解　説　釣藤散の典型的有効例であろう．原典である『普済本事方』（南宋，許叔微（きょしゅくび）撰）には，「肝厥（かんけつ）頭暈を治し，頭目を清（せい）す」とある．肝厥は神経症的で冷え症の意と思われる．頭暈は頭がくらくらするという症状．「頭目を清す」は「（この薬を飲むと）頭と目が清澄になる」という意か．本例で「目がスッキリしてきた」と述べたことを考えると大変興味深い．釣藤散有効例では「頭がスッキリした」ということもある．

● 釣藤散（ちょうとうさん）

内　容　釣藤鈎　菊花　陳皮　半夏　麦門冬　茯苓　人参　防風　石膏　甘草　生姜

体　質	体質やや虚弱な者．多くはやや痩せ型 （脳血管障害の既往，それを疑わせる既往のある例が少なくない）
症　候	頭痛，頭重感，頭帽感，時にめまい感（慢性例）．起床時〜午前中 抑うつ傾向，焦燥感を伴うことが多く，不眠もしばしば見られる 高血圧傾向を有することが多い．主に初老期以後．高齢者に頻用
応　用	頭痛・頭重を伴う高血圧症・脳卒中後遺症など

④ その他の頻用処方

● 半夏白朮天麻湯 （はんげびゃくじゅつてんまとう）

内　容	半夏　白朮　陳皮　茯苓　麦芽　天麻　黄耆　人参　沢瀉　黄柏 生姜　乾姜
体　質	胃腸虚弱な無力性体質者，痩せ型が多い
症　候	緊張型頭痛・頭重感，めまい感，身体浮遊感，動揺感 慢性胃炎様症状：胃もたれ，食欲不振，胃が重いなど 神経質，ときに抑うつ傾向，不眠など 虚弱者に共通の症候：疲れやすい，食後に眠くなる 腹壁全体が薄く腹筋は軟弱で，振水音を聴取
応　用	常習頭痛，緊張型頭痛，頭重，めまい，虚弱児の起立性調節障害 （起立性低血圧）

● 当帰四逆加呉茱萸生姜湯 （とうきしぎゃくかごしゅゆしょうきょうとう）

内　容	当帰　桂皮　芍薬　甘草　大棗　生姜　呉茱萸　細辛　木通
体　質	中等度〜虚弱
症　候	月経時に起こる片頭痛．冷えると痛みが起こるものにも用いる 四肢の冷えが強い，しもやけ，冷えのぼせ，月経痛を伴うことあり
応　用	片頭痛，緊張型頭痛 しもやけ，冷え症，腰痛，月経困難症など

● 五苓散（ごれいさん）

内　容	沢瀉　猪苓　蒼朮　茯苓　桂皮
体　質	中等度〜やや虚弱
症　候	頭痛以外には特別の所見のない者に用いる 呉茱萸湯，当帰四逆加呉茱萸生姜湯などの無効時に使用
応　用	片頭痛，三叉神経痛（陽証），二日酔いの頭痛，車酔い，めまい 急性胃腸炎（下痢）など

● 葛根湯（かっこんとう）

内　容	葛根　麻黄　桂皮　芍薬　甘草　生姜　大棗
体　質	体格中等度〜頑健な者
症　候	かぜ症候群に頻用されるが，頭頸部または項背部の筋緊張が強い諸疾患にも応用される 項頸部〜背部の筋肉のこり，項頸部を中心に筋緊張が強いもの 腹壁は比較的厚く弾力があり，腹筋緊張が良好なこと 胃腸障害がないこと
応　用	緊張型頭痛，頸肩腕症候群 感冒初期，鼻炎，副鼻腔炎，アレルギー性鼻炎など

◆使用上の注意：生薬・麻黄を含むので胃腸虚弱者，高齢者，心疾患患者，腎障害患者には要注意

● 加味逍遙散（かみしょうようさん）＜症例はp.186参照＞

内　容	当帰　芍薬　蒼朮　茯苓　柴胡　甘草　牡丹皮　山梔子　生姜　薄荷
体　質	中等度〜やや虚弱
症　候	緊張型頭痛（軽症）・頭重，肩こり 不定愁訴，抑うつ気分，不安焦燥感，易怒性，不眠 逆上感（ホットフラッシュ），発汗，動悸，めまい感 腹筋の緊張は中等度，ときに下腹部圧痛あり
応　用	更年期障害，神経症，自律神経失調症，月経異常など

5-4　その他の精神神経疾患

① 三叉神経痛

- 五苓散（初期，陽証－顔色ふつう，体質体格中等度），麻黄附子細辛湯（陰虚証－顔色不良，冷え症，多くは痩せ型），桂枝加朮附湯（胃腸障害で麻黄附子細辛湯が飲めない者）などを用いる．
- 経過が遷延し，冷えの強い者には，麻黄附子細辛湯あるいは桂枝加朮附湯にさらにブシ末を加味して用いると効果的な場合がある．

② 帯状疱疹後神経痛

- まず上記と同様に，五苓散，麻黄附子細辛湯，桂枝加朮附湯，ブシ末を試みる．1～2週で無効あるいは難治な場合には，補中益気湯（疲労倦怠が著しい例）あるいは十全大補湯（疲労倦怠に加えて，貧血傾向，冷えが強い例）との併用を考慮する．

③ 肋間神経痛

- 当帰湯を試みるとよい．柴胡桂枝湯の有効な例もある．

④ パーキンソン病

- 初期に，抑肝散（煎じ薬では抑肝散加芍薬厚朴）が有効とする説がある．発症後年余を経た者では，西洋医学的治療に，体力維持，免疫能保持の目的で，補中益気湯，十全大補湯，人参養栄湯などを併用するとよい．

⑤ ナルコレプシー

- 補中益気湯の有効例の報告がある．

6 運動器疾患

総論

1 漢方治療の適応となりうる運動器疾患

- 頸肩腕症候群，頸椎症，肩関節周囲炎，肩こり，頸こり
- 腰痛症，坐骨神経痛，いわゆるギックリ腰
- 変形性膝関節症，関節リウマチ（軽症例）などによる関節痛
- 腓腹筋攣縮（こむらがえり），その他の筋肉痛，打撲傷など

2 頻用処方

漢方薬	応用	使用目標
八味地黄丸（はちみじおうがん） 牛車腎気丸（ごしゃじんきがん）	腰痛症・坐骨神経痛	体質中等度，臍下不仁，小腹軟，胃腸は丈夫，初老期以後に頻用 排尿障害，性機能障害もあり
防已黄耆湯（ぼういおうぎとう）	変形性膝関節症	肥満（水肥り），多汗，胃腸虚弱
越婢加朮湯（えっぴかじゅつとう）	関節炎	体質中等度以上，胃腸丈夫 腎障害や心疾患のないこと より急性（腫脹熱感強い）
薏苡仁湯（よくいにんとう）	多発性関節炎・関節リウマチ	体質中等度以上，胃腸丈夫 腎障害や心疾患のないこと 慢性軽症例
葛根湯（かっこんとう）	肩こり	胃腸丈夫 腎障害や心疾患のないこと
芍薬甘草湯（しゃくやくかんぞうとう）	こむらがえり，有痛性筋痙攣 急激に起こった筋クランプ	急性期に使用．即効性

3 漢方薬使用上の注意

■ 麻黄剤による胃腸障害・虚血性心疾患増悪などに注意

・生薬マオウを含む漢方薬（麻黄剤）は鎮痛抗炎症作用をもつため，関節痛・関節炎などにしばしば使用される．しかし，マオウには非ステロイド系抗炎症剤（NSAIDs）類似作用，交感神経興奮様作用があるため使用には慎重でなければならない．すなわち，NSAIDs同様，胃腸虚弱者では胃腸障害，また腎障害患者では腎機能悪化などの副作用を呈する可能性がある．とくに運動器疾患領域では，NSAIDsとマオウを含む漢方薬を併用する可能性があり留意すべきである．また，交感神経興奮様作用の結果，興奮，不眠，動悸，発汗，排尿障害，さらには虚血性心疾患の増悪などの可能性があり，慎重に投与する必要がある．運動器疾患領域に用いる麻黄剤には，葛根湯，越婢加朮湯，薏苡仁湯，麻杏薏甘湯などがある．

■ 芍薬甘草湯を長期に用いるときは1日量を減らす

・この領域で頻用される芍薬甘草湯には甘草が多量に含まれるため，甘草の副作用にはとくに注意が必要である．すなわち，甘草による偽アルドステロン症として，浮腫，血圧上昇，低カリウム血症に留意することはもとより，その結果として起こる低カリウム血症，ミオパシー（筋肉痛，脱力感，CPK上昇，ミオグロビン尿など），不整脈（重篤な心室性不整脈も起こりうる）などにも注意が必要である．
・そこで，芍薬甘草湯は，こむらがえりなどには頓服として使用するのが一般的であり，連用する場合でも減量して用いる．1日量7.5gの製剤であれば，使用開始当初は5gないし2.5g程度とし，カリウム低下のないことを確認しながら増量するほうが安全である．

6-1 関節リウマチ

1 症候と漢方薬選択の考え方

■ 基本的な考え方

・漢方薬の鎮痛効果は不十分な場合が多く効果発現も緩徐なため，西洋医薬との併用を必要とする場合が多い．とくに痛みの強いものでは必須である．
・漢方薬を用いるのは，慢性例における全身状態改善，免疫調整作用などを期待できるからである．

■ 漢方薬選択の実際

・早期（変形が少ない）で胃腸が丈夫
　　麻黄を含む漢方薬を用いる．
　　越婢加朮湯，薏苡仁湯，葛根加朮附湯，桂枝芍薬知母湯などである．
・早期で胃腸が虚弱
　　桂枝加朮附湯＋ブシ（加工ブシ末，修治ブシ末など）
・経過が長く全身状態の保たれているもの
　　薏苡仁湯（麻黄で副作用の起こらない者）
　　附子剤・当帰の入った処方（麻黄で副作用の起こる者）：大防風湯など
　　実際は合方で用いることが多い：例）薏苡仁湯2/3量と桂枝加朮附湯の併用
・虚弱者および関節変形の強い者（上記のいずれでも奏効しない場合）
　　疼痛には西洋医学的薬剤を主として用いる．
　　全身状態改善に"補剤"（十全大補湯，補中益気湯など）を用いる．
　　胃腸障害で体重減少の著しい場合は"人参剤"（人参湯，六君子湯など）を用いる．

② 頻用漢方薬チャート

ファーストチョイスの漢方薬	体 質	最も特徴的な症状・所見	使用頻度	ワンポイント
越婢加朮湯 （えっぴかじゅつとう）	中等度以上	胃腸の丈夫な者の関節炎症状（腫脹，疼痛，局所の熱感など）：多発性関節炎，関節リウマチ，変形性膝関節症などに使用	○	麻黄剤の副作用に注意 変形性膝関節症では，防已黄耆湯との併用が効果的 虚弱者の関節炎では，少量の越婢加朮湯を桂枝加朮附湯と併用
薏苡仁湯 （よくいにんとう）	中等度以上	やや経過が長い多発性関節炎に使用．局所関節に熱感があっても，指先には冷えを感じることが目標 抑うつ不安状態と思われる例が少なくない	◎	麻黄を含む 炎症自体は比較的軽度
防已黄耆湯 （ぼういおうぎとう）	中等度〜虚弱	軽症関節炎，とくに変形性膝関節症には効果的	◎	肥満傾向でも胃腸虚弱．麻黄剤で胃腸障害を来たす例によい．効果発現には2〜4週を要す
大防風湯 （だいぼうふうとう）	やや虚弱	関節リウマチで，経過が長く，全身状態も悪化している者に用いる．関節の腫脹熱感は軽微	○	手足あるいは身体全体が冷え，皮膚粘膜の乾燥萎縮傾向あることが目標 貧血傾向があることが多い
桂枝加朮附湯 （けいしかじゅつぶとう）	虚 弱	関節痛全般に使用するが，ごく軽症で比較的初期の例が対象	○	痩せ型で顔色不良，冷え症，体力がなく疲れやすいという点を目標とする

Point:

- 漢方のいわゆる"あたためる"薬を用いることが多い．すなわち，附子，桂皮，当帰などの生薬を含む漢方薬である．
  薏苡仁湯（当帰，桂皮を含む），桂枝加朮附湯（桂皮，附子を含む），大防風湯（当帰，附子を含む）などである．
- "補剤（参耆剤）"を用いると全身状態改善および免疫調整作用を期待できる．
  補中益気湯，十全大補湯，人参養栄湯，大防風湯などである．

③ 症例から処方を学ぶ

若年男子の関節リウマチ

症　例　19歳男性　学生

主　訴　関節痛

病歴と所見　2年前に発病．当時，下宿で一人暮らしを始めて疲労が続いた．指の関節から始まって，膝，手，あごの関節が痛むようになった．痛みは朝とくに悪い．関節リウマチ（RA）と診断され，3か所の病院で治療を受けたが，薬の副作用が出やすく，継続服用が困難で中止した．現在，とくに右膝が痛み，歩行も困難な時があるという．汗かきで，夏は体がだるく，冬は寒がりである．胃腸は丈夫で，二便正常．174cm，52kg．顔色は青白く，寒そうである．脈，舌に著変なく，腹診では腹力中等度．ほかに特記すべき所見なし．血圧120〜70．

■ 処方選択

考え方　軽症の関節リウマチであり，発症後短時日であったので，薏苡仁湯を選び，さらに顔色が青く，男性にしては寒がりな点を考慮して附子1.0gを加えて投与することとした．

経　過　薏苡仁湯加附子1.0gを投与．2週後，なんとなくよいようだという．4週後，関節の痛みはかなりうすらいだ．2か月後，関節の痛みは非常によくなり，手首が動くようになった．あご関節の痛みは消失．3か月後，天候が悪いと関節はまだ少し重いが，手や膝の痛みはすっかりなくなり，階段も上がれるようになった．

解　説　大塚敬節『症候による漢方治療の実際』の薏苡仁湯の項目中には，「私は外来患者として通院できる程度の関節リウマチに用いて著効を得たことがあり，はげしい疼痛のものに用いた経験はない」．とある．薏苡仁湯を用いるときには，附子を加味したり，防已黄耆湯と併用したりすることが多い．

65歳女性の関節リウマチ

症 例 65歳女性

主 訴 多発関節痛

病歴と所見 5〜6年来，指，手首，膝などが痛む．とくに朝は指が腫れて痛み，夜は膝が痛む．近医でRA因子陰性，鎮痛剤で痛み若干改善するが漢方治療を希望．152cm，50kg．顔色良好．手指近位関節，右手首，両膝に熱感腫脹．腹部軟．明らかな振水音はない．胸部打聴診異常なし．貧血なし．

■ 処方選択

考え方と経過 やや虚弱者の多発性関節炎として，まず桂枝加朮附湯（煎）を投与するも効果に乏しい．抗炎症効果を高めるために桂枝加朮附湯に少量の越婢加朮湯を合方した桂枝二越婢一加朮附湯（煎）としたが無効．数か月で中断．

初診から2年後に再診．某大学病院でRAと診断され，メソトレキセート（MTX），非ステロイド系抗炎症剤（NSAIDs）などを使用して痛みは軽くなったが，もっとよくなりたいのでまた漢方薬を飲みたいという．慢性の経過で比較的軽症のRAとのことで，今度は薏苡仁湯（煎）を投与した．1か月後には関節痛全般に以前より軽くなったという．その後も，洋薬のみよりも漢方薬併用のほうが痛みは軽くなるというので継続した．

ところが，初診より4年目の春頃より次第に膝関節の痛みと腫脹が悪化．立ったり歩いたりするのが苦痛となった．そこで薏苡仁湯合防已黄耆湯（煎）とした．これは大変よく効いて2か月後には階段などで痛む程度に改善．そのまま継続．初診から5年目には「ほとんどどこも痛まない」と言い，手首や膝の軽度腫脹と熱感があるも手指関節変形なし．初診から7年目まで服用継続している．

解 説 薏苡仁湯で一定の効果があったが，防已黄耆湯の合方で改善したことは興味深い．併用されていたMTXなどの効果も大きかったと思われるが，防已黄耆湯を合方した直後の急激な改善は，この処方の効果を感じさせた．

「足が冷たい」という関節リウマチの女性

症　例　54歳女性

主　訴　多発関節痛と冷え

病歴と所見　以前から手が腫れやすく，リウマチといわれている．リウマチ反応陽性．2年前閉経．食欲便通は良好，手足が冷える．151cm，43kg．左手，両足の関節が腫れ痛む．上腹部で腹直筋の緊張がやや亢進，ほかは特記事項なし．血圧130〜82．

■ 処方選択

考え方①　比較的慢性のRAで胃腸障害もないように見えたことから，薏苡仁湯をまず用いることとした．

経　過①　薏苡仁湯を投与．2週後，やや改善．4週後に食欲減，体重42kg．心下痞鞕を認める．12月末で，手足冷を訴え，足に触れると非常に冷たい．

考え方②　薏苡仁湯で胃腸障害が出た点で麻黄剤の適応ではなく，しかも冷えの強いことから，附子を含む薬から選択しなおす必要がある．桂枝加朮附湯，大防風湯などが候補となるが，前者が非常に胃腸虚弱な者向けであるのに対して，後者のほうがより慢性で冷えの強い状態によい．そこで，大防風湯を用いた．

経　過②　大防風湯（附子1.0g）を投与．以後，同薬を継続．大防風湯開始から1か月後の翌年1月，関節痛かなり軽減，食欲も進む，おかげさまでという．2か月後，「冷えると痛む」．5か月後，「関節痛はかなりよい」．9か月後，痛みはほとんどない．1年後，「痛みなし」．1年4か月後，「疲れなくなった」．同10か月後，「足の痛みなし．好調」．2年後，「痛みはないが，手がこわばる」．2年3か月後，「痛みなし」．

解　説　大防風湯は関節リウマチに有用な処方である．十全大補湯に似た構成生薬であり，体力低下し，筋力も低下，栄養状態低下傾向のある人によい．しばしば末梢，とくに下肢末端の冷えがある．有効な場合には食欲など全身状態改善が期待できる．鎮痛効果は強くないので，西洋医薬との併用が必要な場合も多い．MTXと併用すると有効な場合がある．

④ 応　用

● **葛根加朮附湯**（かっこんかじゅつぶとう）（葛根湯＋桂枝加朮附湯で代用できる）

・比較的初期で，桂枝加朮附湯では鎮痛効果が弱く，越婢加朮湯では胃腸障害が起こるときに用いる．
・麻黄剤なので要注意．

● **麻杏薏甘湯**（まきょうよくかんとう）

・筋肉痛を主とする例によいとされる．
・麻黄剤なので要注意．

● **疎経活血湯**（そけいかっけつとう）

・軽症の多発性関節炎，腰痛，坐骨神経痛で，手足の冷えが強い例によい．

● **合方**（2種類以上の併用）

・越婢加朮湯1/2量＋桂枝加朮附湯1/2量：初期で体質中等度の者．
・薏苡仁湯＋芍薬甘草湯：亜急性期で筋肉の痙攣性疼痛を伴う者．
・防已黄耆湯＋（越婢加朮湯または薏苡仁湯の1/2～2/3量）：防已黄耆湯単独で効果不十分であり，越婢加朮湯，薏苡仁湯の全量では胃腸障害が起こる者．とくに膝関節痛を認める者．
・桂枝加朮附湯＋当帰芍薬散：虚弱でむくみやすく冷え症の者．炎症は軽微．
＊その他
・当帰芍薬散を，女性の慢性関節痛，腰痛，関節リウマチ初期などに使用してよい場合がある．手足の冷え，むくみ傾向，月経異常，貧血傾向などを目標とする．関節炎自体が軽く変形も軽微な例に使用する．桂枝加朮附湯と併用することもある．

⑤ 使用上の注意

- 麻黄（マオウ）は鎮痛抗炎症作用を有する生薬であり，これを含む漢方薬（上記参照）はNSAIDsなどと同様の目的で使用できるが，胃腸障害などを来たしやすく，また高齢者，虚血性心疾患・腎障害患者では増悪の可能性があるので注意を要する．越婢加朮湯，薏苡仁湯などに含まれる（p.16参照）．
- 附子（ブシ）は，漢方で"熱薬"とされ，新陳代謝を賦活し，一定の鎮痛効果もあると考えられる．エキス製剤に含有される程度の量では，重篤な中毒を起こすことはないと思われるが，のぼせ，動悸，悪心などの軽い副作用を起こすことはあり得ると思われ，注意が必要である．桂枝加朮附湯，大防風湯などに含まれる．

Column コラム　"こむらがえり"に芍薬甘草湯

芍薬甘草湯は，急激に起こった筋痙攣を弛緩させる漢方薬である．とくに"こむらがえり"は最もよい適応である．体質体格は問わない．使用法は，"こむらがえり"のときに頓服とするのが一般的である．ただし，繰り返し夜間に足がつると訴えるような例では，就寝前投与も有効である．通常，即効性である．"こむらがえり"以外に，腹痛（過敏性腸症候群疝痛型），小児夜啼，乳児夜啼症（腹痛による場合），生理痛，いわゆるギックリ腰，尿路結石（猪苓湯と合方），しゃっくり（横隔膜痙攣）などに有効である．副作用として，甘草による偽アルドステロン症に注意する必要がある．すなわち，継続使用時には，浮腫，高血圧，低カリウム血症，ミオパシー，不整脈（低カリウム血症による）などに注意する．

(p.19,「甘草の副作用」参照)

6-2 腰痛症・坐骨神経痛

① 症候と漢方薬選択の考え方

■ **経過の長い慢性腰痛・坐骨神経痛**

・比較的胃腸が丈夫な者：八味地黄丸，牛車腎気丸，疎経活血湯，五積散
・比較的胃腸が虚弱な者：桂枝加朮附湯，当帰四逆加呉茱萸生姜湯

■ **急激に起こった腰痛・坐骨神経痛**

・発症直後：芍薬甘草湯
・数日以上経過したもの：芍薬甘草湯と当帰四逆加呉茱萸生姜湯
・さらに遷延したもの：八味地黄丸と芍薬甘草湯の併用

■ **特定の場合に起こった腰痛**

・出産後の腰痛：当帰芍薬散

■ **以上が無効で，疲労倦怠感の強い虚弱者の腰痛・坐骨神経痛**

・補剤：補中益気湯，十全大補湯，大防風湯

> **Point:**
> ・遷延した腰痛で冷えが強い場合には，当帰四逆加呉茱萸生姜湯を用いることが多い．
> ・遷延した坐骨神経痛には疎経活血湯を用いることが多い．
> ・高齢者で，慢性腰痛とともに，排尿障害，足腰の衰えなどがあるときには八味地黄丸を用いることが多い．この場合，胃腸の丈夫な人が対象となる．
> ・いわゆるギックリ腰の発症直後には，芍薬甘草湯で即効をみることが多い．

② 頻用漢方薬チャート

ファーストチョイスの漢方薬	体　質	最も特徴的な症状・所見	使用頻度	ワンポイント
八味地黄丸 (はちみじおうがん) 牛車腎気丸 (ごしゃじんきがん)	中等度	中高年齢層の慢性腰痛・坐骨神経痛,遷延例	◎	下半身の衰え（前立腺肥大症状,尿失禁,歩行障害など）,胃は丈夫,"小腹不仁"
疎経活血湯 (そけいかっけつとう)	中等度	疲労状態で発症した腰痛・坐骨神経痛,やや遷延例	○	慢性例,夜間悪化傾向,皮膚粘膜乾燥傾向,比較的中高年
当帰四逆加呉茱萸生姜湯 (とうきしぎゃくかごしゅゆしょうきょうとう)	やや虚弱	"ギックリ腰"の遷延例,付随する坐骨神経痛	◎	手足の冷えが強い,しもやけ,生理痛,冷えにより下腹痛・下痢など悪化,痩せ型
当帰芍薬散 (とうきしゃくやくさん)	やや虚弱	妊娠中・出産後の痛み	○	手足のむくみ感,足冷え,貧血様顔貌,生理痛,生理時悪化傾向,中絶・流産歴のある腰痛,比較的若年
芍薬甘草湯 (しゃくやくかんぞうとう)	幅広く使用	急性の強い筋攣縮性腰痛	◎	"ギックリ腰"の初期→局所の筋緊張著明で圧痛あり服用後は即効あり,効果判定は簡単

③ 症例から処方を学ぶ

60歳男性の"下半身の衰え"に伴う腰痛

症　例　60歳男性

主　訴　数か月来の腰痛

病歴と所見　数か月来，腰が重く疼き，夕方に悪化する．下半身脱力感もある．なお，高血圧症といわれている．夜間頻尿傾向あり．163cm，体重65kg．顔色浅黒い．胃腸は丈夫という．下腹部で逆八の字型に腹筋の異常緊張があり，その間は軟弱である．

■ 処方選択

考え方　比較的胃腸の丈夫な者の慢性腰痛であり，腹部所見も"小腹拘急"（しょうふくこうきゅう）と思われるので，八味地黄丸が第1選択となる．

経　過　八味地黄丸を投与．2週後より腰痛の改善を見た．6週後，腰痛はほぼ治癒した．

解　説　八味地黄丸は，中高年以後の腰痛症に繁用される．無理を重ね，疲れて起こった腰痛には，とくに有効である．夕方になるほど悪化する傾向がみられる．この腰痛は下半身の衰えの一症状であり，腰のしびれ，足のしびれ，足の力がない，足底のほてり感あるいは逆に冷えなどを伴うことが多い．また，口渇，口乾（口が乾くだけで水を飲みたくはない），夜間頻尿，小便が出にくい，多尿，足の浮腫等々の症状があることもある．座業の人の腰痛，長距離ドライブ後の腰痛などに頻用される．糖尿病や腎疾患，高血圧症などを伴うこともある．本処方服用後に食欲低下，下痢などが起こる者は不適応である．このような者は，心下振水音の見られることが多い．

50歳女性の坐骨神経痛

- **症　例**　50歳主婦
- **主　訴**　左坐骨神経領域の痛みとしびれ感
- **病歴と所見**　8年前に椎間板ヘルニアに罹患して以来，腰から左足にかけての痛みに悩んできた．某病院では左坐骨神経痛といわれているが諸治無効とのこと．最近閉経した．体格がよく，固太りである．のぼせやすく，足は冷えやすい．心窩部やや硬く，右下腹に軽度の圧痛がある．便通1日1行，血圧156〜86．

■ 処方選択

- **考え方**　比較的胃腸の丈夫な者で，慢性の坐骨神経痛であるから，八味地黄丸が第1選択となる．
- **経　過**　八味地黄丸加大黄を投与．服薬翌日より40℃の発熱が2日間続き，本人は風邪をひいたと思ったが何も服用せずに寝ていたところ，3日目に急に解熱した．その後，患者の坐骨神経痛は急速に軽快し，合計50日の服薬で全治廃薬した．患者は廃薬後も，元気で暮らしていると後に近所の人から聞いた．
- **解　説**　服薬直後より発熱があり，これを契機に急速に症状の改善をみたことは，瞑眩の定義に一致する．患者自身が，「後から考えてみると，熱以外に風邪の徴候はなかった．」と2週後の再診時に述べているのは，その傍証となるであろう．便秘がなかったのに，大黄を加えたのは，右下腹部の圧痛を一種の"瘀血"(おけつ)とみて，大黄を駆瘀血剤として使用したものである．実際，経過中，患者は一度も下痢をしなかった．心窩部が硬いということは，相対的に臍の下は軟らかいということになる．自覚的に心窩部のつかえ感はなく，胃症状もなかったので，心下痞鞕(心窩部が硬くなる腹証，p.60頁参照)ではないだろうと考えたからである．

Column　瞑眩(めんげん)

漢方薬を服用開始したときに，その薬の通常の効果からは予想もできないような症状が出現して短期間続いた後，元来の症状が急激に改善すること．

産後の腰痛

症 例	28歳主婦
主 訴	産後の腰痛感
病歴と所見	1年以上前に出産した．難産であった．産後10日目に急に腰が痛くなり，他医より薬を貰ったが，いまだに痛みが取れなくて困っているという．他に，胃のもたれ，立ちくらみがあり，冬は足が冷えるという．月経は正常である．中肉中背の色白美人．皮膚は潤いがありみずみずしい．橈骨動脈の拍動は小さく触れにくい．心窩部に振水音あり．右下腹に軽度の圧痛がある．月経周期はときに不規則となり，月経時は軽い下腹痛がある．

■ 処方選択

考え方	産後の腰痛で，体質的にやや虚弱な冷え症，月経痛や月経不順があることなどから，当帰芍薬散が第1選択であろう．冷えが強い点を考慮して附子を加える．当帰四逆加呉茱萸生姜湯も考えられるが，立ちくらみ，皮膚がみずみずしい感じなどから，"水毒"傾向があると思われる点で当帰芍薬散がより適合すると思われる．
経 過	当帰芍薬散加附子0.5gを投与．その後，経過はきわめて順調で，非常に具合がよい．通算4週で完治．
解 説	当帰芍薬散は，もともとは妊娠中の腹痛に用いられたが，現在では，月経異常，妊娠出産に伴う各種のトラブル，冷え症，更年期障害などに広く用いられる．体質虚弱な女性の妊娠中・産後の腰痛にも広く用いられる．この症例もその一例である．産後の腰痛で，貧血や疲労倦怠が強ければ，十全大補湯や補中益気湯なども考慮する必要がある．

ぎっくり腰－発症直後の例

症　例	56歳女性
主　訴	ぎっくり腰
病歴と所見	著者・松田の診療所を手伝ってもらっている女性である．ある日のこと，今日はやっとのことで出てきたという．以前にも，ぎっくり腰を何度かやったことがあるともいう．見ると，腰を曲げており，伸ばせないかとたずねると，全然だめだという．

■ 処方選択

考え方	ぎっくり腰で発症直後には，芍薬甘草湯が第1選択である．当帰四逆加呉茱萸生姜湯なども考えられるが，まず即効性のある芍薬甘草湯の効果をみてから検討すればよい．
経　過	芍薬甘草湯を投与し，なるべく腰を温めるようにいっておいたところ，翌日には痛みは消え，歩けるようになった．
解　説	ぎっくり腰には当帰四逆加呉茱萸生姜湯が有効な場合が多い．やや慢性化した腰痛，ことにふだんから冷え症で冷えると腰の悪化するものによい．芍薬甘草湯は組合せが簡単なだけに効果の発現が早く，私は急性の腰痛には本方をまず服用させ，局所を安静にし，かつ腰湯などで強く温めさせることにしている．腰部で圧痛のあるところに温灸をするのもよい．

ぎっくり腰－発症後2日目の例

症　例　40歳女性　自営業

主　訴　ぎっくり腰

病歴と所見　夫に付き添われて来診．2日前に突然ぎっくり腰を起こした．朝起きようとした時，急に腰に激痛が走って動けなくなった．寝返りもできない．整形外科でレントゲン検査を受け，異常はなく，治療を受けたが，よくならない．腰痛のために腰を伸ばすことができない．腰以下臀部から右大腿部背側にかけてひきつれるように痛む．158cm，48kg．体格栄養状態は良好．顔はややほてって赤みがあるが，手足は冷たい．診察時，痛みのために足を十分に伸ばすことができないので，足は軽く曲げたままでよいと告げた．下腹が冷たく腹筋はうすく緊張が弱い．臍上で大動脈拍動が軽度に亢進し，右下腹に圧痛がある．血圧110〜68．元来から冷え症で，若い時には，しもやけに悩まされた．今でも冬の寒さは苦手で，夜中に足の先が冷たくなって目が覚める．外出にはいつも懐炉を離さない．昨夏には"冷房病"になった．二便正常．夜間尿なし．月経順調，軽い月経痛がある．

■ 処方選択

考え方　やや遷延したぎっくり腰であることと，若い時にひどいしもやけができるほどの冷え症体質であったことを参考に，当帰四逆加呉茱萸生姜湯を選んだ．発症後時間がたっており，しかも元来から冷え症である点で芍薬甘草湯は考えにくい．

経　過　当帰四逆加呉茱萸生姜湯を投与．なお腰湯で十分に腰を温めるよう指示．2日後から腰痛は著明に改善した．2週後，全治廃薬．

解　説　この患者は，既往で冷房病に悩んだと述べている．冷房病には，補中益気湯などを用いる場合が多い．

腰打撲後の坐骨神経痛

症例 65歳女性

主訴 右の腰から足先までのしびれと痛み

病歴と所見 8か月前に転倒して腰を打った．その数日後より，右の腰から大腿外側および後面にかけて，しびれて痛むようになった．他院で坐骨神経痛といわれ，鎮痛剤などを服用したが，よくならないばかりか，むしろ次第に悪化してきた．痛みは就寝後2時間くらいすると悪化し，寝ていられなくなる．長く立っていると増悪する．入浴すると軽減する．冷房の中にいると非常に増悪する．元来，冷え症である．150cm，50kg．顔色栄養などに特記すべきことなし．便秘がち．血圧 156〜100．右腸骨上窩に著明な圧痛あり．

■ 処方選択

考え方 体質中等度で夜間に悪化する慢性の腰痛・坐骨神経痛であり，疎経活血湯が第1選択と思われる．右腸骨上窩の圧痛は，漢方的には打撲により生じた瘀血の徴候と解釈できる．便秘がちであることから大黄を加味したが，大黄には駆瘀血作用も期待できる．

経過 疎経活血湯加大黄を投与．2週後，だいぶよいという．40日後，ごく軽度の痛みを残すのみといい，以後は来院中断．18か月後に別の目的で再診，「痛みは，その後よい」という．このとき右下腹部の圧痛はまったくなかった．

解説 疎経活血湯は，体質中等度の者で，酒色過度によって起こった腰痛・坐骨神経痛に用い，その特徴は夜間に増悪する点にあるとされる．しかし，実地臨床上はこれにこだわらず，極度の疲労により誘発された例や慢性化した例によい．この例で，比較的短期間に症状改善をみたのは，大黄の駆瘀血作用・抗炎症作用なども関与していたと推定される．疎経活血湯と鑑別が問題となるのは，当帰芍薬散，八味地黄丸などである．打撲後の腰痛には，このほか桃核承気湯（実証・便秘傾向）などもよい可能性がある．

④ その他の頻用処方

● **五積散**（ごしゃくさん）

・中年女性の朝起床時に強い腰痛・坐骨神経痛に使用．冷え，のぼせ，更年期，八味地黄丸で胃腸障害の出る例によい．

● **桂枝加朮附湯**（けいしかじゅつぶとう）

・手足冷え，痩せ型，血色不良，胃腸虚弱で他の漢方薬は胃が不快でのめないという虚弱者（陰虚証）の腰痛・坐骨神経痛によい場合がある．

⑤ 応　用

・十全大補湯，補中益気湯は，虚弱で疲労倦怠があり，疲れると腰痛の悪化する例によい場合がある．
・大防風湯は，膝関節痛などを伴う腰痛で，疲れやすく冷え症の虚弱者によいことがある．
・八味地黄丸で胃腸障害が起こる例には，十全大補湯，大防風湯，補中益気湯がよい場合がある．

⑥ 使用上の注意

・腰痛，坐骨神経痛に用いられる漢方薬には，地黄，当帰を含むものが多いが，これらは胃腸障害を来すことがあるので注意が必要である．とくに，振水音（胃下垂の徴候）があるものには，人参を含むもの，または地黄を含まないものを用いるとよい．

6-3　変形性膝関節症

① 症候と漢方薬選択の考え方

■ 変形軽度の例が漢方治療の対象となる

胃腸虚弱な者：防已黄耆湯が第1選択．
無効時には，大防風湯を用いる．
これらで胃腸障害が出る者には，桂枝加朮附湯を用いる．

胃腸丈夫な者：越婢加朮湯を第1選択とする．
無効な場合には，関節リウマチに準じて治療する．

Point:
・防已黄耆湯を用いる機会が最も多い．その効果判定には2〜4週程度を要する場合が多い．
・防已黄耆湯に越婢加朮湯を少量加味すると効果発現は早まるが，胃腸障害など麻黄の副作用に注意する必要がある．

② 頻用漢方薬チャート

ファーストチョイスの漢方薬	体　質	最も特徴的な症状・所見	使用頻度	ワンポイント
防已黄耆湯 (ぼういおうぎとう)	中等度〜虚弱	膝関節に水が溜りやすく，悪化すると痛みで歩けなくなる例によい	◎	"水太り"が特徴 色白，多汗，下腿浮腫傾向 時に越婢加朮湯，桂枝加朮附湯などを併用
越婢加朮湯 (えっぴかじゅつとう)	中等度以上	膝関節炎症状（腫脹，疼痛，局所の熱感など）が顕著	○	防已黄耆湯との併用が効果的
薏苡仁湯 (よくいにんとう)	中等度以上	関節炎症状が遷延	△	越婢加朮湯無効例に使用 胃腸丈夫
大防風湯 (だいぼうふうとう)	中等度〜やや虚弱	軽微な関節炎症状，防已黄耆湯無効時に考慮	△	疲れやすい，冷え症，顔が青白い，皮膚乾燥傾向
桂枝加朮附湯 (けいしかじゅつぶとう)	虚　弱	軽微な関節炎症状 非常に胃腸虚弱	△	痩せ型，冷え症，胃下垂，振水音

③ 症例から処方を学ぶ

"水太り"中年女性の膝関節痛

症　例　58歳女性

主　訴　膝関節痛

病歴と所見　6か月前から左膝痛で歩行困難．数か月来悪化，膝関節が腫れて熱を持ち痛みが強い．某病院整形外科で変形性膝関節症の診断．膝関節注射を定期的に施行．立ち上がるときと階段を降りるときが辛い．鎮痛剤で痛みが和らぐが腫れはひかない．太りやすい．身体が重くて疲れやすい．多汗．152cm，57kg．色白，もち肌，水太り．左膝関節軽度変形，膝周囲が腫脹熱感，膝

蓋骨が浮遊状態で触知．下腿浮腫．

考え方 いわゆる水太り中年女性の変形性膝関節症であるから，防已黄耆湯が第1選択である．加えて膝関節の熱感腫脹もあるので，やや少なめの越婢加朮湯を併用することとした．

経　過 ＜防已黄耆湯エキス7.5g＋越婢加朮湯エキス5g＞分3後とする．1か月後には膝の痛みと腫脹は著明に軽減．鎮痛剤は不要となった．その後，長時間歩行などで再燃するが，同薬1か月服用程度で回復する状態が続く．本人が食事などに気を付けているうちに体重53kgまで減量に成功した．その後8年以上経過し，ときどき防已黄耆湯のみを服用する程度で，膝は大変好調であった．

解　説 防已黄耆湯の有効な場合，長期服用により膝関節痛はほとんど起こらなくなることが多い．

④ 応 用

- 防已黄耆湯が基本であるが，防已黄耆湯のみでは十分な効果の得られない場合や，防已黄耆湯の効果を高めたい場合などに他の漢方薬を併用する．
- 防已黄耆湯＋越婢加朮湯：体質中等度の者で，膝関節の熱感腫脹があるときには少量の越婢加朮湯を併用すると早期の効果が期待できる．
- 胃腸虚弱者には，越婢加朮湯を胃腸障害の起こらない程度に減量して併用する．すなわち，1/2～1/5程度とする．注意深く使用すれば鎮痛効果が得られる．

⑤ 使用上の注意

- 越婢加朮湯，薏苡仁湯は麻黄を含むので，その使用上の注意が必要．
すなわち，胃腸虚弱者，高齢者，虚血性心疾患，心不全，高度腎障害，排尿障害などの患者には慎重に用いること．

6-4　頸肩腕症候群・肩こり

① 症候と漢方薬選択の考え方

- 鎮痛効果に優れ，即効性の期待できる麻黄剤は初期に用いる．
  柴胡剤は遷延〜慢性期に用いる．難治例では両者の併用も行われる．
- 瘀血が関与していると推測されれば駆瘀血剤（桂枝茯苓丸など）を併用する．
- 虚弱者では温性駆瘀血剤と利水剤（当帰芍薬散と桂枝加朮附湯など）がよい．
- さらに虚弱者では補剤（補中益気湯など）や人参剤（六君子湯など）を考慮する．
- 過食などによる肩こりには胃炎の薬（半夏瀉心湯など）を用いるとよい場合がある．
- 緊張性頭痛にも同じ種類の漢方薬を応用することが多い．

② 頻用漢方薬

● 葛根湯（かっこんとう）

- 項頸部の筋肉が緊張し，こりや痛みを訴える者に用いる．胃腸が丈夫で麻黄の禁忌がないことが条件．

● 葛根湯＋桂枝加朮附湯（けいしかじゅつぶとう）（各常用量の1/2〜2/3を混和）

- やや胃腸虚弱な者に．

● 葛根湯＋桂枝茯苓丸（けいしぶくりょうがん）

- 瘀血の徴候のある者，"むち打ち"などの外傷後によい．

● 大柴胡湯（だいさいことう）

- 肥満して上腹部腹筋緊張が顕著（高度胸脇苦満）な者によい．

● 大柴胡湯＋葛根湯

・実証で胸脇苦満が強く項背部筋緊張が強い者によい．

● 柴胡桂枝湯（さいこけいしとう）

・体質中等度～やや虚弱な者で，胸脇苦満と上腹部腹筋緊張を認め，心因性に胃痛が起こりやすい者の肩こりによい．

● 加味逍遙散（かみしょうようさん）

・中年～更年期女性の肩こりによい場合がある．

● 呉茱萸湯（ごしゅゆとう）

・虚弱者の肩こりによい場合がある．

■ 肩関節周囲炎・五十肩

● 葛根湯（かっこんとう）

・初期軽症例，胃腸の丈夫な者．

● 葛根加朮附湯（かっこんかじゅつぶとう）

・遷延例，胃腸の丈夫な者．

● 二朮湯（にじゅつとう）

・軽症例，胃腸虚弱な者．

● 疎経活血湯（そけいかっけつとう）

・遷延例，体質中等度．皮膚粘膜乾燥傾向．

● 大防風湯（だいぼうふうとう）

・虚弱者で遷延して難治の例に用いる．

■ 頸椎症

・手のしびれを主とする例に用いてよい場合がある．

● 葛根加朮附湯

・胃腸丈夫な者，麻黄の禁忌のない者に．

● 桂枝加朮附湯

・胃腸虚弱な者，胃下垂高度で冷え症の者に．

● 桂枝加朮附湯＋当帰芍薬散 (とうきしゃくやくさん)

・胃腸やや虚弱で冷え症の者に．

■ 打撲傷

● 桂枝茯苓丸

・体質中等度，打撲直後に用いるとよい．

● 治打撲一方 (ぢだぼくいっぽう)

・体質中等度，打撲直後に用いるとよい場合がある．

● 通導散 (つうどうさん)

・体質中等度以上，便秘傾向のある者に．

● ［桂枝茯苓丸または治打撲一方］＋通導散

・内出血を伴う打撲・外傷に用いる．

7 婦人の疾患

総論

1 女性と漢方

■ 女性には漢方薬が有用

・漢方専門外来の7割が女性で占められ，女性専門外来では漢方薬が必須とされる．これは女性が漢方薬を好むというだけでなく，実際に女性の治療では漢方が有用だからであり，女性特有のさまざまな病状に対して漢方には西洋医学とは違った面からの治療手段（漢方薬）が用意されているからである．
・女性の特徴は，1）月経があること，2）妊娠出産があること，3）これらに伴って心身ともに影響を受けること，4）加齢に伴う変化が男性より大きいこと（更年期障害，更年期以後の骨粗鬆症など）などであるが，これらに対して漢方には体質，年齢，症候の組合せに応じて現代医学にはない効果を示すさまざまな漢方薬が用意されている．また"瘀血（おけつ）"，"水毒（すいどく）"，"気うつ"，"冷え"など，独特の臨床的病態評価概念によって症候の実践的把握を行おうとすることも，西洋医学にはない大きなメリットとなっている．

■ 漢方診療における性差

・漢方薬を選択するうえで漢方の伝統的使用法を一定程度まで尊重する必要があるのは当然であるが，とくに女性では重要である．漢方の病態解釈を示す独特の用語を用いて女性の特徴を表現すると，以下のような経験則があると思われる．

①**女性には"陰証（いんしょう）"体質が多い**
・"陰証"体質とは，基礎代謝低下傾向にあり低体温を示す状態であり，多くは"冷え症""寒がり"である．このような状態は，"体を温める薬"（温薬あるいは熱薬と称される漢方薬・生薬）の適応とされ，当帰（トウキ）・川芎（センキュウ）・附子（ブシ）などを含む漢方薬を頻用する．当帰芍薬散，加味逍遙散，当帰四逆加呉茱萸生姜湯，麻黄附子細辛湯，真武湯などが該当する．

②女性には"虚証(きょしょう)"体質が多い

・"虚証"体質とは，虚弱者・元気のない者という意であるが，臨床的には筋肉量が少ない下垂体質者であり，多くは疲れやすい・感冒に罹患しやすい・胃下垂などの特徴がある．このような状態は，"胃腸機能を高めて元気をつける薬"（＝補剤と称される漢方薬・生薬）の適応とされ，人参剤，参耆剤(ジンギザイ)を頻用する．人参剤とは人参湯・四君子湯・六君子湯などを指し，参耆剤とは補中益気湯・十全大補湯などを指す．

③女性には"気鬱"が多い

・"気鬱"とは，"気のめぐりが障害されて気がうっ滞している状態"とされるが，臨床的には抑うつ状態（ごく軽微なもの，とくに身体症状の全面に現れる者を含む）・不安焦燥状態・心身症などを幅広く包含した概念と考えられる．このような状態は，"気をめぐらす薬"（気剤）の適応とされ，厚朴(コウボク)・蘇葉(ソヨウ)・柴胡(サイコ)などを含む漢方薬を頻用する．半夏厚朴湯，香蘇散，加味逍遙散などである．

④女性には"血(けつ)"の異常が多い

・"血"とは，血液・血流およびその機能を指す古典的用語である．"血"の異常とは，"瘀血(おけつ)"・"血虚(けっきょ)"・"血熱(けつねつ)"などの用語で表現される病態のことである．

・"瘀血"は，本来はうっ血の意であるが，月経障害およびそれに伴う各種症候もまた瘀血によるものとされる（p.173，コラム参照）．これには牡丹皮(ボタンピ)・桃仁(トウニン)などを含む漢方薬を用いる．桂枝茯苓丸，桃核承気湯，大黄牡丹皮湯，通導散などである．

・"血虚"は貧血・血行障害などの意である．月経血過多により貧血状態にある者は血虚とされ，それに類似した病態もまた同列に扱われる．これには当帰・川芎・地黄などを含む漢方薬を用いる．当帰芍薬散，四物湯，十全大補湯などである．

⑤女性には"水(すい)"の異常も多い

・"水"は体液であり，若年者は"水毒(すいどく)"，中高年者は"枯燥(こそう)"が多いとされる．

・"水毒"とは浮腫，異常な体液の分泌や貯留などで，若年女性で浮腫傾向があって起こる眩暈や頭痛，あるいは心下振水音（胃液貯留）なども水毒によるものと見なされる．これには茯苓(ブクリョウ)・蒼朮(ソウジュツ)・白朮(ビャクジュツ)・沢瀉(タクシャ)・半夏(ハンゲ)などを含む漢方薬を用いる．五苓散，当帰芍薬散，二陳湯，半夏白朮天麻湯などである．

・"枯燥"とは組織がひからびた状態の意で，脱水状態や長期にわたる循環障害などの結果であり，臨床的には皮膚粘膜の乾燥萎縮傾向を目安とする．これには地黄・人参・麦門冬(バクモンドウ)などを含む漢方薬を用いる．四物湯，十全大補湯，炙甘草湯，八味地黄丸などである．

⑥女性の診察時の注意など

- 女性の診察時には，婦人科的疾患でなくても，月経の状態，妊娠の有無，出産歴，異常分娩歴などに注意する必要がある．
- 古人は"女性の治療は男性の10倍難しい"と述べている（唐・孫思邈『千金要方』婦人方）．

2 漢方治療の適応

■ 漢方薬を第1選択としてもよいと思われる疾患

- 更年期障害（精神障害はないか軽微な例）
- 月経前症候群
- 月経困難症，月経不順
- いわゆる冷え症，のぼせ症など

■ 西洋医学的治療との併用が効果的とされる疾患

- 排卵障害（第一度無月経など）
- 黄体機能不全症
- 不妊症（とくに原因のないもの）
- 子宮内膜症（比較的軽症例）

3 頻用漢方薬

漢方薬	病名	一般的症候
当帰芍薬散 （とうきしゃくやくさん）	月経障害全般，不妊症	冷え症，貧血様顔貌 むくみ
桂枝茯苓丸 （けいしぶくりょうがん）	月経不順，月経困難症など	血色良好，下腹部圧痛
加味逍遙散 （かみしょうようさん）	更年期障害，月経前症候群など	不定愁訴，上逆感，抑うつ
温経湯 （うんけいとう）	月経障害全般，不妊症 更年期障害	冷え症，乾燥（手掌・口唇）

婦人の疾患総論

4 使用上の注意

■ 女性の便秘と大黄

・便秘は女性に多い愁訴であるが、これには大黄を含む漢方薬を用いるとよい。とくに"瘀血"の徴候のあるときには積極的に大黄を用いると症状改善が促進される可能性がある。月経痛，月経不順，更年期障害，にきび，その他の皮膚症状などのときには少量でも大黄を用いるとよい。

＊妊娠と漢方薬→p.199参照

■ 女性における漢方薬選択の例（私見）

○比較的漢方の得意とする領域	
月経前症候群	抑肝散，当帰芍薬散，加味逍遙散，桂枝茯苓丸 女神散，半夏厚朴湯，桃核承気湯，芍薬甘草湯 など
更年期障害・"自律神経失調症"・"血の道"	加味逍遙散，桂枝茯苓丸，当帰芍薬散，温経湯 柴胡加竜骨牡蛎湯，抑肝散，温清飲 など
"冷え症"	当帰芍薬散，桂枝茯苓丸，十全大補湯，人参養栄湯 当帰四逆加呉茱萸生姜湯，真武湯 など
のぼせ	加味逍遙散，女神散，桂枝茯苓丸，桃核承気湯 黄連解毒湯，三黄瀉心湯 など
産前産後の神経症	女神散，加味逍遙散，抑肝散，柴胡加竜骨牡蛎湯 など
○現代医学的治療に補完的に用いる領域	
月経不順	当帰芍薬散，桂枝茯苓丸，加味逍遙散，温経湯 など
月経困難・月経痛	桂枝茯苓丸，当帰芍薬散，当帰建中湯，温経湯 当帰四逆加呉茱萸生姜湯 など
過多月経	芎帰膠艾湯，温経湯 など
不妊症・不育症	当帰芍薬散，温経湯
子宮脱・膀胱脱	補中益気湯
下腹痛	当帰四逆加呉茱萸生姜湯，当帰建中湯
乳腺症	桂枝茯苓丸，当帰芍薬散 など

Column コラム　瘀血および駆瘀血剤という考え方

①瘀血という考え
婦人の漢方治療には"瘀血（おけつ）"という漢方的病理概念を理解しておく必要がある．古来，月経の障害，精神障害などで体内に瘀血が生じるとされてきた．これを古典的漢方医学では"停滞し変性した非生理的血液"と定義している．その実態は不明であるが，近年の研究で，静脈うっ血，微小循環障害，組織の挫滅，凝固線溶系異常などを含む病態と考えられつつある．

②駆瘀血剤（くおけつざい）とその使用を考えるべき徴候
瘀血を体内から駆逐する薬剤という意味で，瘀血の病態に用いる漢方薬を"駆瘀血剤"と呼ぶ．その使用を考えるべき徴候としては以下があげられる．
- 症状：月経異常，排卵異常，不妊，更年期障害，痔疾，静脈瘤・静脈炎，冷え（手足の先の冷え），口内乾燥，腹部膨満感，局所の煩熱感など
- 皮膚粘膜所見：皮膚がどす黒い，サメ肌（甲錯），小静脈うっ血（細絡），手掌紅斑，皮下溢血・皮膚粘膜の紫斑点，口唇・歯肉・舌辺縁の暗紫色化など
- 腹証：下腹部腹筋の緊張と圧痛（p.174，小腹鞕満），左下腹の強い圧痛（p.174，小腹急結）

③"駆瘀血剤"
駆瘀血剤には2つの意味がある．瘀血の病態に用いるべき薬剤という広義の意味と，体質的に実証の瘀血に用いるべき薬剤を駆瘀血剤と呼び，陰虚証に用いるものを温性駆瘀血剤と呼ぶことがある．後者はまた"補血剤（ほけつざい）"とも呼ばれる．

○"実証"に用いる駆瘀血剤
桂枝茯苓丸，桃核承気湯，大黄牡丹皮湯，通導散などであるが，大黄を含む漢方薬には多少なりとも駆瘀血作用があるとされる．

○"虚証"に用いる温性駆瘀血剤（補血剤）
当帰芍薬散，温経湯，当帰建中湯，芎帰膠艾湯，当帰四逆加呉茱萸生姜湯，四物湯などである．とくに虚弱者では処方構成に四物湯（当帰・芍薬・川芎・地黄）を包含した処方が用いられる．十全大補湯，人参養栄湯などである．

＊"血虚（けっきょ）"と"補血剤"
"血虚"とは，貧血，循環障害，およびこれらの結果としての組織の低栄養状態などを現す概念と考えられ，前述の"補血剤"を用いる．

Column コラム 不妊症・子宮内膜症・子宮筋腫

○不妊症
- 器質的原因のない卵巣機能障害に伴う不妊症によい例がある．
- 当帰芍薬散が第1選択である．
- 温経湯は当帰芍薬散無効例に用いられる．
- 芍薬甘草湯は高プロラクチン血症のあるときによいとする報告がある．
- その他の漢方薬

○子宮内膜症
- 漢方治療の奏効する例は多くないが，月経痛が軽減する例がある．
- ふだんは桂枝茯苓丸，月経時に桃核承気湯の組み合わせでよい例がある．

○子宮筋腫
- 筋腫自体が縮小することはないが，月経痛などの症状が軽減する場合がある．
- 桂枝茯苓丸加薏苡仁が用いられる．

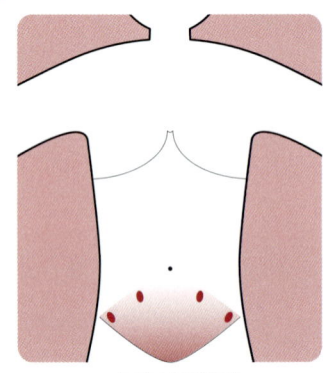

[小腹鞕満（しょうふくこうまん）]
- 下腹部の腹筋緊張亢進（抵抗として触知）と圧痛，および自覚的膨満感のある状態
- 「瘀血の腹証」とも呼ばれる
- 駆瘀血剤の使用目標
- 桂枝茯苓丸，桃核承気湯，大黄牡丹皮湯，通導散などを用いる目標となる

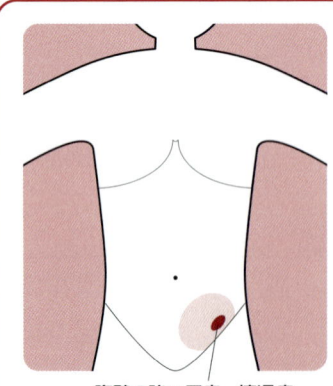

● 圧痛の好発部位

[小腹急結（しょうふくきゅうけつ）]
- 腸骨前上棘突起の内側付近の腹壁に強い圧痛または筋膜擦過痛が見られること
- 瘀血の腹証の一種
- 桃核承気湯の腹証とされる（ただし，なくても桃核承気湯を用いてよい）

腹壁の強い圧痛〜擦過痛

7-1　月経の障害（月経痛・月経不順・過多月経 など）

① 症候と漢方薬選択の考え方

体質中等度〜肥満傾向で血色良好・内臓下垂傾向がない者
→ 桂枝茯苓丸，桃核承気湯，大黄牡丹皮湯，通導散 など

痩せ型，皮膚筋肉が薄く軟弱で内臓下垂傾向，顔色不良，手足が冷える者
→ 当帰芍薬散，温経湯，芎帰膠艾湯，当帰建中湯，当帰四逆加呉茱萸生姜湯，四物湯，十全大補湯 など

胃腸虚弱・るいそうした者・上記に似るが上記漢方薬で胃腸障害の起こる者
→ 人参湯，六君子湯，小建中湯，補中益気湯 など

Column　女性に用いる機会の多い漢方薬

婦人科疾患だけでなく，それ以外の疾患においても頻用漢方薬には性差がみられる．これは，前述の女性の特徴による部分が大きいと思われる．

疾　患	女　性	男　性
急性上気道炎・感冒	麻黄附子細辛湯，香蘇散 補中益気湯，加味逍遙散	葛根湯，小青竜湯 小柴胡湯 など
慢性胃炎・FD	六君子湯，人参湯，安中散	半夏瀉心湯 柴胡桂枝湯 など

② 頻用漢方薬チャート

ファーストチョイスの漢方薬	体質	最も特徴的な症状・所見	使用頻度	ワンポイント
桂枝茯苓丸（けいしぶくりょうがん）	中等度	月経痛，月経不順，下腹部圧痛	◎	代表的駆瘀血剤"瘀血の徴候"(p.173参照)あり，便秘なし．
当帰芍薬散（とうきしゃくやくさん）	やや虚弱	月経不順，月経痛，流産の既往，不妊症，血色不良，貧血傾向，浮腫傾向	◎	"血虚"と"水毒"の徴候，虚弱者
温経湯（うんけいとう）	やや虚弱	月経不順，月経痛，不妊症，血色不良，貧血傾向，皮膚粘膜乾燥傾向	◎	手掌ほてり，指掌角皮症を認めることがある
桃核承気湯（とうかくじょうきとう）	中等以上	月経痛，月経時頭痛，便秘，顕著な下腹部圧痛	○	月経困難症に伴う精神症状を示す例あり
当帰建中湯（とうきけんちゅうとう）	虚弱	月経痛，手足冷え，過敏性腸症候群傾向あり	○	当帰芍薬散で月経痛が改善しないときによい
当帰四逆加呉茱萸生姜湯（とうきしぎゃくかごしゅゆしょうきょうとう）	虚弱	月経痛，月経不順，月経時頭痛，腰痛症，手足冷え，しもやけ，下腹部疝痛など．片頭痛にもよい	○	当帰芍薬散で月経痛が改善しないときによい

Point:

- 月経前症候群，月経痛，月経不順，過多月経，子宮発育不全などはよい適応である．
- 子宮内膜症では難治でホルモン療法を優先．軽症例，若年で妊娠希望例に試みる．
- 月経周期の異常や無月経に漢方薬が有効な例がときに認められる．
- 月経痛に対して鎮痛剤との併用は特に問題はないが，胃腸障害に留意する．
- 性ホルモン剤などとの併用は特に問題ないと思われる．

3 症例から処方を学ぶ

虚弱な女性の月経痛

症 例 25歳女性　商社勤務

主 訴 月経痛

病歴と所見 痛みは22歳頃から顕著．月経周期28日前後順調，持続数日，痛みが強い．鎮痛剤を常用．月経の第1，2日は会社を休み臥床．手足の先が冷える，夏の冷房を嫌い，冬はいくら暖めても手足が温まらない．にきび（++），月経前悪化．既往歴・家族歴に特記すべきことなし．中肉中背〜やや痩せ型．顔色やや蒼白．皮膚は色白で軟，軽度浮腫傾向．全身の筋発達不良．腹部は全体に軟弱，腹筋発達不良．軽度心下振水音，腹部大動脈拍動を触知．下肢末梢部は冷たい．

■ **処方選択**

考え方 体質的には中等度からやや虚弱な若年女性の月経痛であり，①貧血を思わせる顔色，②冷えが強い，③浮腫傾向の3点から，当帰芍薬散が第1選択である．鑑別すべき処方は，加味逍遙散，温経湯，当帰建中湯，当帰四逆加呉茱萸生姜湯などである．いずれも虚弱で冷え症の若年女性で月経痛などに頻用される処方である．本例のように浮腫傾向（水毒）が明らかな場合は，当帰芍薬散の適応である可能性が高い．

経 過 当帰芍薬散料（煎じ薬）を投与．以後，月毎に月経痛軽減，4か月後には寝るほどひどかった月経痛が改善，服薬中止．以後も再燃せず．にきびも若干改善した．

解 説 本例は当帰芍薬散の典型例であったと考えられる．服用中止後も痛みが再燃しなかったばかりか，にきびも改善したことは，漢方薬による"体質改善"効果を示すものであろう．加味逍遙散は，不定愁訴，自律神経失調症の傾向がある点を目安とする．温経湯は，口唇・手指の乾燥傾向のある点を目安とする．ここでは，まず当帰芍薬散を使用した．

● 当帰芍薬散 (とうきしゃくやくさん)

内 容	当帰　芍薬　川芎　蒼朮　茯苓　沢瀉
体 質	中等度〜やや虚弱
症 候	色白（もち肌）〜貧血様顔貌，手足の冷え，むくみやすい，舌縁歯痕，めまい，頭重，頭痛，月経周期の異常，月経困難，不妊，帯下．腹部全体に腹筋緊張の弱い例が多い
応 用	月経不順，月経困難症，排卵障害，不妊症，習慣性流産，妊娠中の浮腫，産後腰痛，更年期障害，貧血，冷え症，しもやけ，めまい，にきび，慢性腎炎 など

中年女性の月経困難症

症 例	36歳女性　商社勤務
主 訴	月経痛・月経困難
病歴と所見	30歳より過多月経，月経困難症に悩まされるようになった．月経時に下腹痛が強く，14〜15日持続．月経後，頭痛・肩こりが強い．既往として，20歳で虫垂炎，腹膜炎を併発した．がっちりした体格で顔がのぼせた様に赤い．腹筋の緊張はよい．臍上に腹部大動脈拍動亢進あり，左下腹部に著明な圧痛を認める．便通正常．

■ 処方選択

考え方	体質的には比較的頑健（実証）である中年女性の月経困難症であり，"瘀血"の徴候とされる下腹部圧痛なども認められることから，桂枝茯苓丸が第1選択となる．鑑別は，桃核承気湯，通導散などである．本例は，便秘傾向がないので，桂枝茯苓丸をまず用いることとした．
経 過	桂枝茯苓丸料（煎）を投与．3か月間服用．結果，諸症状すべて消失して治療終了．
解 説	本例は，桂枝茯苓丸の短期間の服用で，諸症状が消失したことからみて，桂枝茯苓丸の典型例（桂枝茯苓丸証）であったと考えられる．

● **桂枝茯苓丸**（けいしぶくりょうがん）

内 容	桂皮　茯苓　牡丹皮　桃仁　芍薬
体 質	中等度〜やや強いもの（実証）
症 候	下記"瘀血"徴候がある．便秘はない〜軽度（この時は大黄を加味） ＜瘀血を疑う徴候＞（p.173参照） ・自覚症状：手足冷え，冷えのぼせ，煩熱感，頭痛，めまい ・皮膚粘膜所見：皮膚がくすむ，どす黒い，サメ肌（甲錯），小静脈うっ血（細絡），打撲傷，皮膚粘膜下出血，鼻粘膜出血，口唇歯肉や舌辺縁が暗紫色，痤瘡，蕁麻疹，湿疹 ・腹部所見：下腹部腹筋緊張亢進と圧痛（瘀血の腹証） ・その他の徴候：月経痛，月経不順，無月経，過多月経，寡少月経，帯下，不妊，習慣性流産，産褥神経症，痔疾，大便が黒いなど ・既往歴：流早産，外傷，事故，手術歴（とくに下腹部）など
応 用	月経不順，月経困難，帯下，子宮内膜症，にきび（加薏苡仁），冷え症，更年期障害

過敏性腸症候群を伴う虚弱女性の月経痛

症 例	35歳女性　会社員
主 訴	月経痛
病歴と所見	月経周期は順調だが，痛みがひどく鎮痛剤を使用する．腹が張りやすい，腰が重く足腰が冷える．目が疲れる．2年前に腹が張り痛んだときに桂枝加芍薬湯で著効があった．158cm，46kgと痩せ型．腹部に特別の所見はない．

■ 処方選択

| 考え方 | 虚弱で痩せて冷え症（陰虚証）であり，過敏性腸症候群の傾向がある場合には，当帰建中湯が第1選択となる．冷えが強く，しもやけができたり，冷えると腹痛下痢や腰痛を起こす者には当帰四逆加呉茱萸生姜湯を用いる．ここでは，まず当帰建中湯を使用した． |

| 経　過 | 当帰建中湯を投与．服薬5日目から茶色の帯下があった．以後腹は張らなくなり月経痛も消失．4週で廃薬．|

(松田邦夫『症例による漢方治療の実際』より)

| 解　説 | 虚弱者の月経痛で疝痛性の場合，当帰建中湯，当帰四逆加呉茱萸生姜湯，芍薬甘草湯などを考慮する．月経痛時に芍薬甘草湯を加えて服用すると効果的である．|

● **当帰建中湯**（とうきけんちゅうとう）

内　容	当帰　桂皮　芍薬　大棗　生姜　甘草　（膠飴*）
体　質	虚弱で多くは痩せ型（虚証）
症　候	下腹痛，胃腸虚弱，疲れやすい，冷え症
腹　部	痩せ型で腹壁全体が薄い，腹直筋の緊張が亢進／ときに軟弱
応　用	月経困難症，過敏性腸症候群（下腹部痛），痔疾

＊元来の当帰建中湯には膠飴が入るが，現在の医療用エキス製剤では省略されている

若年女性の精神症状を伴う月経困難症

症　例	24歳女性　商社勤務
主　訴	生理痛
病歴と所見	ひどい生理痛だという．月経の初日，2日目くらいは，痛みが激しく意識がはっきりしない．それ以外，なにも覚えていないという．周囲の人の話では，月経時，泣き叫び暴れ，目は血走り，頭を振る，という．生理が終わると普通になる．既往歴・家族歴に特記すべきことはない．診察は月経でない時点で行った．やや痩せて色白．顔色正常〜やや不良．胸部打聴診異常なし．腹部に特記すべき所見なし．浮腫なし．大便やや秘結がち．

■ **処方選択**

| 考え方 | 体質中等度〜やや虚弱であるが，月経困難症で強い精神症状を伴うことから，桃核承気湯を考慮した．鑑別は，桂枝茯苓丸，当

帰芍薬散などの駆瘀血剤であるが，桃核承気湯は古典では「狂の如し」ということを使用目標としており，この例は下腹部圧痛（小腹急結）はないが，症状が典型的であったことから処方した．

経　過	桃核承気湯を投与．次の月経から上述の激しい症状は起こらなくなった．3か月服用で中止，再発せず．
解　説	月経困難症，月経前緊張症などで，この例のように不穏状態となって強い精神症状が現れる場合，桃核承気湯を考慮する．精神症状が軽微で，焦燥感が強い例では抑肝散，抑うつ傾向の見られる例では加味逍遙散などを考慮する．

● **桃核承気湯**（とうかくじょうきとう）

内　容	桃仁　桂皮　芒硝　大黄　甘草
体　質	体格頑健で，筋肉のしまりのよい固太りが多い
症　候	のぼせ，足冷え，頭痛，肩こり，動悸，めまい，不眠，精神不穏，便秘 など
腹　証	特有の腹証－小腹急結（下腹部のひきつれるような圧痛）
応　用	月経困難症，月経前緊張症，月経不順，更年期障害，産褥期神経症，いわゆる血の道症，頭痛，にきび，便秘，痔疾，会陰部の打撲 など

過多月経

症　例	47歳主婦
主　訴	月経血が多い
病歴と所見	2か月前から月経血が多い．14日間かなり多量に出て，血塊を混ずる．産婦人科で，子宮筋腫があるが手術するほどではないと言われた．以前に産後出血が3か月間止まらなかったことがある．来院時も子宮出血が持続．また最近月経前後の頭痛と嘔気がひどい．月経周期は規則正しい．便秘し，3～4日に1行．毎冬，足にしもやけ．体質やや虚弱で顔色よくないが，腹診上特別の所見はない．

■ **処方選択**

考え方 体質やや虚弱で冷え症の女性の過多月経であり，来院時も出血が持続している点で，芎帰膠艾湯が第1選択である．鑑別には，温清飲，黄連解毒湯，温経湯などがある．ここでは，体質と経過から芎帰膠艾湯を用いた．

経過 芎帰膠艾湯加大黄1.0g投与．3か月で過多月経はきわめてよくなり，冬になっても，しもやけができなかった．産婦人科でも経過観察のみでよいといわれた．

(松田邦夫『症例による漢方治療の実際』より抜粋)

解説 芎帰膠艾湯が有効な場合，本例のように月経時の障害全般の改善を期待できる．鑑別処方のうち，温清飲は，胃腸の丈夫な体質中等度の者で不正出血が遷延するときに用いる．黄連解毒湯は，体質中等度以上で，出血後早期に用いる．温経湯は，虚弱者で出血が遷延し，貧血状となったときに用いる点で，芎帰膠艾湯に似るが，それよりもさらに胃腸虚弱な者が対象となる．

● **芎帰膠艾湯**（きゅうききょうがいとう）

内容 当帰　芍薬　川芎　地黄　艾葉　阿膠　甘草

体質 中等度～やや虚弱

症候 不正出血あるいは痔出血がやや遷延して貧血傾向となったもの　冷え症

応用 不正性器出血，痔出血，過多月経

Column　高プロラクチン血症

芍薬甘草湯が奏効したとの報告がある．ブロモクリプチン，テルグリドの適応であるのに，なんらかの原因でこれらが服用できないときに有用な可能性がある．ただし，芍薬甘草湯は甘草含有量が多いので，服用中は疑アルドステロン症に注意が必要．

④ その他の頻用処方

● 温経湯（うんけいとう）

- **内 容**　当帰　桂皮　芍薬　川芎　甘草　牡丹皮　生姜　人参　半夏　麦門冬　呉茱萸　阿膠
- **体 質**　中等度〜やや虚弱（虚証）．やや胃腸虚弱
  当帰芍薬散適応例に似るが，浮腫傾向，めまい感などはない
- **症 候**　月経異常，不正出血，不妊 などの婦人科的症候
  口唇や皮膚粘膜の乾燥萎縮傾向，貧血傾向，乾燥性湿疹
  手足のほてり，冷えのぼせ傾向，下半身の冷え，下腹痛 など
  特徴的腹証はない（腹部全体に軟らかく，腹壁の薄いものが多い）
- **応 用**　月経不順，月経困難，不妊症，更年期障害，冷え症
  しもやけ，湿疹，指掌角皮症，不眠症，神経症 など

● 加味逍遙散（かみしょうようさん）

- **内 容**　柴胡　茯苓　蒼朮　甘草　芍薬　薄荷　当帰　牡丹皮　山梔子　生姜
- **体 質**　中等度〜やや虚弱
- **症 候**　逆上感，ホットフラッシュ，冷えのぼせ，動悸，発汗，めまい，肩こり など
  抑うつ，不安，焦燥感，易怒性，不眠（熟眠障害），身体化障害
  腹筋全体の緊張は中等度．ときに上腹部緊張や下腹部圧痛あり
- **応 用**　更年期障害，月経異常（月経不順，月経困難），冷え症
  神経症，不眠症，自律神経失調症 など

● 十全大補湯（じゅうぜんたいほとう）

- **内 容**　当帰　芍薬　川芎　地黄　人参　蒼朮　茯苓　甘草　桂皮　黄耆
- **体 質**　体格中等度〜痩せ型
- **症 候**　易疲労倦怠，貧血傾向，手足冷え
  月経障害があり，四物湯で胃腸障害が起こる者
- **応 用**　月経血過多に付随する貧血，冷え症，慢性疲労状態全般

⑤ 応 用

■ 月経痛時に頓服で使用する漢方薬

・芍薬甘草湯：下腹部の疝痛性の痛みに有効な場合がある．
　　　　　　月経前日から月経中だけ予防的に服用すると効果的である．
・呉茱萸湯：月経時の頭痛に有効であるが，同時に下腹部痛に有効な場合がある．
・桃核承気湯：月経痛および精神不穏が強い場合に用いる．
　　　　　　　便秘傾向があればさらによい．

⑥ 使用上の注意

・桃核承気湯を使用した場合，下痢傾向になるが，かえって鎮痛効果が増強されることが多いので，短期使用では患者さんに大きな苦痛がなければ使用してもよいと思われる．
・桂枝茯苓丸，桃核承気湯，通導散などを用いるときには，便秘していれば大黄あるいは大黄を含む漢方薬を併用して適度に排便を促す必要がある．便秘したままでは効果が出にくい．

Column　当帰芍薬散と桂枝茯苓丸の鑑別

いわゆる瘀血に使用される処方として，当帰芍薬散と桂枝茯苓丸（けいしぶくりょうがん）との鑑別が必要である．
昭和初期，漢方復興に貢献した湯本求真は，両者の鑑別を次のように，大塚敬節（1900-1980．松田の師．近年の漢方界の功労者）に教えた．
「桂枝茯苓丸は，筋肉のしまりのよい血色のよい人に用い，当帰芍薬散は筋肉が軟弱で，しまりがわるく血色のすぐれない貧血傾向があるものに用い，貧血性瘀血を治する効がある．美人には当帰芍薬散の証が多い．」
大塚敬節は当帰芍薬散の目標を，「男女老若を問わず，貧血の傾向があり，腰脚が冷え，頭帽，頭重，小便頻数を訴え，ときにめまい，肩こり，耳鳴，動悸がある．筋肉は一体に軟弱で，女性的であり，疲労しやすく，下腹痛があり，腰部あるいは心下に波及するが，腹痛がなくてもよい．」とする．

7-2　更年期障害

① 症候と漢方薬選択の考え方

■ **体格体質ごとの頻用処方**

①第1選択
 → 加味逍遙散

②胃腸丈夫で血色良好
 → 柴胡加竜骨牡蛎湯，桂枝茯苓丸，桃核承気湯，女神散，黄連解毒湯 など

③胃腸虚弱で血色不良
 → 当帰芍薬散，温経湯，抑肝散，抑肝散加陳皮半夏，柴胡桂枝乾姜湯 など

■ **身体的症状から見た選択**

①のぼせ，上逆感が強いとき
 → 加味逍遙散，桂枝茯苓丸，桃核承気湯，女神散，黄連解毒湯，温清飲 など

②精神症状のあるとき
 → 加味逍遙散，柴胡加竜骨牡蛎湯，抑肝散，抑肝散加陳皮半夏，女神散，加味帰脾湯，柴胡桂枝乾姜湯 など

Point:
・漢方薬は患者の愁訴を尊重して治療を行い，心身両面にわたる効果が期待できる．性ホルモンや精神安定剤に比較して副作用が少なく，比較的安全に長期服用できる．

② 頻用漢方薬チャート

ファーストチョイスの漢方薬	体質	最も特徴的な症状・所見	使用頻度	ワンポイント
加味逍遙散 (かみしょうようさん)	やや虚弱	のぼせ，ホットフラッシュ，異常発汗，冷え，動悸，軽うつ症状，不安焦燥感	◎	更年期障害の第1選択 不定愁訴によい
桂枝茯苓丸 (けいしぶくりょうがん)	中等度	のぼせ，発汗，動悸，下腹部圧痛，便秘なし	◎	代表的駆瘀血剤 "瘀血の徴候"(p.173参照)あり．身体症状が主 "血虚"と"水毒"の徴候身体症状が主
当帰芍薬散 (とうきしゃくやくさん)	やや虚弱	冷え症，血色不良，浮腫傾向	◎	身体症状・精神症状ともにあり
女神散 (にょしんさん)	丈夫	のぼせ，顔面紅潮，めまい感，不眠，不安焦燥感	○	加味逍遙散無効例によい

③ 症例から処方を学ぶ

ホットフラッシュ・発汗・不眠を訴える虚弱な更年期女性

症例 49歳主婦

主訴 ホットフラッシュと発汗

病歴と所見 約1年前から，ときどき軽い熱感と発汗があり，月経不順となった．4か月前から3か月間は1か月に1回あったが．この2か月は月経がない．数か月来，ホットフラッシュと発汗が悪化した．夜間も熱感と発汗があり，そのためか熟睡できない．焦燥感や抑うつ感はないが，疲れやすい．足冷え，肩こり．既往歴・家族歴に特記すべきことはない．160cm，58kg．顔色普通．皮膚湿潤．脈沈弱．腹部軟，上腹部軽い胸脇苦満．下腹部圧痛なし．抑うつ的な印象はない．

■ 処方選択

考え方　体質中等度〜やや虚弱で冷え症の更年期障害であり，睡眠障害も伴うことから，加味逍遙散が第1選択と考えられる．女神散，当帰芍薬散，桂枝茯苓丸などとの鑑別が必要である（前表参照）．

経　過　加味逍遙散エキス7.5g分3投与．2週後，「発汗の回数が減ってきた．前より眠れる」．6週後，「熱感，発汗ともに大分減ってきた」．3か月後，「ホットフラッシュはほとんどない」．4か月後，「たまに，なんとなく汗が出るが熱感はない．よく眠れる」．約1年服用して治癒廃薬．

解　説　更年期障害には加味逍遙散の奏効する例が多く，体質中等度からやや虚弱者まで幅広く使用できる．有効な場合，本例のように心身全般に症状が改善する．更年期障害では，まず本処方を使用して無効であれば他薬を考えるとしてもよい．

いわゆる血の道症

症　例　45歳良家の女性

主　訴　（更年期不定愁訴）

病歴と所見　「最近，月経不順で体調不良．急にカッとのぼせ，動悸，発汗，頭痛，めまい，肩こりがある．不眠．いらいらして，何でもないことで子供を怒鳴りつけたり夫と喧嘩する．以前は穏やかな性格だったのに自分でもどうしたのかと思う．眼痛，耳がつまる．便秘がち」から始まり，「右腰痛，右足痛，足冷え，冷えると膀胱炎，疲れると背痛，左耳たぶがかぶさる感じ，全体に左半身が弱い，全身しびれ，耳鳴，胃が重い，冬は寒冷蕁麻疹…」．検査では異常がないとのこと．話が途切れた（終わった訳ではない）のを捉えて，診察を始めた．既往歴・家族歴に特記すべきことはない．中肉中背，色白で少しぽちゃっとした婦人．一見，穏やかな顔をした上品な奥様．脈舌異常なし．腹力中，心窩部軽度振水音．左下腹軽度圧痛点．他には特別な所見はない．血圧122〜78．

■ 処方選択

考え方　更年期不定主訴には加味逍遙散が第1選択である．柴胡加竜骨牡蛎湯（より実証で栄養状態がよい者に），抑肝散（焦燥感が強く怒りっぽい者に），女神散（より実証，のぼせ・めまい感が強い者に），柴胡桂枝乾姜湯（虚弱で神経質・不眠の者に），加味帰脾湯（虚弱で抑うつ傾向があり不眠の者に）などとの鑑別が必要である．

経　過　加味逍遙散を投与．数日後から改善．2か月後，「体の具合はすべて良い．ここ何年か，こんなに調子の良いことはなかった」と喜んでくれた．左耳しびれも治った，と．その後も1週分を1か月位で服薬を続け，1年余で廃薬．のぼせ，発汗がなくなり，肩こり，便秘が良くなった．眠れるようになり，いらいらも消えて，家庭は再び円満になった．

解　説　加味逍遙散は，更年期の不安焦燥感や抑うつ気分にも一定の効果がある．こうした病態が背景にある更年期不定愁訴に有効と考えられる．ただし，精神症状が強く重篤な場合には抗不安薬や抗うつ剤の適応であり，専門医でのケアが必要である．

● 加味逍遙散（かみしょうようさん）

内　容　柴胡　茯苓　蒼朮　甘草　芍薬　薄荷　当帰　牡丹皮　山梔子　生姜

体　質　中等度～やや虚弱

症　候　上逆感，ホットフラッシュ，冷えのぼせ，動悸，発汗，めまい，肩こりなど
抑うつ，不安，焦燥感，易怒性，不眠（熟眠障害）
腹筋全体の緊張は中等度．ときに上腹部緊張や下腹部圧痛あり

応　用　更年期障害，月経異常（月経不順，月経困難），冷え症
神経症，不眠症，自律神経失調症　など

更年期障害

症　例	54歳女性
主　訴	更年期不定愁訴
病歴と所見	4年前から肩こり，易疲労，動悸，ときに頭痛，発汗・冷えのぼせが出てきた．53歳で閉経後，諸症状は次第に増悪．時ならず上逆，顔面紅潮，動悸，発汗がくる．肩がこる．疲れやすい，息切れ，めまい感．就眠不良，便秘．加味逍遙散は無効．既往歴として帝切（30代で2回）．体格栄養状態良好．顔面紅潮．脈は大きく緊張良好．腹部やや膨隆，上腹部かたく，右季肋部から心窩部に著明な胸脇苦満，臍上に大動脈拍動を強く触れる．血圧120〜80．

■ 処方選択

考え方	栄養状態のよい女性の更年期不定愁訴であり，胸脇苦満が顕著なことから柴胡加竜骨牡蛎湯が第1選択となる．鑑別すべき漢方薬には，抑肝散，女神散などがある．
経　過	柴胡加竜骨牡蛎湯を投与．4か月で諸症状がほとんど取れたので服薬中止したところ，急に上逆，発汗，動悸が出現，日を追って悪くなるので慌てて来診．「中止してみて，薬がこんなに効いていたのがわかった」，前方継続．(松田経験例)
解　説	本例は柴胡加竜骨牡蛎湯の典型例である．この処方は加味逍遙散よりも実証（栄養状態のよい者）に用いる．抑肝散適応例では腹部はむしろ軟弱で大動脈拍動亢進を認める．症状の点でも「怒りっぽい」ことが目標となる．女神散適応例では，腹力は比較的強いが胸脇苦満としては強いものではない．症状の点でも，「のぼせ」と「めまい」が目標となる．

● 柴胡加竜骨牡蛎湯 (さいこかりゅうこつぼれいとう)

内　容	柴胡　半夏　茯苓　桂皮　黄芩　大棗　生姜　人参　竜骨　牡蛎
体　質	中等度ないしやや強壮の者．栄養状態良好
症　候	心気症傾向あり愁訴が多い，動悸（胸部不快感），不眠，焦燥感肩こり，めまい 腹証：上腹部腹筋緊張（胸脇苦満）顕著，腹部大動脈拍動亢進
応　用	更年期障害，神経症（不安，抑うつ気分，心気症傾向，とくに心臓神経症・神経性心悸亢進症）など

めまいとのぼせを主とする血の道症

症　例　51歳女性

主　訴　(更年期不定愁訴)

病歴と所見　3年前の閉経以来，種々の不定愁訴に悩まされるようになった．加味逍遙散の錠剤を半年飲んだが無効だった．一番苦しいのは，めまいとのぼせだと言う．カッとのぼせてくると汗をかく．また不眠を訴える．やや便秘がち．既往歴・家族歴に特記すべきことはない．160cm，60kg．体格がっちりして，顔赤く，みるからにのぼせている．他には異常なし．夜間尿は1回．血圧134〜82．

■処方選択

考え方1　実証の更年期障害で，のぼせ，めまいを主症状として考えれば，黄連解毒湯，女神散，桃核承気湯などが選択肢となる．また，不定愁訴を主と捉えれば柴胡加竜骨牡蛎湯なども考えられる．ここでは，のぼせて顔が赤いこと，不眠もあることを考慮して黄連解毒湯を選択した．

経　過1　黄連解毒湯1か月間の服用で無効．

■処方選択

考え方2　黄連解毒湯に似ているが無効な場合，のぼせとめまいを主症状とする実証の更年期障害には女神散がよいので，こちらを選択した．

経　過2　女神散を投与して1か月後，ほてりが減少，めまいもとれて気分が非常に楽になってきた．5か月後，眠れるようになり，気分も落ち着いてきた．11か月後，ほとんど汗をかかなくなった．めまいはしない．ほてりもすっかりおさまり，とても気分が良い．「お陰で助かりました」と述べて廃薬．(松田経験例)

解　説　後から考えると，この例は女神散の典型例であった．のぼせが強く顔の赤い状態は黄連を含む女神散，黄連解毒湯，三黄瀉心湯の適応である．女神散がもっとも更年期不定愁訴に頻用される．

● **女神散** (にょしんさん)

内　容　当帰　川芎　蒼朮　香附子　桂皮　人参　黄芩　檳榔子　黄連　木香　甘草　丁香　大黄

体 質	中等度～やや充実．栄養状態良好
症 候	のぼせ（冷えのぼせ），赤い顔，めまい感，不眠，精神不穏 特徴的な所見はないが，全体に弾力があり心下振水音はない
応 用	更年期障害，産褥神経症，いわゆる血の道症，神経症，不眠症 など

④ その他の頻用処方

● **温経湯**（うんけいとう）

内 容	当帰　桂皮　芍薬　川芎　甘草　牡丹皮　生姜　人参　半夏　麦門冬　呉茱萸　阿膠
体 質	中等度～やや虚弱（虚証）．やや胃腸虚弱 当帰芍薬散適応例に似るが，浮腫傾向，めまい感などはない
症 候	月経異常，不正出血，不妊などの婦人科的症候 口唇や皮膚粘膜の乾燥萎縮傾向，貧血傾向，乾燥性湿疹 手足のほてり，冷えのぼせ傾向，下半身の冷え，下腹痛 など 特徴的腹証はない（腹部全体に軟らかく，腹壁の薄いものが多い）
応 用	月経不順，月経困難，不妊症，更年期障害，冷え症，しもやけ，湿疹，指掌角皮症，不眠症，神経症 など

● **桂枝茯苓丸**（けいしぶくりょうがん）

内 容	桂皮　茯苓　牡丹皮　桃仁　芍薬
体 質	中等度～やや強いもの（実証）
症 候	下記"瘀血"徴候がある．便秘はない～軽度（この時は大黄を加味） ＜瘀血を疑う徴候＞（p.173参照） ・自覚症状：ホットフラッシュ，腹部膨満感，手足冷え，冷えのぼせ，全身または局所の煩熱感，頭痛，めまい ・皮膚粘膜所見：皮膚がくすむ，どす黒い，サメ肌，静脈うっ血（細絡），皮膚粘膜下出血，鼻粘膜出血，口唇歯肉や舌辺縁が暗紫色 ・腹部所見：下腹部腹筋緊張亢進と圧痛（瘀血の腹証）

・その他の徴候：月経痛，月経不順，無月経，過多月経，寡少月経，帯下，痔疾，大便が黒いなど
・既往歴：流早産，外傷，事故，手術歴（とくに下腹部）など

応 用　更年期障害（頭痛，肩こり，のぼせ），月経不順，月経困難，帯下，子宮内膜症，にきび（加薏苡仁），冷え症 など

⑤ 使用上の注意

・現代医学的な更年期障害の治療（ホルモン補充療法，精神安定剤，抗うつ剤など）の適応を考慮しつつ，なお効果不十分な場合，あるいは副作用の現れた場合などに，漢方薬を単独または併用で使用するとよい．軽症例では漢方薬のみで対処可能であろう．

Column　月経前症候群

・漢方治療のよい適応．
・抑肝散は，焦燥感が強く易怒性が著明な場合によい．
・抑肝散加陳皮半夏は，同様の場合で胃腸虚弱な人に用いる．
・加味逍遙散は抑うつ気分，焦燥感，肩こりを目安に用いる．
・当帰芍薬散は，冷えとむくみを目安に用いる．
・桃核承気湯は，精神症状が顕著で左下腹部圧痛を認める例に用いる．

〔症例〕
①月経前症候群に抑肝散加芍薬
　44歳女性．3か月前から，月経前のいらいら，上逆，腹痛が極度に増悪．夫と口論する．月経は順調であるが多量．身長160cm，体重70kg．腹診で臍上悸，右胸脇苦満，右下腹瘀血あり．抑肝散加芍薬（煎）を投与．2か月でイライラが消失し，経血量も正常化した．

②月経前症候群に抑肝散
　28歳女性看護師．主訴は「月経前に怒りっぽくなって困る」．初潮12歳，月経順調だが，いつの頃からか月経前になると焦燥感を覚え，怒りっぽくなって周囲にあたってしまう．手術の介助のときに，外科医がもたもたしていたのでメスを投げつけたくなって困ったことがある．月経が来ると気持ちは落ち着く．ときに不眠（就眠障害）．159cm，49kg．色白の美人．早口，落ち着かない．腹部やや軟，大動脈拍動を触知．皮膚湿潤して浮腫ぎみ．抑肝散7.5g分3投与．次の月経時，気分が落ち着く感じという．続服でよく眠れるようになり，月経前も平静でいられるという．断続的に1年余服用して中断．

7-3 冷え症

1 症候と漢方薬選択の考え方

<考え方> 冷えを伴う症候に用いる漢方薬は大変に多いので，冷えの強い部位と随伴症状によって便宜的に以下3群に分けて考える．
A．手足の冷え優位型　B．全身冷え型　C．体感異常型

<治療の実際>
A．手足の冷え優位型（末梢循環障害型）
・体幹部よりも手足の冷えが強いという型で，最も多い
・上半身のぼせを伴う者がある（冷えのぼせ）

〔頻用漢方薬〕
○胃腸がやや虚弱で体格は中等度～やや痩せ型（やや虚証）の者
・当帰芍薬散：第1選択．若い女性の冷え症，生理痛，むくみ傾向あり
・当帰四逆加呉茱萸生姜湯：しもやけ，冷えると下腹部疝痛などの特徴がある
・十全大補湯：貧血傾向，全身倦怠疲労感，月経異常を伴うことが多い
・五積散：冷えのぼせ，腰痛（起床時に強い）に随伴することが多い

○胃腸が丈夫で体格栄養良好（実証～虚実中間証）な者
・桂枝茯苓丸：冷えのぼせ，"瘀血"の徴候（下腹部圧痛，舌縁暗紫色，細静脈怒脹など）を伴うことが多い
・桃核承気湯：冷えのぼせ，下腹部圧痛著明，便秘あり，頭痛を随伴
・八味地黄丸：胃腸丈夫，夏は足がほてり冬は冷える者　腰痛，排尿異常のある高齢者によい

B．全身冷え型（代謝低下・低体温型）
・手足も体幹部もすべて冷えるという型で，低体温傾向がある
・顔色不良，痩せ型，脈が小さく触れにくい，徐脈傾向などの徴候のある者が多い（「陰虚証」）
・胃腸虚弱，栄養状態不良，代謝機能低下（身体の熱量産生低下），皮下脂肪がなく熱保持が不良と推定される群である

Point:
・末梢循環障害型の第1選択は当帰芍薬散である．
・しもやけ，レイノー症状，閉塞性動脈硬化症などには，当帰四逆加呉茱萸生姜湯がよい．
・痩せ型で低体温/代謝低下した者は，真武湯が第1選択である．

〔頻用漢方薬〕
○**胃腸症状が主な場合**
・六君子湯：慢性胃炎，NUD，食欲不振，胃もたれが強い者によい
・人参湯：胃下垂顕著，痩せ型，下痢傾向，足冷え強い者によい
・大建中湯：腹部ガス多く，蠕動不穏を伴う者によい

○**全身症状が多い場合**
・補中益気湯：全身の疲労倦怠，食後眠くなるなどの症状がある者に用いる
・十全大補湯：疲労倦怠感，貧血傾向，顔色不良のある者によい
・真武湯：顔色蒼白，低体温，低血圧，全身倦怠，水様下痢を伴う者によい

C．体感異常型（心身症・神経症型）
・手足冷えを訴えても局所の体表温度は普通で，栄養状態などにも異常のない型
・心身症，自律神経失調症の傾向が大きい者に見られる

〔頻用漢方薬〕
・加味逍遙散：更年期女性によい
・抑肝散・抑肝散加陳皮半夏：抑うつ状態，痩せ型，腹部動悸が目標となる

② 頻用漢方薬チャート

ファーストチョイスの漢方薬	体質	最も特徴的な症状・所見	使用頻度	ワンポイント
当帰芍薬散 (とうきしゃくやくさん)	やや虚弱	月経障害を伴うことが多い 血色不良，浮腫傾向	◎	冷え，むくみ，貧血がキーワード
当帰四逆加呉茱萸生姜湯 (とうきしぎゃくかごしゅゆしょうきょうとう)	虚弱	しもやけができやすい 冷えると腹痛・腰痛が起こることがある ときに頭痛あり	◎	古来，しもやけに頻用され有効である
桂枝茯苓丸 (けいしぶくりょうがん)	中等度	"瘀血の徴候"あり（p.173参照） 下腹部圧痛	○	体格よい人の手足の冷えによい
真武湯 (しんぶとう)	虚弱	痩せ型，低体温，低血圧 胃下垂顕著，下痢傾向	○	人参湯と併用すると効果的である

③ 症例から処方を学ぶ

若年女性の冷え症

症　例　24歳女性　会社員

主　訴　手足が冷えて眠れない（某年2月初診）

病歴と所見　10代から冷え症で手足が冷たく，最近は夜間寒くて眠れない．使い捨てカイロなどでも手足全体は温かくならない．朝は顔，夜は足がむくむ．月経順調だが，ときどき痛む．胃腸の調子はよい．155cm，50kg．色白で顔色やや蒼白い．皮膚は乾燥ぎみ．腹診では腹全体が軟らかく下腹部は冷たい．下腿に軽度浮腫．手足の先を触れると非常に冷たい．

■ 処方選択

考え方　やや虚弱な若年女性の冷え症であり，浮腫傾向（水毒傾向），貧血様顔貌（血虚）を伴うことから当帰芍薬散を選択し，冷えが強いので加工ブシ末を併用した．鑑別には，当帰四逆加呉茱萸生姜湯，十全大補湯，真武湯などが考えられる．

経　過　当帰芍薬散エキス7.5gと加工ブシ末1gを各分3で投与．2週後，「服用開始数日から足の冷えが顕著に改善した．冷えが軽くなったので眠れる．服薬していると尿量が増えるよう」という．4週後，「冷えは気にならない」という．都合6週分を服用後，季節が暖かくなったので服用を中断した．

解　説　この例は，冷え，貧血傾向，浮腫傾向がそろっており，当帰芍薬散の典型例であろう．服用後に尿量増加したのも，この薬によって潜在的な浮腫があったためと思われる．下腹部の腹壁が冷たいことは，当帰芍薬散や当帰四逆加呉茱萸生姜湯に多い所見である．当帰四逆加呉茱萸生姜湯の適応となる例は，末梢の冷えが著しく，冷えると下腹部痛，腰痛が起こったり，しもやけができやすい傾向がある．ただし，小児期にしもやけができたという既往は当帰芍薬散の適応例に多い．十全大補湯は，冷え，貧血傾向はあるが，浮腫ではなく枯燥（枯れ枝のように皮膚粘膜組織が乾燥萎縮していること）がキーワードであり，疲れやすい者に用いる．

● 当帰芍薬散 （とうきしゃくやくさん）

内　容	当帰　芍薬　川芎　蒼朮　茯苓　沢瀉
体　質	中等度～やや虚弱
症　候	色白（もち肌）～貧血様顔貌，手足の冷え，むくみやすい，舌縁歯痕 めまい，頭重，頭痛 月経周期の異常，月経困難，不妊，帯下 腹部全体に腹筋緊張の弱い例が多い
応　用	冷え症，しもやけ，月経不順，月経困難症，排卵障害，不妊症，産後の腰痛，更年期障害，貧血，めまい など

若年女性の"しもやけ"

症　例	25歳女性　会社員
主　訴	冷え症，しもやけ（某年1月初旬初診）
既往歴・家族歴	特記すべきことなし
病歴と所見	小さいときから冷え症で，冬は"しもやけ"ができやすい．今年も12月下旬から左足にできている．冷えると足趾が痛くなる．夏も汗をかかず，冷房は嫌い．胃腸は虚弱だが，来院時は比較的よい．月経順調，月経痛なし．やや便秘がち．足がむくむこともある．160cm，50kg．色白，柔らかい肌．左足第4，第5趾に"しもやけ"．胸部打聴診異常なし．腹部は全体にやや軟らかい．筋緊張や圧痛はない．徐脈傾向あり．来院時は下腿浮腫なし．

■ 処方選択

考え方	"しもやけ"ができるような冷え症で，やや虚弱な若年女性では，当帰四逆加呉茱萸生姜湯と当帰芍薬散（および当帰芍薬散＋ブシ）の鑑別が必要である．本例は，①浮腫傾向が明確でないこと，②月経異常がないこと，③冷えると痛む，という3点から，当帰四逆加呉茱萸生姜湯を選択した．

| 経　過 | 当帰四逆加呉茱萸生姜湯エキス7.5g分3を処方．3週後，「しもやけは治った．冷えも前より感じない」という（この間，積雪の日もある寒い冬であった）．しかし，「最近，疲れやすいので，そちらにもよいようにして欲しい」というため，十全大補湯エキス7.5g分3に変更してみた．4週後，「雪の中で冷えたら，また"しもやけ"できた」．再度，当帰四逆加呉茱萸生姜湯を処方．4週後（4月初旬）再診，「服用後は手足が温まり，しもやけはすぐに治った．もう出ない」．この年の治療を終了．|

| 解　説 | 当帰四逆加呉茱萸生姜湯が即効を示し，再現性があったと思われる事例である．冷えの強いときにはさらにブシ末（成人では0.5〜1g/日程度から漸増）を併用すると有効な場合もある．|

● **当帰四逆加呉茱萸生姜湯** （とうきしぎゃくかごしゅゆしょうきょうとう）

内　容	当帰　桂皮　芍薬　木通　細辛　甘草　大棗　呉茱萸　生姜
体　質	虚弱（虚証），多くは痩せ型
症　候	慢性の冷え症（とくに手足），しもやけ（その既往） 冷えにより悪化する腹痛・腰痛
応　用	冷え症，しもやけ，腹痛，腰痛，坐骨神経痛，月経障害 など

④ 使用上の注意

■ 附子 （ブシ） を使うときは慎重に

・附子はキンポウゲ科トリカブトの根塊であり毒性のあることが知られている．附子を含む漢方薬（真武湯，八味地黄丸，牛車腎気丸など），あるいはブシ末を添加して用いるときには，附子の副作用に注意する．のぼせ感，顔面紅潮，頻脈，動悸，嘔気などが現れれば減量または中止する．

■ 当帰（トウキ）・川芎（センキュウ）は胃腸障害に注意

・当帰・川芎を含む漢方薬（当帰芍薬散，当帰四逆加呉茱萸生姜湯，十全大補湯など）を胃腸虚弱で胃下垂高度の者に用いると，胃痛，胃もたれ，食欲低下，腹痛，下痢などの胃腸障害を来すことがあり，注意が必要である．

Column（コラム） 女性特有の愁訴とその対応

○皮膚の愁訴および美容的訴え（肝斑，雀斑，にきび，いぼ，色素沈着，肌荒れ，くま，くすみ，爪がわれる，髪が荒れる・抜ける，化粧ののりが悪い）
 ・便秘は禁物である．大黄製剤の奏効する例がある．
 ・過度のダイエット，寝不足，ストレスは要注意．
 ・漢方的には，①胃腸をととのえる，②冷えを改善する
 ・四物湯類（四物湯，当帰芍薬散，十全大補湯など），ヨクイニンがよい．
 ・虚弱者では人参製剤（六君子湯，四君子湯，人参湯など）がよい．
 ・瘀血の徴候があれば，虚実に合わせて駆瘀血剤を用いる．

○便秘・痔・脱肛
 ・漢方治療の適応が多い（各論参照）．
 ・中年以後の経産婦に多いが，駆瘀血剤（桂枝茯苓丸，当帰芍薬散など），大黄製剤（大黄甘草湯，麻子仁丸など），参耆剤（補中益気湯など）などを適切に用いると効果がある．
 ・とくに補中益気湯を活用するとよい．

○失禁・頻尿
 ・中年以後の経産婦には腹圧性尿失禁が少なくないが，これには漢方治療の適応がある．補中益気湯の有効例がある．
 ・頻尿には，八味地黄丸（胃腸の丈夫な者），清心蓮子飲（胃腸虚弱者）などがよい．

○浮腫傾向（水毒）
 ・非特異的な浮腫傾向に漢方治療の適応がある．
 ・若年者では当帰芍薬散・五苓散など，中高年には八味地黄丸・防已黄耆湯などがよい．

○体重・肥満
 ・適切な運動とダイエットが必要なのは言うまでもないが，漢方治療の併用で一定の効果をみることがある．
 ・防風通聖散が頻用される．瀉下作用に留意する必要がある．
 ・柴胡剤（大柴胡湯など），駆瘀血剤（桂枝茯苓丸）などのよい場合もある．
 ・麻黄剤（葛根湯，越婢加朮湯など）もときに有効である．胃腸障害に注意．
 ・虚証の肥満には防已黄耆湯などのよい例がある．
 ＊上記全般について適切な食養と適度の運動が重要である．

Column コラム　妊娠中および授乳中の漢方薬

○**妊娠中の漢方薬**
- 妊娠中の漢方薬の投与に関する安全性は確立していないので，投与する場合には慎重に行う必要がある．
- 妊娠初期は漢方薬といえども必要最小限とするのがよい．
- 妊娠中または妊娠している可能性のあるときには，投与しないことが望ましいとされる生薬がある．
    - ▶大黄（子宮収縮作用，骨盤内臓器の充血作用）
    - ▶芒硝（子宮収縮作用）
    - ▶桃仁（流早産の危険性）
    - ▶牡丹皮（流早産の危険性）
    - ▶紅花（流早産の危険性）
    - ▶牛膝（流早産の危険性）
    - ▶附子（副作用が現れやすくなる）
- ＊**大黄を含む漢方薬**には，大黄甘草湯，調胃承気湯，大承気湯，桃核承気湯，麻子仁丸，大黄牡丹皮湯，潤腸湯，防風通聖散，通導散，桂枝加芍薬大黄湯などがある．
- ＊**牡丹皮，桃仁を含む駆瘀血剤**には，桂枝茯苓丸，桃核承気湯，大黄牡丹皮湯，通導散などがある．
- ＊**附子を含む漢方薬**には，真武湯，桂枝加朮附湯，八味地黄丸，牛車腎気丸，大防風湯，ブシ末などがある．
- ＊麻黄を含む漢方薬は非ステロイド系抗炎症剤と同様の副作用を呈する可能性があるので，同様の注意が必要であろう．また，麻黄のエフェドリンは胎盤を通過すると考えられる．
- 妊婦が麻黄を含む漢方薬を服用すると，胎児心拍は増加する可能性がある．
- 葛根湯，小青竜湯，麻黄湯，麻杏甘石湯，五虎湯，神秘湯，越婢加朮湯，薏苡仁湯など

○**授乳中の漢方薬**
- 大黄を含む漢方薬は，授乳中の婦人には慎重に投与すること．大黄の含有成分であるアントラキノン誘導体が母乳中に移行し，乳児に下痢を起こすことがあるからである．
- 麻黄を含む漢方薬も，授乳中の婦人には慎重に投与すること．

8 高齢者の疾患

1 高齢者の特徴と漢方

・高齢者の漢方治療では，高齢者の特徴を漢方医学でどのように捉えるかという点についての理解が不可欠である．以下，主要なポイントを述べる．

①陰証（いんしょう）
・高齢者には基礎代謝が低下して低体温傾向の者が少なくない．これは漢方医学の"陰証"に相当する状態である．陰証の漢方治療には，"体を温める"薬（温熱剤）を用いる．なかでも生薬・附子（ブシ）を含む漢方薬（附子剤）が頻用される．八味地黄丸，真武湯などである．

②虚証（きょしょう）
・高齢者には胃腸虚弱で筋肉が萎縮傾向にある者が少なくない．これは漢方医学の"虚証"に相当する状態である．虚証の漢方治療には，"気力・体力を補う"薬（補剤）を用いる．なかでも生薬・人参を含む漢方薬（人参剤）と人参および黄耆（オウギ）を含む漢方薬（参耆剤〔ジンギザイ〕）が頻用される．人参剤は六君子湯，人参湯など，参耆剤は補中益気湯，十全大補湯などである．

③枯燥（こそう）・**血虚**（けっきょ）
・高齢者は組織の水分含量が減少し細胞内脱水の傾向がある．また末梢循環障害のある者が少なくない．そのため皮膚粘膜などは乾燥萎縮傾向にある．これは漢方医学が"枯燥"と表現し，あるいは抽象的に"血虚"と表現する状態に相当すると考えられる．こうした病態に用いるのが滋潤剤である．これには生薬・地黄（ジオウ）を含む薬（地黄剤），あるいは胃腸虚弱者であれば人参剤を用いる．八味地黄丸，十全大補湯などである．

④腎虚（じんきょ）
・中高年に見られる運動器・腎泌尿器の機能低下を主とする症候をまとめて"腎虚"と呼ぶ．その症状は，腰痛，下肢筋力低下，運動機能低下，排尿障害，腎機能低下，性機能低下などである．漢方医学の古典的考え方では腎虚の背景には「加齢に伴う生命機能低下」があると解釈されている．腎虚に用いる漢方薬の代表が八味地黄丸であり，この処方ひとつで腎虚の症候全体に有効な場合がある．逆に，麻黄剤（葛根湯など）で排尿障害などの副作用が出やすいのも，この状態である．

2　頻用漢方薬チャート

高齢者の疾患	とくに頻用される漢方薬
慢性脳循環障害	釣藤散，黄連解毒湯
不定愁訴・軽うつ状態	釣藤散，加味帰脾湯，柴胡加竜骨牡蛎湯
腰痛症	八味地黄丸，当帰四逆加呉茱萸生姜湯
変形性膝関節症	防已黄耆湯，大防風湯
前立腺肥大症・排尿障害	八味地黄丸，清心蓮子飲
消耗性疾患・慢性疲労状態	補中益気湯，十全大補湯
「こむらがえり」	芍薬甘草湯，八味地黄丸

■ 高齢者の疾患に広く応用される漢方薬

漢方薬	病名	一般的症候
八味地黄丸 （はちみじおうがん） 牛車腎気丸 （ごしゃじんきがん）	腰痛，坐骨神経痛，前立腺肥大症，尿路感染再発例，尿失禁，性機能障害，萎縮性腟炎，糖尿病性末梢神経障害，高血圧症，腎炎 など	下半身の衰えのある者，胃腸は丈夫．浮腫（夕方足がむくむ），手足の冷えと熱感，朝の口乾など腹証は，下腹部正中の腹筋緊張減弱（小腹不仁）など
釣藤散 （ちょうとうさん）	慢性脳循環障害，脳血管障害後遺症，高血圧症，慢性緊張性頭痛，うつ状態 など	やや虚弱から中等度まで広く使用可．多くは，やや痩せ型．眩暈にもよい
防已黄耆湯 （ぼういおうぎとう）	変形性膝関節症，多発性関節炎，浮腫 など	肥満傾向，易疲労，多汗，下肢浮腫．胃腸やや虚弱
芍薬甘草湯 （しゃくやくかんぞうとう）	有痛性筋痙攣 （こむらがえり）	頓服で即効，夜間に起こるときは就寝前1回投与

3 症例から処方を学ぶ

腰痛と歩行障害を訴える77歳男性

症　例	77歳男性
主　訴	右膝後ろの痛みと下肢脱力感で歩きにくい
病歴と所見	半年前から右膝の後ろが痛み，また立ち上がるときに足の踏ん張りがきかない．歩行時とくに階段を降りるときに右膝以下に力が入らない．腰も痛む．他院で変形性腰椎症のためと言われた．178cm，83kg．栄養良好．下腹部が軟らかい．他に特記すべきことなし．血圧142〜90．血液尿検査に異常なし．既往歴・家族歴に特記すべきことなし．

■ 処方選択

考え方	高齢者の腰痛と歩行障害には八味地黄丸・牛車腎気丸が第1選択となる．胃腸障害のないことが条件となる．
経　過	八味地黄丸7.5g 分3を投与．1か月後，「少しよい」．3か月後，「9割方よい．ふつうに歩ける．ただ，右膝以下に痺れ感」．4か月後，「北海道旅行ができた．右膝屈曲時，大腿後面少し痛む」．9か月後，「心配なく駅の階段昇降できる．痺れも軽い」．以後約7年間，症状のあるときに服用した．
解　説	この例では八味地黄丸が有効だったと考えられる．八味地黄丸と牛車腎気丸の差はわずかである．浮腫傾向と末梢神経障害が明らかな例には牛車腎気丸を用いる．この2処方との鑑別には，疎経活血湯，防已黄耆湯，大防風湯などがあげられる．疎経活血湯は坐骨神経痛が主で膝痛はあまりない．防已黄耆湯は膝関節症が主で坐骨神経痛はない．大防風湯は，慢性関節痛（膝痛を含む）で四肢が冷えるという比較的虚弱な者に用いる．

●八味地黄丸 （はちみじおうがん）

内　容	地黄　山茱萸　山薬　牡丹皮　沢瀉　茯苓　桂皮　附子

| 症　候 | 高齢者で使用頻度が高い．胃腸は丈夫だが，「下半身の衰え」（「腎虚」）のある例が適応．前立腺肥大症，排尿異常（多尿・頻尿・乏尿，排尿困難 など），軽度腎機能低下，腰痛症，下肢脱力などが目標 |

| 腹　証 | 小腹軟（下腹部腹壁が軟らかい），小腹不仁（下腹部中央部の腹壁が極めて軟らかい）．上腹部は緊張がよい |

| 応　用 | 腰痛症，いわゆる坐骨神経痛，前立腺肥大症，再発性尿路感染症，尿失禁，性機能障害，糖尿病性末梢神経障害，高血圧症，腎炎 など |

67歳女性の頭痛

| 症　例 | 67歳女性　主婦 |

| 主　訴 | 頭痛，頭重感 |

| 病歴と所見 | 7か月前頃から頭全体が重苦しく感じられ，時々痛む．目の奥が痛み，前額部が重い．時々クラクラと軽いめまいがあり肩がこる．熟睡できない．イライラして気持ちが集中できない．以前から高血圧症あり（未治療）．144cm，38kg．小柄で痩せ型．顔色やや蒼白．腹部は軟らかい．特別の所見はない．血圧170～100．神経質な印象． |

■ 処方選択

| 考え方 | 高齢者の高血圧症に見られる頭痛・めまいは釣藤散が第1選択となる．鑑別すべき処方には，半夏白朮天麻湯，柴胡桂枝乾姜湯，柴胡加竜骨牡蛎湯などがある．ここでは，やや虚弱で神経質なこと，胃腸の愁訴がないことなどから釣藤散を投与することとした． |

| 経　過 | 釣藤散 7.5g 分3を処方．2週後，「頭痛もめまいも起こらない．眠れる」．血圧156～88．1か月後，「頭はすっきりしている．食欲が出てきた」．145～80．2か月後，体調よく頭痛や頭重感はまったく起こらない．145～84．3か月後，治癒と判断して服薬中断．2年後，その後も頭痛は起こらないことを確認． |

| 解 説 | 短期間で有効であったことから釣藤散の典型例だったと考えられる．鑑別のポイントは，半夏白朮天麻湯では通常は胃もたれなどの慢性胃炎症状を伴うこと，柴胡桂枝乾姜湯では頭痛・眩暈は顕著でなく不眠・神経症傾向が強いこと，柴胡加竜骨牡蛎湯では体質中等度以上（実証）で胸脇苦満（上腹部腹壁緊張）が見られることなどがあげられる． |

● **釣藤散**（ちょうとうさん）

内 容	釣藤鈎　菊花　陳皮　半夏　麦門冬　茯苓　人参　防風　石膏　甘草　生姜
体 質	やや虚弱者から中等度まで広く使用できる．多くは，やや痩せ型
症 候	慢性の頭痛，頭重感，時にめまい感が目標．これらは起床時～午前中に顕著である．抑うつ焦燥感，不眠，神経症傾向，高血圧傾向，脳血管障害の既往などを認めることもある．
応 用	慢性緊張性頭痛，慢性脳循環障害，脳卒中後遺症（抑うつ状態），高血圧症，めまい　など

高齢者の感冒初期

症 例	70歳女性
主 訴	頭痛・悪風
病歴と所見	数日来，無気力，倦怠感，皮膚違和感あり，軽い悪寒，頭重，被帽感．食欲低下．咽喉痛はないが，いつも風邪をひくとこうなる．非常に胃腸虚弱で市販感冒薬では胃が悪くなる．うつ病，高血圧症で服薬中．145cm，50kg．顔やや青白．単調に小声で話し，沈鬱な印象．皮膚柔らかく水太り．胸部打聴診正常．腹軟弱無力，振水音．四肢冷．咽喉変化なし．脈小沈．頻脈なし．発汗なし．

■ **処方選択**

| 考え方 | 胃腸虚弱な高齢者の感冒初期には香蘇散が第1選択となる．鑑別すべき処方には，麻黄附子細辛湯，桂枝湯，参蘇飲などがあげられる．ここでは，抑うつ傾向に着目して香蘇散を用いることとした． |

経　過	香蘇散7.5g 分3．1週後「服薬後から少しずつ改善，数日後には頭痛，悪寒はなくなった．いつもより早く治った．よく効いた．薬を飲むと気分がよいので続けたい」．
解　説	香蘇散がよく効いた例と思われる．服用後に気分がよくなるというのは香蘇散の気剤としての効果が現れたと考えられる．鑑別処方のうち，麻黄附子細辛湯は胃腸虚弱で服用が難しいと思われること，桂枝湯はその適応例に見られる脈浮・発汗傾向・頻脈傾向がないこと，参蘇飲は咳を主とする場合に用いることなどの理由で，本例には用いなかった．

● **香蘇散**（こうそさん）

内　容	香附子　蘇葉　陳皮　生姜　甘草
体　質	胃腸のきわめて虚弱なもの（桂枝湯でも胃が悪くなる者）
症　候	感冒初期症状，頭重，頭痛，さむけ，咽喉痛，ときに抑うつ傾向
応　用	感冒初期

感冒後に続く乾咳

症　例	73歳男性（初診は某年11月）
主　訴	夜間の咳
病歴と所見	約1年前から，夜，布団に入ってしばらくすると咳きこむ．乾燥した咳で痰がのどにひっかかる．発熱なし．既往歴・家族歴に特記すべきことなし．150cm，48kg．皮膚は浅黒く乾燥性．胸部打聴診異常なし．腹部全体に軽度の筋緊張を認める．

■ 処方選択

考え方	高齢者の乾性咳嗽には麦門冬湯，滋陰降火湯，滋陰至宝湯を用いる機会が多い．ここでは，体質中等度で慢性例だったこと，寝入りばなに咳き込むといったことから滋陰降火湯を選択した．

経　過	滋陰降火湯7.5g分3投与．2週後，咳は著明に減少．4週後，咳まったくなく廃薬．翌年2月，感冒後，また布団に入ると出る乾咳が続く．前方14日分で通院中断．同年12月再診，「前回すぐに治った．また乾咳」．再度前方投与．その約1年後にまたも感冒後の乾咳で前方を持って帰り，以後は中断．
解　説	乾性咳嗽では，初期には麦門冬湯の適応が多いが，本例のような慢性例で皮膚粘膜乾燥傾向が顕著な場合には滋陰降火湯がよい．とくに，**夜間咳き込む場合には滋陰降火湯が第1選択**となる．ただし，虚弱な例では滋陰降火湯で胃腸障害を来すことがあり，このような例では滋陰至宝湯がよい．

● **滋陰降火湯**（じいんこうかとう）

内　容	地黄　当帰　芍薬　蒼朮　陳皮　麦門冬　天門冬　知母　黄柏　甘草
体　質	冷え症，乾燥傾向．胃腸は丈夫，便秘傾向（兎糞状）．高齢者に頻用
症　候	乾燥性・間欠性で力の入る咳，喀痰は粘稠〜膿性，夜間悪化傾向
応　用	気管支炎，慢性気管支炎

4　その他の頻用処方

● **当帰四逆加呉茱萸生姜湯**（とうきしぎゃくかごしゅゆしょうきょうとう）

内　容	当帰　桂皮　芍薬　木通　細辛　甘草　大棗　呉茱萸　生姜
体　質	虚弱（虚証），多くは痩せ型
症　候	慢性の冷え（とくに手足），症状が冷えにより悪化（腹痛，しもやけ）
応　用	腰痛・坐骨神経痛，冷え症・しもやけ，下腹痛　など

● 十全大補湯（じゅうぜんたいほとう）

内 容	人参　蒼朮　茯苓　甘草　当帰　芍薬　川芎　地黄　桂皮　黄耆
体 質	虚弱体質－比較的痩せ型，顔色不良，高齢者
症 候	慢性疾患で衰弱したときに使用：疲労倦怠，食欲不振，無気力 など 口内乾燥感，皮膚粘膜の乾燥萎縮，貧血，栄養状態不良 寝汗 など，手足が冷たい，便秘（兎糞乾燥便）
応 用	慢性消耗性疾患，手術後の回復促進，悪性腫瘍の補助療法 など

● 補中益気湯（ほちゅうえっきとう）

内 容	黄耆　人参　蒼朮　当帰　陳皮　柴胡　乾姜　升麻　大棗　甘草
体 質	虚弱体質－易疲労，手足倦怠，無気力，動悸，食後に眠くなる
症 候	食欲不振，食事の味がわからない，熱いものを好む 動作が物憂い印象・話し方に力がない・目に勢いがない 腹筋の弾力が弱く，臍部で腹部大動脈拍動を触れる 寝汗・発汗傾向，微熱（主に急性熱性疾患の時）
応 用	慢性胃炎（胃下垂症），感冒回復期，盗汗，多汗症，虚弱体質改善 大病後，術後の体力回復，慢性肝炎・肝硬変，痔疾・脱肛 など

● 人参養栄湯（にんじんようえいとう）

内 容	人参　地黄　当帰　蒼朮　茯苓　桂皮　芍薬　遠志　陳皮　黄耆 甘草　五味子
体 質	虚弱体質－比較的痩せ型，皮膚粘膜枯燥，貧血，高齢者
症 候	大病後，産後，術後などで疲労衰弱するもの 疲労倦怠，顔色不良，食欲不振，寝汗，手足の冷え，貧血傾向
応 用	慢性消耗性疾患，大病後・術後の体力低下 疲労倦怠，食欲不振，寝汗，手足の冷え，貧血傾向 悪性腫瘍の補助療法－抗癌剤・放射線療法の副作用抑制

●滋陰至宝湯 (じいんしほうとう)

内 容	柴胡　茯苓　蒼朮　甘草　芍薬　薄荷　当帰　麦門冬　知母　香附子　陳皮　地骨皮　貝母
体 質	やや虚弱〜虚弱
症 候	慢性咳嗽が目標 喀痰は多くは粘稠できれにくいが，乾性で咳き込むこともある 慢性咳嗽で他剤が無効な場合に試みるとよい
応 用	気管支炎，慢性気管支炎などの慢性閉塞性肺疾患

◆〔注〕この処方は加味逍遙散に似る．痩せ型で神経質な者によい．

●加味帰脾湯 (かみきひとう)

内 容	黄耆　当帰　人参　蒼朮　茯苓　酸棗仁　龍眼肉　甘草　生姜　木香　遠志　大棗　柴胡　山梔子
症 候	体質やや虚弱−胃腸虚弱，胃下垂顕著，腹部軟弱で心下振水音あり 抑うつ，不眠（熟眠障害），不定愁訴，熱感，微熱，消耗性発熱
応 用	神経症，不眠症 など

●麻子仁丸 (ましにんがん)

内 容	麻子仁　枳実　厚朴　大黄　杏仁　芍薬
目 標	常習便秘に頻用．長期連用可．乾燥ぎみ兎糞に用いることが多い．

5 使用上の注意

■ 高齢者に麻黄を含む漢方薬は要注意

- 胃腸虚弱な無力性体質者では胃腸障害などが出やすい
- 神経質な者では，不眠，興奮，動悸，頻脈，発汗過多などを来しやすい
- 高齢者ほど，排尿障害，ときに尿閉を起こしやすい．女性では尿失禁など
- 虚血性心疾患，腎障害，不整脈，未治療高血圧症などの時には慎重投与

■ その他

- 小柴胡湯などの副作用である間質性肺炎は高齢者に起こりやすいとする説があり，注意が必要と思われる
- 甘草を含む製剤では低カリウム血症に留意のこと

Column コラム　マオウの副作用例：葛根湯で尿閉

患者は70歳男性（筆者親族）．ある晩，電話がかかってきた．「小便が出ない．出たくてしようがないのにチョロチョロで，ほとんど出ない」と慌てた様子．以前から風邪をひくと葛根湯を愛用していたが，この日も咽喉が痛んで寒気があったので一服，早く治そうと30分後にさらに一服した．それから暫くして，この状態となり，電話で救援を求めてきた．尋ねてみると，以前から排尿に時間がかかり，夜間数回は起きるが，年寄りならば当たり前と思って，当方に相談しなかったという．
そこで，葛根湯の麻黄の副作用であり，数時間程度で元へ戻るはずなので，少しずつでも出ているならば様子をみようと話した．
翌朝の電話では，夜遅い時間になって次第にふつうに戻ったという．その後，患者は前立腺肥大症の手術を受けた．

■ 高齢者の疾患に頻用される漢方処方の例

高齢者の疾患		漢方薬の処方例
気管支炎（軽症）	乾咳	麦門冬湯，滋陰降火湯，柴胡桂枝湯
	湿咳	滋陰至宝湯，参蘇飲，竹筎温胆湯，柴胡桂枝湯
慢性気管支炎・気管支喘息・肺気腫（COPD）		清肺湯，滋陰至宝湯，苓甘姜味辛夏仁湯
慢性胃炎・FD		人参湯，四君子湯，六君子湯，安中散
慢性下痢		真武湯，啓脾湯，人参湯，小建中湯
慢性便秘		麻子仁丸，潤腸湯，桂枝加芍薬大黄湯
脱肛		補中益気湯
高血圧症		八味地黄丸，釣藤散，柴胡加竜骨牡蛎湯
低血圧症		真武湯，半夏白朮天麻湯
頭痛・めまい		釣藤散，半夏白朮天麻湯，苓桂朮甘湯
うつ状態・不眠	虚証	加味帰脾湯，帰脾湯，釣藤散，加味逍遙散 柴胡桂枝乾姜湯，酸棗仁湯
	実証	柴胡加竜骨牡蛎湯，温清飲
腎機能障害		八味地黄丸，牛車腎気丸，五苓散
再発性膀胱炎		八味地黄丸，牛車腎気丸，猪苓湯合四物湯 清心蓮子飲
前立腺肥大症		八味地黄丸，清心蓮子飲
尿失禁		八味地黄丸，牛車腎気丸，補中益気湯
膀胱脱・子宮脱		補中益気湯
変形性膝関節症		防已黄耆湯，大防風湯
腰痛・坐骨神経痛		八味地黄丸，牛車腎気丸，当帰四逆加呉茱萸生姜湯 疎経活血湯
悪性腫瘍（補助療法として）		十全大補湯，補中益気湯，人参養栄湯，四君子湯
しゃっくり		柿蒂湯（柿のへた10個を200mLの水で煎じて半分に煮つめ，1回で服用．氷砂糖を入れるとよい）

9 小児の疾患

総論

1 小児で漢方薬を用いるときの留意点

- 急性症では漢方治療は補助的なものであり，専門医による適切な診断治療が必須である．
- "体質改善"的な治療には漢方薬がよい．
  ⇒風邪をひきやすい子，腹痛しやすい子，車酔いしやすい子，いわゆる虚弱児（低体重・低栄養）などには，漢方薬を長期服用させると症状が寛解する例が多い．
- その他，現代医学的に治療手段の乏しい領域，および通常の治療で十分な効果の得られない場合などには，積極的に漢方治療を試みるとよい．
  ⇒小児喘息，起立性調節障害，アレルギー性鼻炎，滲出性中耳炎，再発性扁桃炎，アトピー性皮膚炎，夜尿症，夜驚症，夜啼症，周期性嘔吐 など

2 漢方医学からみた小児の特殊性

○ "水毒" が起こりやすい
- 小児は，成人よりも体重に占める水分量が多い．このため，いわゆる水毒と関連した病態に注意が必要である．
- 水毒の徴候として，嘔吐，下痢，鼻や気道粘膜の分泌過多，浮腫傾向（非特異的）などに留意する必要性がある．
- 水毒に用いる五苓散は，小児に応用が広い．

○ 小児には "陽証" が多い
- 小児は新陳代謝が盛んであり，"陽証"に相当する者が多い．
- 急性症，気道疾患などでは，麻黄剤（麻黄湯，葛根湯，小青竜湯，麻杏甘石湯など）の適応が多い．また，麻黄の副作用例は稀である．
- 亜急性から慢性疾患では，柴胡剤（小柴胡湯，小柴胡湯加桔梗石膏，柴朴湯，柴苓湯，柴胡桂枝湯など）の適応が多い．

3　頻用漢方薬

漢方薬	応用	使用目標
五苓散（ごれいさん）	急性胃腸炎，周期性嘔吐	下痢，嘔吐，発熱
小建中湯（しょうけんちゅうとう）	虚弱児（腹痛を訴える）	腹痛，易疲労
五虎湯（ごことう）	気管支炎，小児喘息	咳，喘鳴，痰
小柴胡湯（しょうさいことう）	虚弱児（感冒易感染）	扁桃炎，体格普通
六君子湯（りっくんしとう）	虚弱児（食が細い）	食欲不振，痩せ

Column　コラム　小児に漢方薬を使うときのコツ

○**小児では附子剤と駆瘀血剤の使用頻度は少ない**
　小児では，附子の副作用（動悸，頻脈，発汗，顔面紅潮など）が出やすく，附子剤（真武湯，桂枝加朮附湯，八味地黄丸など）の使用頻度は低い．また，月経発現以前には，駆瘀血剤（桂枝茯苓丸，桃核承気湯，大黄牡丹皮湯など）は，ほとんど使用しない．

○**小児への投与量**
・標準量は以下の通り：

年齢	0〜2	2〜4	4〜7	7〜15	成人
分量	1/4以下	1/3	1/2	2/3	1

・急性症では適宜増量して用いる．服用回数を増やすこともある．

9-1 小児の呼吸器疾患

> **Point:**
> ・進行が早く全身状態の悪化する場合は西洋医学的治療に委ねる．
> ・麻黄および柴胡を含む漢方薬を用いる機会が多い．

1 症候と漢方薬選択の考え方

■ 急性上気道炎・感冒

● **麻黄湯**（まおうとう）

・ふだん元気で丈夫な小児で，高熱，無汗，咳嗽，喘鳴のあるとき，ごく初期に短期間用いる．服用後に発汗解熱すれば服用を中止する．

● **桂枝麻黄各半湯**（けいしまおうかくはんとう）

・ふだん元気な小児で，発熱，咳嗽，喘鳴のあるとき，初期に用いる．発汗後も症状が残れば1～2日程度は服用してもよい．

＊この処方は，桂麻各半湯という名称で医療用漢方製剤があるが，桂枝湯エキスと麻黄湯エキスとを各々通常量の2/3ずつ混合すれば代用できる．

● **柴胡桂枝湯**（さいこけいしとう）

・ふだんから胃腸やや虚弱な小児で，発熱，咳嗽，胃腸症状のあるときに用いる．

● **五苓散**（ごれいさん）

・発熱，嘔吐，頭痛，下痢を主とする感冒初期に用いる．体質を問わず，幅広く使用できる．

■ 気管支炎・咳嗽

● 五虎湯（ごことう）

・咳嗽，喘鳴，粘稠痰のあるときに用いる．胃腸障害の起こる場合には，六君子湯を併用する．

● 小柴胡湯（しょうさいことう）と五虎湯の併用

・咳嗽，喘鳴，粘稠痰があり，発熱（微熱）を伴うときに用いる．

● 小青竜湯（しょうせいりゅうとう）

・咳嗽，喘鳴があり，泡沫状の喀痰が多いときに用いる．アレルギー性鼻炎を併発することが多い．酸味があるので小児には嫌われることが多い．

■ 小児喘息

> **Point:**
> ・漢方治療の目的は，主として発作頻度減少と発作強度軽減である．
> ・軽症で通院治療可能な程度の者が対象．
> ・体質改善効果として，感冒に感染しにくくなることも有用である．

○ 軽症発作時の治療

● 麻杏甘石湯（まきょうかんせきとう），五虎湯

・粘稠痰と喘鳴を伴い，咳き込む者に用いる．胃腸の丈夫な者．即効性が期待できる．

● 小青竜湯

・泡沫状水様痰が多く，喘鳴を伴う者に用いる．アレルギー性鼻炎を合併することが多い．

○ **発作寛解期の治療**

● **柴朴湯** (さいぼくとう)

・体質中等度の者では，第１選択としてよい．五虎湯との併用が効果的．

● **小柴胡湯** (しょうさいことう)

・風邪をひきやすく，それが発作の誘因になる者，扁桃肥大がある者，発熱，中耳炎を繰り返す者などに用いる．咳き込む者では麻杏甘石湯との併用が効果的．

＊虚弱児も参照のこと（p.226）

② 症例から処方を学ぶ

感冒後の咳き込み

症　例	６歳女児　小学校１年生
主　訴	感冒後に続く咳き込み
病歴と所見	数日前に風邪をひいた．熱はなく，鼻水，痰のからむ咳が続く．とくに寝入りばなに強い咳が出る．咳はゴンゴンいう感じで止まらなくなった．かかりつけの小児科で喘息性の風邪と言われ，抗生剤，テオフィリン製剤，咳止めのシロップなどを処方されたが効果がなく来診．身長110cm，体重17kg．脈浮弱，胸部理学的所見に異常なく，舌，腹診上も特記すべき所見はない．

■ **処方選択**

考え方	発熱し咳き込むときは麻黄湯が用いられる．熱がなく，痰の切れにくい発作的咳き込みには麻杏甘石湯が用いられる．ただし，小児には麻杏甘石湯に桑白皮を加えた五虎湯がよく用いられる．
経　過	五虎湯5.0分３処方．咳は30分で止まった．翌日は咳もなく，元気になった．五虎湯は飲みやすいと言い，その後風邪をひいて咳き込むときは，いつも五虎湯を用いた．
解　説	五虎湯は小児に頻用する．風邪をこじらせ，熱なく痰のからむ咳の出るとき，のどが痒いときによい．麻杏甘石湯よりも飲みやすく，おだやかに効き，胃腸への負担も少ない．

9-2 小児の鼻炎・扁桃炎など

① 症候と漢方薬選択の考え方

■ アレルギー性鼻炎

● **小青竜湯**（しょうせいりゅうとう）

・第1選択だが飲みにくい欠点がある．

● **葛根湯**（かっこんとう）

・栄養状態良好で小青竜湯が無効な例に用いる．

● **麻黄附子細辛湯**（まおうぶしさいしんとう）

・虚弱で冷え症の小児に用いる．

● **麻黄湯**（まおうとう）

・鼻閉の強い場合に用いる．胃腸の丈夫な者向き．

● **葛根湯加川芎辛夷**（かっこんとうかせんきゅうしんい）

・副鼻腔炎を併発し，鼻閉，膿性鼻汁，頭痛などのあるときに用いる．

● **辛夷清肺湯**（しんいせいはいとう）

・膿性鼻汁，鼻閉があり，以上が無効な場合に用いる．

■ 再発性扁桃炎

● **小柴胡湯加桔梗石膏**（しょうさいことうかききょうせっこう）

・第1選択である．数か月程度の服用が必要である．

● **桔梗湯**（ききょうとう）

・虚弱者に有効な場合がある．

9-3 小児の消化器疾患

> **Point:**
> ・進行が早く全身状態の悪化する場合は西洋医学的治療に委ねる．

① 症候と漢方薬選択の考え方

■ 急性胃腸炎

● **五苓散**（ごれいさん）

・第1選択．発熱，嘔吐，腹痛，下痢を主とする胃腸炎の初期に用いる．

● **小建中湯**（しょうけんちゅうとう）

・腹痛，下痢を主とする場合に用いる．

■ 慢性の腹痛下痢

● **人参湯**（にんじんとう）

・虚弱で痩せた小児の慢性下痢に用いる．

● **啓脾湯**（けいひとう）

・人参湯が無効なときに用いる．

■ 胃腸虚弱で栄養状態不良の小児

● **六君子湯**（りっくんしとう）

・食の細い虚弱児に用いる．数か月以上の連用が必要．

② 症例から処方を学ぶ

小児の感冒後の下痢

症例 4歳女児

主訴 下痢

病歴と所見 3日前から，だるそうにしていた．2日前，急に嘔吐し発熱38℃．その後，下痢し始め，腹痛を訴えた．昨日朝は微熱となり食欲出てきたが，毎食後に水様下痢3回．来院日の朝食後も下痢で，しきりに水を飲みたがる．幼稚園で急性胃腸炎が流行している．95cm，15kg．37.2℃．顔色普通．胸部打聴診異常なし．腹部は軟らかく圧痛なし．脱水の徴候はない．おとなしい子供．

■ 処方選択

考え方 小児の急性胃腸炎で脱水症状のない状態である．口渇を認める点と水様下痢とから五苓散が第1選択となる．

経過 五苓散6g分3．初診午後から服用開始．以後，下痢1回．翌朝3回目を飲んだ頃から普通便．3日目朝には元気に幼稚園に登園．（母親談）

解説 食欲も回復しつつあり重篤感がないことから漢方薬のみで治療を試み，幸い即効を得た．下痢が遷延する場合は啓脾湯なども考慮する．

小児の感冒後の下痢・遷延例

症 例 2歳女児

主 訴 発熱嘔吐後に下痢が続く

病歴と所見 7日前，急に嘔吐，発熱38℃．腹痛を訴え，数回嘔吐．数日で解熱後，1日5〜6回下痢．食後軽い腹痛，泥状〜水様便．食欲やや減退．出生児低体重で虚弱．風邪をひきやすく下痢しやすい．口渇なし．痩せて手足が細い．顔色ふつう．腹を触れるとくすぐったがる．手足冷．舌湿潤．脱水なし．他に特記すべき所見なし．

■ 処方選択

考え方1 小児の急性胃腸炎なので五苓散を試みることとした．

経 過1 五苓散5g分2投与．1日半の服用でも下痢続く．食事はできる．

■ 処方選択

考え方2 遷延する下痢には，啓脾湯，人参湯，六君子湯などが考えられるが，ここでは啓脾湯を用いた．

経 過2 啓脾湯5g分2に変更．2服目でほぼ普通便となり食欲回復．3日程度で全快した．

解 説 啓脾湯を用いた理由は，人参湯を用いるほど体力が低下しているようには見えなかったためであり，また六君子湯の適応ほど胃症状がなかったからである．分量は年齢に比例して多めに用いた．急性症のためである．

9-4 小児の起立性調節障害（OD）

> **Point:**
> ・漢方治療のよい適応．
> ・虚弱体質の治療に準ずるとよい．
> ・半夏白朮天麻湯が第1選択．

① 頻用漢方薬

● **半夏白朮天麻湯**（はんげびゃくじゅつてんまとう）

・体格中等度以下では第1選択．
・頭痛，めまい，消化器症状（食欲不振など）を認めることが目標．

● **苓桂朮甘湯**（りょうけいじゅつかんとう）

・体格中等度で，めまいを起こしやすい患児に用いる．
・車酔いしやすいことが目標．

9-5　小児の夜尿症

> **Point:**
> ・小学校高学年以後は，漢方単独治療では難しい．
> ・夜尿回数が2回以上のものは西洋医薬を併用したほうがよい．
> ・効果発現までの期間には個人差が大きい．

① 頻用漢方薬

● **小建中湯**（しょうけんちゅうとう）

・虚弱児で腹痛を訴える例に用いる．最も使用頻度が高い．
・日中も頻尿傾向を認めることが多い．

● **八味地黄丸**（はちみじおうがん）

・体格中等度で動作の遅い患児に用いる．
・日中も尿失禁することがあれば目標となる．
・幼児には六味丸を用いる．

● **葛根湯**（かっこんとう）

・胃腸丈夫で血色良好な者で，熟睡して寝ぼける傾向がある時に使用．

② 症例から処方を学ぶ

夜尿症

症　例　11歳男児　小学6年生

主　訴　いまだに夜尿を週に4～5回する（母親談）

病歴と所見　140cm，33kg．元気そうだが，母親の話では神経質．冷える．口渇があり，よく冷たいミルクを飲む．腹診で下腹部の下半分に正中芯があり，そのまわりが柔らかい．小腹不仁といってよいであろう．

■ **処方選択**

考え方　胃の調子はよさそうで，腹部所見で下腹部正中芯と小腹不仁（p.105）を認めることから八味地黄丸の適応と考えられる．

経　過　八味地黄丸（附子1g）を投与．2週後夜尿なし．4週後正中芯消失．6週後夜尿なし．体がしまってきた．

解　説　夜尿症に八味地黄丸を用い，短期間で顕著な効果の認められた例である．小児には六味丸がよいとする考え方があるが，夜尿症には八味地黄丸のほうが有用な場合が多い．

9-6 小児の夜驚症・夜啼症

① 頻用漢方薬

● **甘麦大棗湯**（かんばくたいそうとう）

・第1選択．4週服用で効果がなければ以下の漢方薬を考える．
・興奮しやすい，寝つきが悪い，寝ぼけてあくびをする，夜中に泣きじゃくるなどが目標．

● **抑肝散加陳皮半夏**（よくかんさんかちんぴはんげ）

・怒ったように泣き叫ぶ子に用いる．

● **芍薬甘草湯**（しゃくやくかんぞうとう）

・お腹が痛いのかと思われるような，突然激しい泣き方をする子に用いる．

Column コラム　小児に漢方薬を使うときのコツ

〇母子の心身相関に注意が必要
　小児は自我が未熟であり，母親などの影響を受けやすい．小児では心身症を念頭に，家庭環境に注意をしなければならない．母子関係の影響を認め，患児のみの治療で不十分な場合，母親にも心身医学的治療，あるいは適切な漢方治療が必要である．抑肝散は小児心身症に頻用され，古来，母子同服という指示がある．

9-7 小児のアトピー性皮膚炎

① 頻用漢方薬

● **治頭瘡一方**（ちづそういっぽう）

・乳幼児の頭部湿疹によい．全身性湿疹で頭部が顕著な場合に用いる．

● **消風散**（しょうふうさん）

・全身性湿疹に用いる．頭部湿疹で治頭瘡一方無効例にもよい．

● **黄連解毒湯**（おうれんげどくとう）

・皮膚の炎症が局所的に強く熱感のあるもの．
・苦みが強いので小児ではカプセル製剤を用いるとよい．

● **柴胡清肝湯**（さいこせいかんとう）

・慢性化し苔癬化した例に試みる．

Point:
・外用薬などに併用を原則とする．
・漢方薬のみでは効果は不十分な例が多い．

9-8 小児の周期性嘔吐症

① 頻用漢方薬

● **五苓散**（ごれいさん）

・嘔吐急性期に頓服として用いる．軽症が適応．
・嘔吐後に口渇を訴え，水を与えると再度嘔吐するものに使用．
・嘔吐のおさまった後も数週程度継続するのがよい．

Column コラム　小児に漢方薬を使うときのコツ

○漢方薬の飲ませ方
　小児は漢方薬を嫌がり飲みにくがることがある．この場合，次のような方法がある．

①エキス顆粒をオブラートにくるむ，またはカプセルに入れる
②漢方エキス剤に砂糖を混ぜる
③エキス剤を湯に溶かしてから，オレンジジュース，ヨーグルト，牛乳などと混ぜる（ただし，牛乳は吸収が遅れるので急性症では奨められない）
④エキス剤を湯に溶かしてから冷蔵庫で冷凍してシャーベットにする，さらに果実などのシャーベットと混ぜる
⑤エキス剤を，麦こがし，オートミールなどに混ぜて練りものとし，口内に入れる
＊なお，あらかじめ飲みにくい漢方薬を知っておくことも必要である．

◆飲みにくい漢方薬・飲みやすい漢方薬

飲みにくい薬	小青竜湯　黄連解毒湯　温清飲　柴胡清肝湯　荊芥連翹湯　柴胡剤全般（小柴胡湯　柴胡桂枝湯　柴朴湯　柴苓湯など）　人参湯 など
飲みやすい薬	葛根湯　桂枝湯　小建中湯　黄耆建中湯　桂枝加芍薬湯　五苓散　補中益気湯　六君子湯　四君子湯　麻黄湯　五虎湯　治頭瘡一方　甘麦大棗湯 など

9-9 虚弱児

> **Point:**
> ・虚弱児は漢方治療のよい適応である．
> ・最もよく用いるのは，小建中湯（反復性臍疝痛）および補中益気湯（疲労倦怠）である．
> ・効果判定には3か月程度の継続服用が必要である．
> ・目標とする症状の軽減，あるいは食欲および体重の増加，風邪をひきにくくなるなどを認めれば有効と考えてよい．

① 処方選択の考え方

■ **虚弱児には，補剤を用いる機会が多い．以下のような特徴があれば補剤を中心に後述の漢方薬使用を考慮する**

・痩せ型で胃下垂・胃アトニー傾向あり．

・食欲不振，腹が痛みやすい，嘔吐下痢しやすい，食べすぎると腹痛，空腹時脱力感など，諸種の腹部愁訴が多い．

・抗生物質，解熱剤，麻黄剤で胃腸障害が出やすい．

・感冒にかかりやすく治り難い，扁桃肥大，慢性副鼻腔炎，アレルギー性鼻炎，気管支喘息などを認める．

・学校や幼稚園から帰宅後すぐに横になりたがる．

・あくびをすることが多く元気がない．

・疲れやすいために日常他の子供と一緒の行動ができない．

・微熱が出たり寝汗が続く者などが該当する．

・神経質，夜目覚めやすい，夜泣き，感情の起伏が大（泣き虫，怒りっぽい）．

② 漢方薬の選択方法

■ 消化器症状が主
⇒小建中湯，六君子湯，人参湯，五苓散，柴胡桂枝湯 など

■ 呼吸器症状が主
⇒栄養状態良好：小柴胡湯，柴胡桂枝湯 など
⇒栄養状態不良：柴胡桂枝乾姜湯，補中益気湯，十全大補湯 など

■ 易疲労倦怠が主
⇒小建中湯，黄耆建中湯，補中益気湯 など

■ 神経質，夜泣きなどが主
⇒抑肝散，抑肝散加陳皮半夏，甘麦大棗湯，桂枝加竜骨牡蛎湯，柴胡桂枝湯 など

③ 頻用漢方薬

■ 胃腸症状が多少ともある場合

- **五苓散**：急性の嘔吐や下痢，周期性嘔吐に使用．口渇，水様下痢が目標．腹痛なし．
- **人参湯**：痩せ型，手足冷え，下痢しやすい，心下振水音，食欲不振が目標．
- **啓脾湯**：亜急性～慢性の下痢で，不消化便が続く小児に使用．
- **六君子湯**：食が細い小児に使用．食欲が出れば連用して栄養状態改善をはかる．
- **小建中湯**：痩せて血色の悪い虚弱児で反復性臍疝痛のある者に用いる．風邪をひきやすい子供の体質改善に3か月～数年程度連用する．
- **黄耆建中湯**：痩せ型，血色不良，反復性臍疝痛，寝汗が目標．皮膚疾患によい．
- **補中益気湯**：疲れやすい，風邪をひきやすい，微熱，寝汗，食欲不振が目標．
- **柴胡桂枝湯**：反復性臍疝痛，感冒易感染性，体格中等度が目標．

■ **胃腸症状があまりない場合**

- **小柴胡湯**：風邪をひきやすく，一度ひくと長引きやすい小児．体格栄養中等度．中耳炎，気管支炎，慢性扁桃炎などを併発しやすい，扁桃肥大が目標．
- **麻杏甘石湯および五虎湯**：小児喘息や気管支炎により，痰のからむ咳をする患児に用いる．小柴胡湯に併用するとよい．
- **小青竜湯**：アトピー素因の強い鼻炎，気管支炎，喘息に用いる．

④ 症例から処方を学ぶ

虚弱児の鼻炎

症 例	4歳男児
主 訴	鼻炎が治らない
病歴と所見	風邪をひきやすく，いつも耳鼻科に通院している．1〜2歳で滲出性中耳炎．3歳で濃い鼻汁がでるようになり，アレルギー性鼻炎，副鼻腔炎と診断され，抗生剤を常用するようになった．外耳湿疹が治らない．108cm，19.5kg．顔色は青白く，ひ弱な感じ．脈浮弱．腹部は軟らかく，臍の上下に正中芯を触知．便通は1日1行．排便前に腹痛あり．ときどき夜尿．

■ **処方選択**

考え方	虚弱児で腹痛を伴うことから，鼻炎ではあるが小建中湯を用いることとした．
経 過	小建中湯エキス6g分2．1か月後，元気良い．2か月後，鼻がすっかりよくなった．排便前の腹痛もなくなった．腹診で正中芯を触れなくなった．外耳湿疹も軽快．
解 説	小建中湯は鼻炎に使う薬というわけではない．本例では，虚弱体質改善を目的に用い，結果として鼻炎の治療にも成功したものである．正中芯は虚弱者の徴候であるが，それがわずか2か月で消失したのは珍しい．これも体質改善に成功したと考えられる証左である．

虚弱児に補中益気湯

症　例	5歳女児
主　訴	風邪をひきやすい，中耳炎を繰り返す
病歴と所見	2年前より風邪をひきやすい．約1年前より滲出性中耳炎を繰り返す．今回は1か月前からで，右耳がつまり難聴ぎみ．虚弱で，家の中にいたがる．外出すると帰宅後に横になっていることを好む．食が細い．幼稚園では中くらい，やや痩せ型．色白で大人しい．腹部軟弱で振水音，正中芯あり．乳児期よりアレルギー性鼻炎と湿疹がある．

■ 処方選択

考え方	虚弱児で腹痛を訴えず，倦怠感と思われる行動をとること，振水音など胃腸虚弱な徴候があることから，補中益気湯を選択した．
経　過	補中益気湯 4g 分2とする．2週後，「食欲が出た」．1か月後，今回の中耳炎は治癒．2か月後，元気で風邪をひかなくなった．その後，約3年間服用，中耳炎にも全くならず，好調とのことで廃薬．正中芯は徐々に触れにくくなり，1年ほどで消失した．
解　説	虚弱児で腹痛がなく倦怠感を思わせる者には補中益気湯がよい．滲出性体質で鼻炎や中耳炎を繰り返す点も目安になる．腹痛を訴える場合は小建中湯，黄耆建中湯などを用いる．

10 耳鼻咽喉疾患

総論

1 症候と漢方薬選択の考え方

- アレルギー性鼻炎，通年性鼻炎には漢方薬の奏効する例が多い．
- 副鼻腔炎で手術適応のない場合，慢性再発性扁桃炎，内耳性めまいには漢方薬の有用な場合がある．
- 滲出性中耳炎は漢方治療でも難治であるが，治療を試みるとよい場合がある．
- メニエール病，良性発作性頭位性眩暈（BPPV）などに著効を奏する例がある．
- 耳鳴は漢方治療でも難治であるが，現代医学にも対応する治療手段がないため，一定期間の治療を試みる場合がある．
- 咽喉頭異常感症は心身症であるが，漢方治療に反応する場合がある．

2 治療の考え方

- 耳鼻咽喉疾患でも，陰陽虚実など漢方の基本的考え方を尊重する．
- 生薬マオウを含む小青竜湯，葛根湯加川芎辛夷が頻用されるが，これらは胃腸虚弱者（虚証）では胃腸障害を来しやすいので注意が必要．
- 虚弱者では，補中益気湯など補剤の有効な例がある．
- めまいには，"水毒"に対する漢方薬，五苓散，苓桂朮甘湯，半夏白朮天麻湯などの奏効する例が多い．
- 心身症傾向のある場合には"気剤"を考慮する．たとえば，咽喉頭異常感症で発症後間もない例には半夏厚朴湯，慢性例では柴朴湯などを考慮する．

3 頻用漢方薬チャート

ファーストチョイスの漢方薬	体 質	最も特徴的な症状・所見	使用頻度	ワンポイント
小青竜湯 (しょうせいりゅうとう)	中等度	鼻水, くしゃみ, 鼻閉, (咳, 水様痰, 喘鳴)	◎	アレルギー性鼻炎の第1選択
葛根湯加川芎辛夷 (かっこんとうかせんきゅうしんい)	中等度以上	鼻閉, 前額部痛, 項頸部, こり, 膿性鼻汁	◎	副鼻腔炎（軽症）・鼻炎によい 胃腸丈夫なこと
麻黄附子細辛湯 (まおうぶしさいしんとう)	やや虚弱	鼻水, くしゃみ, (咳)	○	鼻炎, 虚弱で冷え症
小柴胡湯加桔梗石膏 (しょうさいことうかききょうせっこう)	中等度	扁桃炎で遷延あるいは再発を繰り返すもの	○	急性期は葛根湯を併用
苓桂朮甘湯 (りょうけいじゅつかんとう)	幅広く使用可	内耳性めまい, 身体動揺感, たちくらみ, ときに動悸, のぼせ	○	即効性. 良性発作性頭位性眩暈（BPPV）, メニエール病に一定の効果

10-1　花粉症・アレルギー性鼻炎

① 小青竜湯が最も頻用される

- 手足が冷えやすく（陰証），むくみやすい（水毒）体質の人に用いる．
- 麻黄の禁忌（虚血性心疾患，腎障害，胃腸虚弱など）がないことが条件．
- 比較的若年層に用いる機会が多い．
- とくに花粉症早期では第1選択．
- 即効性－服用後短時間で鼻閉がとれ，眠くならないことがメリット．
- 抗アレルギー剤，ステロイド点鼻などとの併用も効果的な場合が多い．

② 小青竜湯が使用できないか無効な場合に鑑別を要する処方

● **麻黄附子細辛湯**（まおうぶしさいしんとう）

- 体格中等～虚弱．冷えが強く低体温傾向．浮腫なし．慢性例では桂枝湯の併用が効果的．

● **葛根湯加川芎辛夷**（かっこんとうかせんきゅうしんい）

- 体格中等～良好．副鼻腔炎合併，鼻閉，頭痛，項頸部のこりを目標に使用．

● **葛根湯**（かっこんとう）

- 体格中等～良好．鼻閉が主．頸・肩こり．胃腸丈夫．咽喉痛が強い例では小柴胡湯加桔梗石膏を併用．

● **麻黄湯**（まおうとう）

- 体格良好．鼻閉が強い例に使用．小児～若年者程度が対象．

③ 症例から処方を学ぶ

アレルギー性鼻炎

症　例	39歳男性　医師
主　訴	鼻水，くしゃみ
初　診	某年2月
病歴と所見	数年来，2月下旬から4月下旬まで鼻水，くしゃみが頻発，ときに鼻閉も起こる．血清特異的IgEスギ高値．抗アレルギー剤は眠くなって困る．175cm，72kg．血色良好．胸腹部に特記すべき所見なし．

■ 処方選択

考え方	アレルギー性鼻炎の第1選択は小青竜湯である．本例では，小青竜湯の禁忌（虚血性心疾患，腎障害など）がなく，比較的若年者で胃腸も丈夫なことから小青竜湯とした．
経　過	小青竜湯エキス．1回3gを湯に溶かして使用．服用後15～20分ぐらいで鼻水，くしゃみが止まって普通の状態になるという．効果は数時間で消えるが，1日3～4回服用すると一応満足できる状態が維持できるとのこと．結局5月初めまで服用したが，この年は花粉症を気にせずに仕事ができたといって喜んでくれた．
解　説	花粉量の少ない時期は小青竜湯単独でも症状をコントロールできる．花粉が増えてきたときは，抗アレルギー剤内服・点鼻，ステロイド点鼻などと併用するとよい．

感冒後の鼻炎

症　例	14歳　中学生
主　訴	感冒後に鼻汁・鼻閉・頭痛が続く

既往歴	小児喘息？（8歳頃まで）
病歴と所見	1か月ほど前に感冒罹患．解熱後に鼻閉，膿性鼻汁が続く．鼻閉が強いときは前頭部が痛み，後頭部が重い．勉強をしていると頭痛がしてくる．頭がボヤッとして集中力がなくなった．耳鼻科の治療を受けると改善はするが完治しない．164cm，59kg．色白．腹直筋緊張，とくに上腹部で強い．後鼻漏(+)．他に特記事項なし．

■ 処方選択

考え方	若年者で，感冒後の副鼻腔炎という場合には，葛根湯加川芎辛夷の奏効する例が多い．通常即効性がある．まず，これを投与することとした．
経　過	葛根湯加川芎辛夷（煎）を投与．後日の話では，1回服薬しただけで鼻閉がとれ頭がすっきりした，鼻汁も減少したという．1週の服用で略治．さらに1週服用して完治した．
解　説	葛根湯加川芎辛夷の典型例であったと思われる．これが無効で遷延した場合，辛夷清肺湯を用いる．胃腸虚弱者では桂姜棗草黄辛附湯のよい例もある（次項参照）．

通年性アレルギー性鼻炎

症　例	41歳　看護師
主　訴	鼻水・くしゃみ
初　診	某年1月
病歴と所見	11年前から鼻アレルギーがある．最近は1年中悪い．寒がり．月経異常なし．162cm，52kg．腹診で臍上悸があるほかは著変ない．

■ 処方選択

考え方1	アレルギー性鼻炎で麻黄の禁忌もないことから，まず小青竜湯を用いた．

| 経 過 1 | 小青竜湯エキス投与．2週後，どうも胃が悪い，手足が冷えるという．|

■ 処方選択

| 考え方 2 | 冷えを中心に考えて，当帰芍薬散を用いてみることとした．|
| 経 過 2 | 当帰芍薬散エキスに変方．その1週後（2月），くしゃみ，鼻水がなくなり，皮膚のかゆみもとれ，体が温まると喜ばれた．そこで前方を続服したが，1か月後の3月には，当帰芍薬散を飲んでいるにもかかわらず，鼻アレルギーが起きてきた．|

■ 処方選択

考え方 3	当帰芍薬散の効果には疑問がある．温める効果はあったと思われるが，鼻炎には無効か．そこで"温める"作用を持ちアレルギー性鼻炎に効果のある漢方薬として桂姜棗草黄辛附湯を用いたい．しかし，エキス剤希望という．
経 過 3	桂枝湯エキス4.5と麻黄附子細辛湯エキス4.5との合方，分2を投与．これはよく効いて1か月後（4月）にはすっかりよい．2か月後（5月）もよいというので休薬したが，その後も好調であった．
解 説	小青竜湯で胃腸障害が出たことから，麻黄剤を避ける意味で当帰芍薬散を用いたが無効であった．このような陰虚証の者では，桂姜棗草黄辛附湯がよい．エキス剤では麻黄附子細辛湯と桂枝湯を併用することで代用できる．

胃腸虚弱者の花粉症

症 例	47歳男性　会社員
初 診	某年2月
主 訴	鼻水，くしゃみ
病歴と所見	10年以上前からスギ花粉症．鼻水，くしゃみが主で鼻閉は軽

微．抗アレルギー剤は眠気と脱力感が強くなり，胃も悪くなる．以前より胃がもたれ，食が細く下痢しやすいが，これは真武湯と人参湯を併用して改善している．疲れやすい．手足が非常に冷える．165cm，49kg．顔色不良．手足の先が冷たい．腹部全体に軟弱，振水音顕著．

■ 処方選択

考え方 非常に胃腸虚弱で胃下垂顕著な方である．麻黄剤を避ける必要があり，小青竜湯に似ているが虚弱者というときに用いる苓甘姜味辛夏仁湯を選択した．

経　過 人参湯＋苓甘姜味辛夏仁湯に変更．2週後，「服用してすぐに鼻水とクシャミが減少．続けて飲んでいるが，症状が軽くなって助かる」という．以後も好調で，以来毎年春先は服用している．

解　説 痩せて胃下垂高度であり，ふだんから人参湯や真武湯が有効なことから，非常な陰虚証と考えられた．このような場合，桂姜棗草黄辛附湯でも胃腸障害が出やすく，苓甘姜味辛夏仁湯を用いるとよい．

Column コラム　漢方治療を試みるとよい他の耳鼻科疾患

○咽喉頭異常感症
半夏厚朴湯が体質を問わず広く使用できる．経過の短い例によい．柴朴湯もまた，体格中等で経過のやや長い例によく，慢性咽頭炎を伴う場合にも使用できる．

○再発性鼻出血
血色良好な例（実証）には，黄連解毒湯を用いると有効である．血色不良な例（虚証）には，芎帰膠艾湯，小建中湯を用いるとよい．

○耳鳴
難治であるが，八味地黄丸を用いるとよいことがある．八味地黄丸は，体格中等で"腎虚"の徴候のあることが使用目標となる．すなわち，排尿障害（前立腺肥大など）や腰痛を伴うことが多く，中高年の加齢による耳鳴と思われる例に用いる．
また，壮年期の耳鳴には黄連解毒湯を試みるとよい．黄連解毒湯は，体質中等以上，のぼせ，興奮，不眠傾向などを目標に用いる．

10-2 慢性鼻炎・副鼻腔炎

① 適応

- 副鼻腔炎急性例は，抗生剤，耳鼻科的処置などの現代医学的治療による．
- 現代医学的治療で十分な効果の得られない場合は漢方治療を試みるとよい．
- 慢性鼻炎でも前記の葛根湯加川芎辛夷，小青竜湯などの有効な例が多い．
- 前記漢方薬が無効な場合などには以下を用いる．

② 頻用漢方薬

● 辛夷清肺湯（しんいせいはいとう）

- 体格中等．慢性副鼻腔炎，葛根湯加川芎辛夷が無効の例．

● 荊芥連翹湯（けいがいれんぎょうとう）

- 体格中等．上記無効例に試みる．青年期によい．
- 慢性扁桃炎，にきびを併発する例が多い．

③ 虚弱体質者や難治例（慢性疲労，胃腸虚弱，感染を繰り返し治りにくい）

● 半夏白朮天麻湯（はんげびゃくじゅつてんまとう）

- 体質虚弱．頭痛，頭重，めまい，胃もたれ，食欲不振のある者によい．

● 苓甘姜味辛夏仁湯（りょうかんきょうみしんげにんとう）

- 体質虚弱．胃腸虚弱で胃下垂高度，多くは羸痩．
- アレルギー性鼻炎と気管支炎あるいは気管支喘息を併発する例などに用いる．

● **補中益気湯**（ほちゅうえっきとう）

・体質虚弱．無気力感，倦怠感が強い．小児，若年者が対象．

● **十全大補湯**（じゅうぜんたいほとう）

・体質虚弱．皮膚粘膜の乾燥萎縮傾向，貧血傾向，高齢者によい．

④ 症例から処方を学ぶ

鼻閉を主症状とする慢性鼻炎

症 例	15歳男子　高校生
主 訴	通年性の鼻閉，鼻水，くしゃみ
初 診	某年10月
病歴と所見	幼児期から鼻閉，鼻水，くしゃみが年間を通じて絶えない．耳鼻科でアレルギー性鼻炎と言われている．とくに鼻閉がひどく，両側ともつまる．口をあけて眠るので熟睡できず苦痛である．粘稠な後鼻漏もある．175cm，63kg．皮膚浅黒くやや痩せ型．ニキビあり．鼻声．腹部を診察しようとすると，くすぐったがって所見が取れない．
経 過	葛根湯加川芎辛夷，小青竜湯，荊芥連翹湯などを用いるも無効．初診より1年5か月後になっても鼻閉が強い．ようやく辛夷清肺湯とする．2週後，鼻閉やや軽減．6週後，鼻閉は明らかに改善してきた．後鼻漏もほぼなくなった．6か月後，鼻炎よりもニキビ治療を希望したため，清上防風湯に変更した．その2週後，鼻閉が再燃，辛夷清肺湯を再開．4週後の母親の言，「鼻閉はよくなっている．いびきも前より軽い．薬はよく効いている」．以後，数年間服用．

慢性副鼻腔炎

症　例	19歳男子　大学生
主　訴	鼻閉，鼻汁
既往歴	幼児期に中耳炎
病歴と所見	幼時期より鼻閉，耳鼻科にて副鼻腔炎と．鼻汁は粘稠，後鼻漏もある．不調時は，頭重感，頭痛あり．風邪をひきやすく，それで鼻も悪化する．ニキビあり．肩こりなし．173cm．65kg．体格中等．栄養良．皮膚浅黒い．腹筋緊張，皮下脂肪やや薄い．腹診は，くすぐったがる．手掌発汗．顔面の頬から顎にニキビ．
経　過	荊芥連翹湯を投与．急激な症状改善はなかったが，3か月目頃から，漸次，鼻症状が軽くなり，風邪をひきにくくなってきた．その後，服用1年後には，鼻の諸症状が著明に改善．顔面のニキビもほとんど消失したので廃薬．以後来院しない．

10-3　扁桃炎（慢性再発性など）

① 頻用漢方薬

● **葛根湯**（かっこんとう）

・体格中等〜頑健．急性上気道炎では第1選択．発症直後は即効性がある．炎症が強く咽喉痛の著しい場合には，桔梗石膏を併用する．抗生剤と併用されることがある．

● **小柴胡湯加桔梗石膏**（しょうさいことうかききょうせっこう）

・体格中等．遷延例，抗生剤などを用いても十分な効果の得られない例では第1選択である．炎症が強い例では葛根湯と併用する．

● **桔梗湯**（ききょうとう）

・体質に問わず広く用いる．虚弱者では著効を奏することもある．
・湯に溶かして冷やしてから少量ずつ，うがいをしながら患部を浸すようにして服用すると効果的である．

② 症例から処方を学ぶ

反復性扁桃炎に小柴胡湯加桔梗石膏

症　例　36歳　主婦

主　訴　生理のたびに風邪をひきやすい

既往歴　流産（27歳），第1子帝切（28歳），第2子子宮頸管縫縮術（30歳）

病歴と所見　10代で咽喉痛を反復．20代は健康．第2子出産後から疲れやすく風邪をひきやすくなった．1年来，月経前に扁桃炎を繰り返す．解熱後も咳痰が続く．抗生剤では胃腸障害．157cm，50kg．色白．栄養良好．皮膚湿潤．腹部やや軟，軽度胸脇苦満．咽頭後壁粘膜の発赤が強い．扁桃肥大，赤く腫れて膿が付着．

経　過　桔梗湯，葛根湯，柴胡桂枝湯，竹茹温胆湯，当帰芍薬散，各2〜6週で無効．6か月後，小柴胡湯加桔梗石膏とする．1か月後，症状軽快し，同処方継続3か月後，月経時に咽喉痛は起こる程度．6か月後，略治．以後，5年経過．ふだんは無症状．感冒時にときおり飲む程度になった．

10-4 めまい（良性発作性頭位性眩暈，メニエール病）

① 頻用漢方薬

● **苓桂朮甘湯**（りょうけいじゅつかんとう）

・体質を問わず広く使用できる．めまい発作の際に用いると即効性を示すことが少なくないので第1選択である．

● **五苓散**（ごれいさん）

・体質を問わず広く使用できる．即効性を示すことが少なくない．口渇，頭痛を伴う例によい．二日酔いにも有効．

● **半夏白朮天麻湯**（はんげびゃくじゅつてんまとう）

・体質虚弱．慢性再発例で胃下垂顕著な者に使用．頭痛，頭重感を伴う例が多い．

● **当帰芍薬散**（とうきしゃくやくさん）

・体格やや虚弱．主として女性で，冷え症，浮腫傾向があり，種々の月経障害（月経痛，月経不順など）を伴う例に用いると有効な場合が多い．

② 症例から処方を学ぶ

メニエール病の回転性眩暈

症 例	55歳女性　主婦
主 訴	回転性めまい
病歴と所見	10年以上前から回転性めまい発作を繰り返し，メニエール病と言われている．今回は数日来で，回転性めまいが始まった．来院時も軽いめまい感があり，静かに仰臥していると楽だが，右

または左に頭部を回旋すると，めまいは増悪し，ひどい嘔気がする．実際に吐くことも少なくない．また，耳鳴，耳閉感があり，聴力検査では高音部の難聴と言われている．152cm．42kg．血圧148〜90．痩せ型．血色不良．腹部は全体に軟らかく，心下振水音を聴取．わずかに水平眼振を認める．神経症的ではない．

■ 処方選択

考え方 メニエール病に伴う回転性眩暈には，苓桂朮甘湯が第1選択となる．

経　過 苓桂朮甘湯エキス7.5g分3で投与．数日後，回転性めまいはほぼ無くなった．しかし，服薬中断すると回転性めまい発作が再燃するということを繰り返して続服．漢方薬のみで抑えきれないときには，西洋医薬と併用したが，めまいの起こる頻度は徐々に減少した．半年後には，ほとんど漢方薬のみで眩暈はコントロールできる状態となった．7年後まで観察したが，発作の回数，程度とも服薬以前よりかなり軽減した状態が続いていた．なお，耳鼻科専門医にも平行して通院していたが，耳鳴，難聴は，悪化こそしないものの改善効果はなかった．

解　説 苓桂朮甘湯は，回転性めまい，立ちくらみに用いられ，とくに有効な場合は15〜30分で症状が軽減する．慢性的に繰り返す例では非発作時も継続して服用すると，発作頻度の減少が期待しうる．1〜2週の服用でも症状が軽快しなければ無効と考えてよい．五苓散，半夏白朮天麻湯，当帰芍薬散などのほか，釣藤散との鑑別も必要である．釣藤散の有効なめまいは，いわゆる脳循環障害を思わせるものである．

10-5 中耳炎

① 頻用漢方薬

● **小青竜湯**（しょうせいりゅうとう）

・体格中等〜やや虚弱．滲出性中耳炎の初期に用いる．アレルギー性鼻炎を合併する例によい．航空中耳炎にも有効な場合がある．

● **小柴胡湯加桔梗石膏**（しょうさいことうかききょうせっこう）

・体格中等．やや遷延例によい場合がある．嚥下痛を伴う例，扁桃炎を併発する例はよい適応．抗生剤と併用することが少なくない．

● **柴苓湯**（さいれいとう）

・体格中等．滲出性中耳炎の遷延例に有用な場合がある．

● **補中益気湯**（ほちゅうえっきとう）

・体格体質虚弱．滲出性中耳炎の慢性例によい場合がある．疲労倦怠，感染を繰り返すなどが使用目標．虚弱児によい．

[適 応]

漢方薬の適応となるのは，初期軽症例および抗生剤投与や耳鼻科的処置などで十分な効果のえられない例である．

11 皮膚疾患

総論

1 漢方治療の意義

- 難治性皮膚疾患に漢方治療の効果が期待されている．慢性例，難治例では漢方治療を単独または併用で試みる価値がある．
- 漢方治療の効果は個人差が大きく，効果発現までの期間が長いということを知っておく必要がある．

2 漢方薬の有効な可能性のある皮膚疾患

- 慢性湿疹
- アトピー性皮膚炎
- 慢性蕁麻疹
- 尋常性痤瘡
- 皮膚化膿症
- 指掌角皮症
- 皮膚掻痒症
- 掌蹠膿疱症
- 尋常性乾癬
- 円形脱毛症
- 凍瘡（しもやけ）
- 火傷（軽症）

3 漢方治療の考え方と漢方薬使用上の注意

- 比較的急性例で局所の赤みと熱感の強い例には，黄連解毒湯，清上防風湯など，黄連を含む漢方薬を用いることが多い．
- 局所の赤みが少なく，乾燥性の例には，温清飲，当帰飲子など，地黄を含む漢方薬を用いることが多い．
- 痩せ型の虚弱体質者には，桂枝加黄耆湯，黄耆建中湯など，黄耆を含む漢方薬を用いることが多い．
- 漢方薬の効果発現は緩徐であり，ただちにステロイド外用剤の替わりはできない．
- 便秘がある例では，大黄を含む漢方薬を併用すると効果が高まる．便秘がなくても大黄を加えることで効果が高まることがある．

- 桂皮，当帰，川芎，地黄，人参などを含む漢方薬で，まれに悪化する例がある．
- 一般に，中等症以上では西洋医薬との併用が必要である．
- 漢方治療を行う場合でも，スキンケアなど，一般的注意が必要である．

4 頻用漢方薬

● 黄連解毒湯（おうれんげどくとう）

- 局所の赤み，熱感が強い皮膚炎，湿疹，蕁麻疹に用いる．
- 体質体格中等度以上．

● 十味敗毒湯（じゅうみはいどくとう）

- 化膿性皮膚疾患，慢性湿疹，慢性蕁麻疹，アトピー性皮膚炎などに用いる．
- 局所の化膿傾向がある場合には使用を考慮する．
- 体質体格は中等度．

Column　コラム　よくある間違い－
ヨクイニンと薏苡仁湯（よくいにんとう）とは違う

ヨクイニンはハトムギの種子であり，疣贅（いぼ）などに単独で用いる．正確には漢方製剤というよりも生薬製剤である．一方，薏苡仁湯は，ヨクイニンだけでなく麻黄など複数の生薬を含む漢方製剤であり，主として慢性関節炎に用い，麻黄の副作用を考慮する必要がある．両者はしばしば混同・誤用される．ヨクイニンのつもりで薏苡仁湯を用いることは，とくに麻黄の副作用のでやすい高齢者・虚弱者・心疾患患者・腎疾患患者などには禁物である．

11-1　湿疹・アトピー性皮膚炎

① 漢方治療のポイントと適応

- 慢性湿疹，アトピー性皮膚炎，指掌角皮症などが漢方治療の適応となりうる．
- いずれの疾患でも，病像が類似すれば同一漢方薬を用いる．
- 西洋医学的治療に抵抗性を示す慢性難治例に用いる機会が多い．
- 細菌性皮膚感染症，皮膚真菌症などは，抗生物質や抗真菌剤などが第1選択となる．
- 軽症例が漢方治療の適応であり，急性例，重症例ではステロイド剤外用をはじめとする西洋医学的治療を優先する．
- 疾患の性質上，効果判定には1～3か月程度は必要となる．
- 皮膚疾患の漢方治療は難しく，試行錯誤によるほかない場合が多い．

② 頻用漢方薬

● 黄連解毒湯（おうれんげどくとう）

- 皮膚局所の炎症が強く，発赤，腫脹，熱感の著しいものに用いる．
- 慢性湿疹，アトピー性皮膚炎に応用される．
- 胃腸虚弱で下痢傾向の患者には用いない．
- 皮膚局所の分泌物が多い例には効きにくい．

● 柴胡清肝湯（さいこせいかんとう），荊芥連翹湯（けいがいれんぎょうとう）

- 皮膚局所の発赤，熱感，および乾燥落屑傾向のあるものに用いる．
- 体質中等度以上の患者が対象となる．
- 慢性湿疹，アトピー性皮膚炎，指掌角皮症などに使用する．
- ときに服用後に悪化する患者があり，この場合，黄連解毒湯を用いる．
- いずれも温清飲類似処方であり，温清飲の使用法も参照のこと．

● 温清飲（うんせいいん）

- 慢性皮膚疾患で，局所が赤く熱感があり，乾燥して痛みのある患者．
- アトピー性皮膚炎，慢性湿疹，慢性蕁麻疹などに使用．

- 医療用漢方製剤の「効能・効果」には「皮膚の色つやが悪い者」に用いるとされる．

● 消風散 (しょうふうさん)

- 慢性湿疹，アトピー性皮膚炎で，分泌物が比較的多く，痒みを伴うものに用いる．
- 皮膚局所の発赤，熱感があり，粘膜性分泌物の多いものに用いる．
- 体質中等度以上の患者が対象となる．
- 慢性湿疹，アトピー性皮膚炎，指掌角皮症などに使用する．

● 治頭瘡一方 (ぢづそういっぽう)

- 小児頭部湿疹，脂漏性湿疹に用いる．
- 体質中等度以上で便秘傾向のある患者が対象．

● 桂枝加黄耆湯 (けいしかおうぎとう)，黄耆建中湯 (おうぎけんちゅうとう)

- 虚弱体質者の慢性湿疹，アトピー性皮膚炎などに用いる．
- 皮膚局所の軽微な発赤，熱感，漿液性分泌物などが目標．
- 体質的に虚弱でも，皮膚局所の炎症が強い例では，服用後に悪化することがあり，注意が必要．

● 温経湯 (うんけいとう)

- 虚弱者の指掌角皮症などに使用する．
- 月経困難症，月経不順を伴うことも目標となる．

3 症例から処方を学ぶ

中年女性の小膿疱を伴う湿疹

症 例	37歳主婦
主 訴	湿疹
病歴と所見	子供の時から湿疹ができたことはない．2年前の出産後，湿疹ができるようになった．入浴後が一番痒い．冬はひどい冷え症である．虫に刺された後化膿したことがある．3年前に結婚し

てから夫の両親と同居，ストレスが多い．便通1日1行，夜間尿なし．便通は普通．月経順調，少し痛みあり．湿疹は全身に見られ，とくに両肘外側，両下腿内側に密集し，その部の皮膚は少し着色している．湿疹部位は小丘疹が散在し，一部水疱を形成し，先端に膿疱が見られるものがある．165cm，51kg．体格，栄養状態は普通．脈，舌に異常はない．腹診上も特記すべき所見はない．

■ 処方選択

考え方 体質的には中等度．湿疹に膿疱が見られることから，まず十味敗毒湯を第1選択と考える．

経　過 十味敗毒湯エキス7.5g分3を与える．4週後，湿疹は著明に消退．2か月後，治癒として廃薬．

解　説 典型的な十味敗毒湯の有効な湿疹の例である．

● 十味敗毒湯（じゅうみはいどくとう）

内　容 柴胡　桔梗　川芎　茯苓　防風　荊芥　樸樕　独活　甘草　生姜

体　質 体質中等度の患者が対象となる．

症　候 小丘疹が散在して化膿傾向がある患者に用いる．
水疱を形成するもの，滲出性で痂皮を形成するもの，皮膚の発赤乾燥傾向の著しいものには効きにくい．

応　用 亜急性ないし慢性の湿疹や皮膚炎，蕁麻疹 など．

④ 使用上の注意

・便秘している患者では，大黄を含む漢方薬（大黄甘草湯，麻子仁丸など）を併用すると，皮膚症状も改善することが多い．

11-2 蕁麻疹

① 漢方治療のポイント

・急性期は西洋医学的治療を優先する．
・亜急性期から慢性期に漢方治療を行う．
・慢性期に最も使用頻度の高いのは十味敗毒湯である．

② 頻用漢方薬

● 十味敗毒湯（じゅうみはいどくとう）

・慢性蕁麻疹の第1選択．
・体格中等度の者が適応．
・皮膚の化膿しやすいアトピー素因を有する者によい．

● 茵蔯五苓散（いんちんごれいさん）

・亜急性期から慢性期の蕁麻疹が適応．
・体格体型にこだわる必要はない．
・朝手指が握りにくく顔がむくむ，夕方足がむくむ，舌歯圧痕など，いわゆる水毒徴候（非特異的浮腫傾向）を認めることが目標となる．

● 茵蔯蒿湯（いんちんこうとう）

・急性期から亜急性期の蕁麻疹が適応
・体格中等度で便秘傾向のある者に用いる．

③ 使用上の注意

・便秘している場合，大黄を含む漢方薬（大黄甘草湯，調胃承気湯，大承気湯など）を併用すると治療効果が高まることが多い．

11-3　尋常性痤瘡（にきび）

① 頻用漢方薬

● **清上防風湯**（せいじょうぼうふうとう）

・赤く化膿するにきび，体質中等度以上の患者に用いる．

● **桂枝茯苓丸加薏苡仁**（けいしぶくりょうがんかよくいにん）

・体質中等度以上の女性で，瘀血の徴候（下腹部圧痛，月経困難，下縁暗紫色化，細静脈怒張など），月経時悪化傾向のある患者に用いる．

● **当帰芍薬散**（とうきしゃくやくさん）

・虚弱な女性のにきびに用いる．
・月経時悪化，冷え症，むくみやすい，貧血傾向などが目標．

● **荊芥連翹湯**（けいがいれんぎょうとう）

・上記処方の無効な例に用いる．体質中等度．

Column コラム　漢方薬が有用な皮膚疾患の例

○**しもやけ**　　当帰四逆加呉茱萸生姜湯が第1選択である．無効時には，当帰芍薬散を試みる．軽症例では，紫雲膏を外用する．

○**日焼け**　　温清飲を用いる．赤みの強い例では黄連解毒湯を併用するとよい．紫雲膏を外用すると，肌のヒリヒリ感がとれやすい．

○**火傷**　　軽症例には紫雲膏を外用するとよい．

○**尋常性乾癬**　　温清飲・柴胡清肝湯を用いる．体質中等度の患者が対象で，有効率は低いが，ときに一定の効果をみる．

12 心身症

> **Point:**
> 心身症には漢方薬の有用な場合が多い．
>
> 心身症とは，心と身体の調和とこの両者の相互作用に重点をおいた疾病概念とされる．漢方医学は元来から"心身一如"（心と身体をひとつのものとして考えること）の立場で患者をとらえ，治療に用いる漢方薬にも一剤で心身両面に多様な効果が期待できるものが少なくない．したがって，心身症全般に漢方治療を試みる価値があると思われる．
> 以下，代表的な心身症において用いる漢方薬について述べる．

12-1 ストレス性胃炎

頻用漢方薬

●**柴胡桂枝湯**（さいこけいしとう）

・ストレス性に悪化する上腹部痛（とくに空腹時痛）に用いる．いわゆる胃痙攣にもよい．
・体質体格は中等度～やや痩せ型．肋骨弓下部腹筋緊張（胸脇苦満）および上腹部腹筋緊張（腹直筋攣急）を認める例によい．上腹部不快感，腹部疝痛，頭痛，筋肉痛などを伴うことがある．

●**安中散**（あんちゅうさん）

・ストレス性に悪化する上腹部痛（とくに空腹時痛）に用いる．胸やけ，げっぷ，嘔気などを伴う例が多い．
・痩せ型の虚弱体質，胃下垂，冷え症の者．腹部は軟らかく心下振水音を認める．腹部大動脈の拍動を触知することが多い．神経性胃炎，虚弱者の消化性潰瘍（西洋医薬と併用）などに応用．

● **半夏瀉心湯**（はんげしゃしんとう）

・心窩部の"もたれ"，"つかえ"，胸やけ，げっぷ，悪心，腹鳴，軟便〜下痢（痛みはあまりない）傾向が主たる症状である．ほかに口内アフタ，項背部のこり，不安・不眠などの精神神経症状などを伴う例も多い．
・体質体格は中等度，心窩部の腹壁緊張（心下痞鞕）．胃炎，消化性潰瘍のほかにも，過敏性腸症候群，口内炎，不眠症，神経症などにも用いる．

12-2　過敏性腸症候群

頻用漢方薬

● **桂枝加芍薬湯**（けいしかしゃくやくとう）

・腹痛（シクシク・キューッと表現される），残便感，腹部膨満感のある例に用いる．腹痛と裏急後重を伴う下痢・便秘と下痢の繰り返しでも可．
・体質体格中等度〜やや弱いもの．腹部には，特異的な所見はない．

● **桂枝加芍薬大黄湯**（けいしかしゃくやくだいおうとう）

・過敏性腸症候群便秘型および痙攣性便秘に用いる．
・大腸刺激性下剤を用いると少量でも腹痛下痢を来しやすい例によい．

● **半夏瀉心湯**（はんげしゃしんとう）

・下痢を主とする例に用いる．食後などに腹鳴がして急激に便意が強まり，勢いよく下痢をするが，排便後は痛みがおさまるという者によい．多少とも胃炎症状（もたれ感，胸やけなど）を伴うことが多い．
・体格は中等度，心窩部付近が膨満して硬いことが多い（心下痞鞕）．

12-3　口内炎

頻用漢方薬

● **甘草湯** (かんぞうとう)

・湯に溶かし，冷やしてから少量ずつ，口内ですすぐように服用すると効果的である．

12-4　気管支喘息

頻用漢方薬

● **柴朴湯** (さいぼくとう)

・心因性悪化傾向のあるタイプに有用．発作時に，呼吸困難感（吸気性が主）と喘鳴から始まり，咳き込みや痰は少ない例には非発作時に連用．
・有効な場合，発作の頻度減少と強度軽減が期待できる．風邪をひきにくくなる，食欲が増すなどの非特異的な効果も見られる．数か月以上連用する必要があり，有効な場合には他の薬剤が漸減できる．

12-5 咽喉頭異常感症（ヒステリー球）

頻用漢方薬

●半夏厚朴湯（はんげこうぼくとう）

・咽喉頭部の異物感，閉塞感，イライラ感などを訴える．不安，抑うつ気分，呼吸困難感，めまい，頭重，食欲不振，嘔気，腹部膨満感，動悸などの不定愁訴を伴うことが多く，背景に軽度の不安障害があると思われる例が対象．
・体質体格は中等度からやや虚弱な者で，身体所見として心窩膨満，心下振水音を認める．

Column 『神農本草経（しんのうほんぞうけい）』

中国における薬物学の最古の古典である．1〜2世紀頃の作とされる．著者不詳．古く散逸したが，現存する宋代の本草書，『大観本草』『政和本草』より推測可能とされる．365種の生薬を上，中，下に分類する．上薬120種は，君で天に応じ，無毒で多服久服に耐え，「命（めい）を養う」薬とされる．不老長寿に資する薬物，あるいは神仙になるための薬物の意と思われる．中薬120種は，臣で人に応じ，無毒または有毒であり，「性を養う」薬で，病根を絶ち，虚羸を補うとされる．強壮強精に近い意と思われる．精神的失調を治すとの説もある．下薬125種は，佐使で地に応じ，多毒で久服に適さず，「病を治す」薬とされる．身体的な苦痛を取り除く意と思われる．上薬には，水銀，雲母，滑石などの鉱物，人参，甘草，茯苓，地黄，「芝」（キノコ類）など．中薬には，当帰，黄耆，黄芩，黄連，芍薬，麻黄など．下薬には，大黄，蜀椒，附子などが記載される．以上は，薬物の薬理学的分類あるいは博物学的分類ではなく，神仙説による功利的分類と思われる．

12-6　緊張型頭痛・肩こり

頻用漢方薬

●抑肝散（よくかんさん）

- 少しのことにも焦燥感を覚えて緊張しやすい者の緊張性頭痛に用いる．焦燥感（イライラ），易怒性，神経過敏，感情失禁，攻撃的態度，不眠（就眠障害）が特徴．
- 体質体格はやや虚弱（やや虚証）から中等度．腹筋緊張し，腹直筋を棒状に触れる．大動脈拍動が強いことが多い．神経症，不眠症，小児の"癇癪持ち"，夜啼症，月経前緊張症，更年期障害などを伴う例によい．

●加味逍遙散（かみしょうようさん）

- やや抑うつ的な者，とくに更年期女性の緊張性頭痛に用いる．心気症（不定愁訴），抑うつ気分，不安焦燥感，易怒性，不眠（とくに熟眠障害）などを伴うことが多い．更年期女性では，逆上感（ホットフラッシュ），動悸，発汗なども多く見られる．
- 体質体格は，中等度～やや痩せ型．腹筋全体の緊張は中等度，ときに上腹部緊張や下腹部圧痛あり．更年期障害，神経症，自律神経失調症，月経異常などを伴う例によい．

●呉茱萸湯（ごしゅゆとう）

- 胃腸虚弱な者の緊張性頭痛によい場合がある．片頭痛を伴う混合性頭痛にも用いる．鎮痛剤，筋弛緩剤で胃腸障害を起こす者にも使用できる．
- 体質中等度から虚弱な者が対象．飲みにくい味が欠点である．

●葛根湯（かっこんとう）

- 胃腸の丈夫な若年者の緊張性頭痛に用いる．首筋から肩の筋肉のこりが強く，後頸部の痛みによい．栄養状態のよい胃腸の丈夫な者が対象．急性例に有効であり，効果判定は短期間で可．
- ◆麻黄の使用上の注意に留意のこと．

12-7　心因性頻尿

頻用漢方薬

●**清心蓮子飲**（せいしんれんしいん）

・痩せ型の虚弱者が頻尿，残尿感，軽度排尿痛を訴え，心因性要素の大きい場合に用いる．神経質で愁訴が多く胃腸虚弱な者，痩せ型の高齢女性などによい．腹部は軟弱で，心下振水音を認める．

●**柴胡加竜骨牡蛎湯**（さいこかりゅうこつぼれいとう）

・体格頑健な者の頻尿によい場合がある．心気症傾向があり，不安，焦燥感，抑うつ気分などを伴うことが多い．
・体格中等度〜頑健，肥満傾向．腹部が厚く弾力あり，季肋下部緊張（胸脇苦満），ときに臍部で大動脈拍動．

Column　眼科領域における漢方薬の応用

眼科領域における漢方治療の適用は少ない．
有用な処方は少ないが，下記のような病名－処方の対応が試みられている．

○アレルギー性結膜炎・・・・・小青竜湯（第1選択），
　　　　　　　　　　　　　　越婢加朮湯（小青竜湯より実証）
○ブドウ膜炎・網脈絡膜炎・・・柴苓湯
○眼精疲労・・・・・・・・・・補中益気湯（内臓下垂顕著），
　　　　　　　　　　　　　　十全大補湯（皮膚粘膜乾燥萎縮）
○緑内障・・・・・・・・・・・釣藤散
○眼痛（器質的疾患のないもの）・抑肝散，
　　　　　　　　　　　　　　抑肝散加陳皮半夏（抑肝散より胃腸虚弱）

12-8　性機能障害

頻用漢方薬

● **柴胡加竜骨牡蛎湯**（さいこかりゅうこつぼれいとう）

・心因性と思われる性機能障害に用いる．心気症，抑うつ気分，不安焦燥感，不眠，神経過敏などの傾向がある．動悸，めまい感，円形脱毛などを伴うこともある．
・体格中等度〜頑健，肥満傾向．腹部が厚く弾力あり，季肋下部緊張（胸脇苦満），ときに臍部で大動脈拍動．神経症，更年期障害，不眠症，円形脱毛症，心因性性機能障害にも応用．

● **桂枝加竜骨牡蛎湯**（けいしかりゅうこつぼれいとう）

・体質体格虚弱で神経質な者の心因性と思われる性機能障害に用いる．動悸，のぼせ感，易疲労倦怠感，脱毛などを伴うことがある．
・多くは痩せ型で，腹部全体に細く，腹筋が薄く，顕著な大動脈拍動を触れる．神経症（とくに性的神経症，心臓神経症），不眠症，心因性性機能障害，円形脱毛，小児夜尿症などに応用できる．

13 全身症候

> **Point:**
> 全身的症状で不定愁訴のように見えるが，漢方の立場からみると，それなりに特徴のある一群の症候についてあげる．

13-1 疲労倦怠・慢性疲労

1 処方選択の考え方

- 慢性的な疲労倦怠感を訴える場合，主として身体的な疲労と主として精神的な疲労感とに大別される．身体的な疲労には，体力回復を目的とした補剤（広義）を用いる．一方，精神的な疲労感には，気剤，柴胡剤などを主とし，補剤を応用する場合もある．
- いわゆる虚弱体質では，慢性的疲労倦怠があり，感冒に罹患しやすく治りにくい，慢性感染症を伴う，胃腸虚弱で食欲不振・腹痛・下痢しやすい，西洋医薬で胃腸障害などの副作用を起こしやすいなどの特徴がある．虚弱体質者には，それぞれの疾患に対する治療を行いながら，人参剤，補剤（参耆剤など），建中湯類などを用いて基礎的な体力の拡充をはかるよう努める．

2 頻用漢方薬

■ 慢性消耗性疾患・悪性腫瘍・身体的疲労などによる場合

● **補中益気湯**（ほちゅうえっきとう）

- 慢性の疲労倦怠に幅広く用いる代表的補剤である．諸種の原因で全身状態の悪化した例，慢性炎症が遷延する例に有用である．使用目標としては，慢性的疲労倦

怠，無気力，手足倦怠，食後に眠くてたまらない，食事が美味しくない，胃下垂で腹壁全体が軟らかいことなどである．寝汗，微熱を伴う例もある．
- 慢性消耗性疾患，術後の体力回復，慢性肝炎，盗汗，慢性胃炎，脱肛などに有用である．軽度抑うつ状態の疲労感，無力感，倦怠感に有効なこともある．
- 近年，補中益気湯に関しては多くの基礎的あるいは臨床的研究が行われており，免疫系賦活作用，抗腫瘍作用，癌化学療法の副作用軽減作用，抑うつ状態改善作用などについての報告がある（p.7参照）．

●十全大補湯（じゅうぜんたいほとう）

- 補中益気湯と並んで慢性疲労に頻用される補剤で，しかも滋潤剤（体に潤いをつける薬の意）でもある．慢性疲労を伴う諸種の疾患に用いるが，補中益気湯との相違点として，比較的痩せ型，栄養状態不良で，皮膚粘膜の乾燥萎縮，貧血傾向などを認めることが目標となる．老人には脱水傾向，皮膚粘膜乾燥萎縮傾向がみられることが多いので，補中益気湯よりも十全大補湯の適応例の方が多いと思われる．
- 悪性腫瘍手術後の体力回復，手術不能例におけるQOL改善，化学療法・放射線療法の副作用軽減などに用いる．MRSAに有効な場合もあるとされる．ただし，胃下垂高度の例ではかえって食欲低下，胃腸障害を来すことがあり注意が必要である（p.7参照）．

●人参養栄湯（にんじんようえいとう）

- 十全大補湯の適応例に類似して慢性呼吸器疾患が基礎にある例，頭痛，不眠などの症状がある例に慢性疲労を目標に用いる（p.280参照）．

■ 消化器症状が強く痩せている場合

●六君子湯（りっくんしとう）

- 慢性胃炎，functional dyspepsia（FD）に伴う上部消化管運動機能不全症状，すなわち食欲不振，胃もたれ，胃内容の停滞感などを目標に用いる．
- 体格中等度から若干の痩せ型で，軽度の胃下垂傾向を認めることが使用目標．

● 四君子湯 (しくんしとう)

- 消化吸収機能低下状態に用いる代表的漢方薬である．
- 高齢者の萎縮性胃炎による食欲不振，胃もたれなどに用い，高度の痩せ型，気力がない，倦怠感が強いという例によい．顔色蒼白，食欲不振，食後に眠くてたまらない，手足がだるい，慢性下痢傾向，腹部全体に緊張が弱く腹筋の発達不良で心下振水音著明（胃下垂高度）などが目標となる．
- 慢性胃炎，FDなどで疲労倦怠の著しい例に応用する．

● 人参湯 (にんじんとう)

- 消化吸収機能の低下が著しい虚弱者（多くは高度の痩せ型）に用いる．
- 顔色蒼白，顔に生気がない，低体温傾向，手足が冷える，食欲不振，嘔気・胃痛・もたれ，口にうすい唾がたまる，軟便下痢傾向，腹筋が軟らかく緊張が弱い，心下振水音などが使用目標となる．
- 慢性胃炎，FDの食欲不振，胃もたれ，慢性下痢などに応用する．これらに伴って慢性疲労を訴える例にも用いる．

● 小建中湯 (しょうけんちゅうとう) ・ 黄耆建中湯 (おうぎけんちゅうとう)

- 虚弱者の消化器症状に用いる漢方薬の１つで，人参剤でも参耆剤でもないが，服用により胃腸症状が改善して栄養状態がよくなることが期待できる．
- 顔色不良な痩せ型で，疲労倦怠感（動悸・息切れ）とともに腹痛（反復性臍疝痛），便秘と下痢の繰り返しのあることなどが使用目標となる．
- 適応となる例では，腹直筋が棒状に緊張亢進していたり，逆に腹部全体が軟らかく緊張に乏しいことが多い．過敏性腸症候群にも応用される．
- 小建中湯の使用目標に加え，寝汗や皮膚疾患のあるものには黄耆建中湯を用いる．

■ その他

● 帰脾湯 (きひとう) ・ 加味帰脾湯 (かみきひとう)

- 虚弱者の抑うつ状態に用いる漢方薬で，参耆剤の一種．軽い抑うつ気分，意欲低下，不眠（多くは熟眠障害），食欲低下，慢性の疲労倦怠感，動悸，食後嗜眠などが使用目標となる．
- 体質虚弱で多くは痩せ型，腹部軟弱で心下振水音がある．抑うつ状態，不眠症，神経症のほか，老人性健忘症，老年期痴呆によいとする説がある．
- 加味帰脾湯は，帰脾湯適応例に類似するが，不眠，不安，焦燥感がやや強い例に用いる．

● **加味逍遙散**（かみしょうようさん）

・やや虚弱な者の軽度抑うつ状態に用いる．さまざまな不定愁訴，抑うつ気分，不安焦燥感，不眠（とくに熟眠障害），微熱が続く（あるいはホットフラッシュ様熱感），動悸，発汗，めまい，肩こり，軽度便秘などが使用目標となる．
・胃腸障害がないことが条件となる．更年期うつ状態，神経症・心身症，自律神経失調症などに応用される．

● **八味地黄丸**（はちみじおうがん）・**牛車腎気丸**（ごしゃじんきがん）

・老化に伴う生理機能低下に幅広く用いる．いわゆる腎虚の処方である．
・慢性疲労，慢性腰痛症，排尿異常（頻尿，排尿困難，失禁など），前立腺肥大症，軽度腎機能低下，性機能低下，浮腫傾向（夕方足がむくむ程度．必ずしも腎性ではない），手足の冷えと熱感，朝の口乾などを使用目標とする．
・胃腸障害はないことが条件である．腹部で上腹部の緊張が良好なのに，下腹部正中付近の腹筋緊張が減弱していること（小腹軟・小腹不仁）も目安となる．
・腰痛，坐骨神経痛，尿路感染再発例，尿失禁，性機能障害，前立腺肥大症，萎縮性腟炎，糖尿病性末梢神経障害，高血圧症などに応用される．
・牛車腎気丸は，八味地黄丸に牛膝と車前子とが加わった漢方薬で，八味地黄丸適応症に似て，腰痛あるいは浮腫でより症状が強い例に用いる．
・また，糖尿病性末梢神経障害に有効とされる．

● **清暑益気湯**（せいしょえっきとう）

・夏まけ・夏ばてに使用する．参耆剤の一種である．処方構成は補中益気湯に類似する．補中益気湯が慢性炎症などによる疲労倦怠に用いるのに対して，清暑益気湯は夏の高温多湿による疲労倦怠に用いる．

13-2 盗汗・寝汗

1 処方選択の考え方

- 原疾患が明らかな場合には適切な治療を行う．原因と考えられる疾患の治療を行っても十分な効果を得られない例，原因が軽微な疾患で漢方治療の有効性を期待できる例，明確な原疾患が同定できない例などは漢方治療の適応と言える．
- 高齢者や虚弱者において，急性上気道炎，気管支炎などの急性発熱性疾患に罹患して解熱後に盗汗（寝汗）が続く事例はしばしば経験するが，これはよい適応である．

2 頻用漢方薬

■ 体力低下して虚弱な者

●補中益気湯（ほちゅうえっきとう）

- 盗汗を訴える患者を診たときには，まず補中益気湯を考慮する．高齢者や虚弱者が感冒に罹患して高熱は解熱したが後に微熱と寝汗が残るときや，慢性疲労状態で寝汗を訴えるときなどはよい適応となる．

●柴胡桂枝乾姜湯（さいこけいしかんきょうとう）

- 体力低下著明な者で，寝汗のほかに，微熱が続く，日中は首から上に発汗する，口乾，息切れ，不眠などの症状があるときに使用する．

●黄耆建中湯（おうぎけんちゅうとう）

- 虚弱者とくに虚弱児が，寝汗，疲労倦怠，腹痛を訴えるときに用いる．

●十全大補湯（じゅうぜんたいほとう）

- 慢性消耗状態にあり，疲労倦怠感が強い例で，寝汗，貧血傾向，皮膚粘膜の乾燥萎縮傾向などを目標に用いる．微熱を伴うこともある．
- ◆胃下垂高度で心下振水音の著しい者に用いると胃腸障害を来すことがあり要注意．

■ 体力中等度～やや虚弱な者

●小柴胡湯 （しょうさいことう）

- 感冒などの発熱性感染症や，不明の原因で微熱と寝汗（解熱時に発汗）があるときに用いる．
- 体質体格は中等度．
- ◆副作用として間質性肺炎などに注意．

●柴胡桂枝湯 （さいこけいしとう）

- 感冒の亜急性期に頭痛，微熱，悪寒，自汗（昼間も自然にじわじわ出る汗），寝汗があり，腹痛，嘔気なども伴う例に用いる．

●加味逍遙散 （かみしょうようさん）

- 痩せ型でやや神経質な若年女性で微熱と寝汗が続く場合，更年期女性で夜間にホットフラッシュと寝汗を繰り返す場合などに用いる．

13-3　のぼせ

1　頻用漢方薬

■ 比較的体力のある者（実証）に用いる処方

● **黄連解毒湯**（おうれんげどくとう）

- 顔面が赤く，自覚的にも熱感，のぼせ感のある者に用いる．精神的興奮，不眠，イライラ感，ときに鼻出血を伴うことがある．
- 体質体格中等度以上．

● **桂枝茯苓丸**（けいしぶくりょうがん）

- のぼせ感，更年期ホットフラッシュに用いる．ときに顔面紅潮を認める．
- いわゆる瘀血の徴候が目標：下腹部圧痛，舌縁暗紫色，"細絡"（皮下細静脈が怒張し暗紫色のもの）など．更年期障害，月経痛，月経不順を伴う例が多い．

● **女神散**（にょしんさん）

- 顔面全体の赤みと熱感の強い者，更年期女性ではホットフラッシュが強い者に用いる．めまい感，不眠（就眠障害），不安焦燥感などを伴う例が多い．
- 更年期障害，産褥神経症などに応用．

● **桃核承気湯**（とうかくじょうきとう）

- のぼせ感，便秘を伴う例に用いる．ときに顔面紅潮を認める．いわゆる瘀血の徴候（上記）が目標．頭痛，月経困難，月経不順を伴う例も多い．
- 月経前症候群，更年期障害などに応用．

■ 比較的体力の低下した者（虚証）に用いる処方

● **加味逍遙散**（かみしょうようさん）

- 更年期のホットフラッシュに用いる．不定愁訴，焦燥感，ときに抑うつ傾向を認める．足冷えを伴うことも多い．

●桂枝加竜骨牡蛎湯 (けいしかりゅうこつぼれいとう)

・虚弱で痩せた神経質な人の"のぼせ"感に用いる．しばしば動悸を伴う．

●小建中湯 (しょうけんちゅうとう)

・虚弱で痩せた人の"のぼせ"に用いる．しばしば腹痛を伴う．疲れやすい，風邪をひきやすい者によい．

●当帰四逆加呉茱萸生姜湯 (とうきしぎゃくかごしゅゆしょうきょうとう)

・虚弱者の冷えのぼせに用いる．足が冷えると顔がのぼせるという者に用いる．
　＊冷えのぼせ→冷え症（p.193）を見よ．

13-4　手術後の愁訴

> **Point:**
> 各種の手術後に多彩な愁訴を訴える場合，体力低下，脱水あるいは浮腫，瘀血などを考慮して漢方薬を選択する．

1　頻用漢方薬

●大建中湯（だいけんちゅうとう）

・開腹手術後早期に消化管運動回復を助ける目的で用いる．
・慢性の術後消化管通過障害には，桂枝加芍薬湯と併用するとよい．

●桂枝茯苓丸（けいしぶくりょうがん）

・手術部位組織の傷害，うっ血（瘀血）を改善する目的で用いる．とくに婦人科手術後や腹部以外の手術後で，術後に食事をとれる者に用いると，局所の腫脹疼痛を軽減する効果が期待できる．ただし，開腹手術では大建中湯を優先する．

●六君子湯（りっくんしとう）

・術後の食欲不振に，食欲増進を目的に用いる．嘔気にもよいことがある．補中益気湯に先立って用いることが多い．開腹手術では，大建中湯で消化管運動が回復した後に用いる．とくに胃切除後の各種愁訴によい．
・術後通過障害を伴う場合には大建中湯と併用してよい．

●補中益気湯（ほちゅうえっきとう）

・術後の体力回復に用いる．食事はとれるが，なかなか気力体力が回復しないときによい．

●十全大補湯（じゅうぜんたいほとう）

・補中益気湯を用いる場合に類似するが，貧血傾向があるとき，組織の乾燥萎縮傾向のあるときに用いる．

● **五苓散**（ごれいさん）

・術後に利尿をはかる目的で用いる．
・腰椎麻酔後の頭痛に用いるとよい．

● **半夏厚朴湯**（はんげこうぼくとう）

・術後の不定愁訴に用いる．とくに抑うつ状態（軽症）によい場合がある．

Column コラム 　『傷寒雑病論』・『傷寒論』・『金匱要略』

① 『傷寒雑病論（しょうかんざつびょうろん）』
本書は，中国医学三大古典の１つである．３世紀初頭（後漢の末）に張仲景（ちょうちゅうけい）が著したとされ，古代中国の薬物治療書のうち，最も古く，最も重要な書である．現在でも漢方治療に不可欠の実用書として，必読のテキストとされている．ただし，同書は原型のままでは現伝せず，宋代に古医書を編纂する過程（宋改）で，『傷寒論』と『金匱要略』とに分かれた．

② 『傷寒論（しょうかんろん）』
本書は，「傷寒」と呼ばれる重篤な急性発熱性疾患を中心に，それと似ているが軽症である「中風」とを対比しつつ，病状を三陽三陰（太陽病，陽明病，少陽病，太陰病，少陰病，厥陰病）と呼ばれる６つの病期に分類し，発病から治癒に至るまでの時々刻々の変化に対処する治療，あるいは誤った治療をしたときに起こる病状の変化への対応などを，詳細な臨床症状の記載とともに体系的に述べている．本書における「傷寒」は，病状の変転極まりなく死亡率も高い重篤な疾患であり，記載される症状から腸チフスなどと推定されている．

③ 『金匱要略（きんきようりゃく）』
本書は，内容的には「傷寒」以外の「雑病」，すなわち諸種の慢性疾患の治療を論じた書とされる．現伝の『金匱要略』は北宋代に編集されたもので，序文に北宋の儒臣・高保衡らが本書刊行までの経緯を述べている．第一篇の臓腑経絡先後病篇は，『素問』『霊枢』の医学に類似した五行説に基づく診断総論と言うべき内容であるが，問答体である点などから，この篇については議論が多い．第二篇より第十九篇は，各種疾病別の論説と処方であり，第二十〜二十二篇には婦人科疾患総論と処方が記述されている．各篇の始めには，その篇名の病名症候に関する総説があり，それに引き続いて治療法の記載がある．篇の終りには，附方，すなわち，宋改の時に張仲景の処方と推定されたものが，唐代の『千金方』や『外台秘要方』などから引用されている．ほかに，救急治療，飲食に関する注意と食中毒の治療法なども述べられている．

14 漢方薬を補助的に用いることの多い領域

14-1 糖尿病

1 症候と漢方薬選択の考え方

- 壮年期で肥満と便秘傾向のある者：大柴胡湯，防風通聖散を用いる．
- 壮年期以後で体質中等度の者：八味地黄丸・牛車腎気丸を用いる．
- 末梢神経障害のある者：牛車腎気丸を用いる．
- 口渇・多飲・多尿のある者：白虎加人参湯を用いる．

Point:
- 漢方薬には，明らかな血糖降下作用などはない．
- 血糖値のコントロールには通常の治療が必要である．
- 漢方薬は糖尿病患者にみられる非特異的な諸症状の改善に用いる．
- 糖尿病性末梢神経障害は，牛車腎気丸のよい適応である．
- 糖尿病性腎症には，microalbuminuriaの段階から八味地黄丸や牛車腎気丸を用いるとよいとの意見があるが，効果にはなお研究の余地がある．
- 糖尿病性網膜症に対する漢方薬の効果は不明である．

2 頻用漢方薬チャート

ファーストチョイスの漢方薬	体 質	最も特徴的な症状・所見	使用頻度	ワンポイント
八味地黄丸 (はちみじおうがん)	中等度	頻尿・軽度腎機能低下など	○	壮年期以後，腰痛・排尿障害，臍下不仁，小腹軟
牛車腎気丸 (ごしゃじんきがん)	中等度	下肢のしびれなどの末梢神経障害	○	八味地黄丸の使用条件に似る
大柴胡湯 (だいさいことう)	丈 夫	胸脇苦満，便秘傾向	△	壮年期の肥満者
防風通聖散 (ぼうふうつうしょうさん)	丈 夫	肥満，太鼓腹，便秘	△	胸脇苦満なし （肥満の項を参照）
白虎加人参湯 (びゃっこかにんじんとう)	中等度	口渇・多飲	△	血糖改善後も口渇の強い者に使用

3 その他の処方

・糖尿病性末梢神経障害（軽症例）は，胃腸の丈夫な者には牛車腎気丸，胃腸虚弱者には桂枝加朮附湯をそれぞれ用いる．

4 使用上の注意

・大柴胡湯使用時は副作用として間質性肺炎，肝障害に注意．
・八味地黄丸，牛車腎気丸使用時は肝障害に注意．

［一口メモ］

・糖尿病による趾間皮膚潰瘍は通常の治療のみで改善しにくい例があるが，このような場合，漢方薬併用を試みてはいかがであろうか．筆者らは，十全大補湯，人参養栄湯，補中益気湯などのいわゆる補剤で改善する可能性があると考えている．

14-2　肥満症

1　症候と漢方薬選択の考え方

- いわゆる固太りで便秘傾向のある者：防風通聖散，大柴胡湯を用いる．
- いわゆる水太りの者：防已黄耆湯を用いる．

> **Point:**
> - 漢方薬のみで体重減少する例は少ない．食事療法，運動療法に併用するのが原則である．
> - 漢方でいう虚弱者の肥満では，単純に食事療法や運動療法を行うと，脱力，疲労倦怠をきたしやすいので，注意深く対応する必要がある．

2　頻用漢方薬

●防風通聖散（ぼうふうつうしょうさん）

- 肥満便秘傾向があり，腹部膨満の者に用いる．
- 臥位で腹部膨隆し，いわゆる太鼓腹である．

●大柴胡湯（だいさいことう）

- 肥満便秘傾向があり，胸脇苦満を認める者に用いる．
- 高血圧症，脂肪肝を合併した肥満症に使用することが多い．

●防已黄耆湯（ぼういおうぎとう）

- 肥満して膝関節症を起こしている者に用いる．
- いわゆる水太りの軟らかい脂肪で筋肉がなく，臥位では腹部は平坦になる．
- 体質虚弱で，多汗で疲れやすく風邪をひきやすい傾向がある．

▼このような者では，カロリー制限，運動療法は慎重に行う必要がある．

◆使用上の注意：防風通聖散，大柴胡湯の使用時は，間質性肺炎，肝障害の副作用に注意．

14-3　高脂血症

- 漢方薬には，明らかな高脂血症改善効果は乏しい．通常の治療に補助的に使用する．
- 家族性高脂血症には無効と思われる．
- 大柴胡湯，防風通聖散に高脂血症改善効果があるとの報告がある（それぞれの使用目標は肥満症の項を参照）．
- その他の柴胡剤（柴胡加竜骨牡蛎湯，小柴胡湯，柴胡桂枝湯など）を，それぞれの使用目標に合わせて用いたときに，結果として高脂血症の若干の改善をみる場合がある．

Column　『傷寒論』・『金匱要略』は日本漢方の基本的テキスト

江戸時代の日本において，『傷寒論（しょうかんろん）』の病態分類を慢性疾患にも適用できるとする考え方が生まれ，同書の処方を慢性症にも応用するようになった．江戸時代の医家・宇津木昆台(1779-1848)は，『傷寒論』は経（たて糸），『金匱要略（きんきょうりゃく）』は緯（よこ糸）であって，この経と緯との組み合わせによって病気の診断治療が完成すると述べている．換言すれば，『傷寒論』は漢方治療の基本的な考え方の構造を示すものであり，『金匱要略』はその慢性疾患への応用篇であるという捉え方である．さらに，『傷寒論』だけがたて糸，すなわち全ての医学の基本システムであり，それ以外の医学書はすべて『金匱要略』と同様に，この系のよこ糸をなすものであるとする考え方も生まれた．こうした考え方は，張仲景自身の本来の意図がどうであったにせよ，江戸中期以後のわが国の医家に共通の認識であり，『傷寒論』は「傷寒の治療書」という理解から，1日も座右を離すべきでないほど重要な「医学の基本的テキスト」という位置付けへと変化した．幕末の考証学派・山田業広（やまだぎょうこう）(1808-1881)は，「素問，霊枢，難経，傷寒論，金匱要略は医経と唱え，儒家の四書五経の如く尊奉すべき随一の書なり」と記している．この考え方は，現代漢方にも大きな影響を与えた．今日でも，『傷寒論』の考え方は日本漢方の基本的治療理念とされ，『傷寒論』『金匱要略』に記載される多くの処方が幅広い領域に応用されている．葛根湯，桂枝湯，麻黄湯，小柴胡湯，柴胡桂枝湯，大柴胡湯，半夏瀉心湯，五苓散，大承気湯，桂枝加芍薬湯，人参湯，真武湯，八味地黄丸，当帰芍薬散，桂枝茯苓丸，防已黄耆湯など，70処方に及ぶ．

14-4 甲状腺疾患

1 バセドウ病

・漢方治療は，抗甲状腺剤に併用する．

●炙甘草湯 (しゃかんぞうとう)

・動悸を目標に用いる．
・適応例では，疲労倦怠，手足の不快なほてり感，口乾などを伴うことが多い．

●当帰芍薬散 (とうきしゃくやくさん)

・若年女性に用いることが多い．
・体質中等度～やや虚弱で，貧血様顔貌，手足や腰の冷え，非特異的浮腫傾向（夕方 下肢浮腫，歯痕舌など）などを伴うことが使用目標となる．
・月経痛，月経不順などを伴うことも目安となる．

2 橋本病・甲状腺機能低下症

・漢方薬には甲状腺ホルモン様作用はないので，必要な場合には甲状腺ホルモン製剤を用い，漢方薬は補助的に併用する．
・TSHは正常～軽度上昇，free T3, free T4もほぼ正常という程度のときに，自覚症状改善を目標に以下のような漢方薬を用いるとよい．

●真武湯 (しんぶとう)

・低体温傾向，冷え症，軽度浮腫傾向，易疲労，倦怠を目標に用いる．

●補中益気湯 (ほちゅうえっきとう)

・疲れやすく風邪をひきやすい者に用いる．
・なお，このような者の感冒初期には，麻黄附子細辛湯 (まおうぶしさいしんとう) の奏効することが多い．

14-5　血液疾患

1　鉄欠乏性貧血

- 基本的には鉄の補充が必要なことは当然であるが，十全大補湯，人参養栄湯などの併用により回復が促進されると考えられている．
- 過多月経や頻発月経が原因と思われる場合，当帰芍薬散，芎帰膠艾湯などを使用すると，月経血が減少したり，月経間隔が正常化し，間接的に貧血の回復に有用な場合がある．
- 鉄剤と漢方薬を併用する場合は，服用時刻を60分以上あける必要がある．

2　再生不良性貧血

- 帰脾湯が有効との報告がある．

3　特発性血小板減少性紫斑病

- 柴胡桂枝湯（ただし構成生薬の中の芍薬を倍量とするもの）が有効な場合がある．煎じ薬でのみ可能なものである．
- この場合の標準処方量は以下の通り：柴胡5g　半夏4g　黄芩2g　甘草2g　人参2g　桂皮3g　芍薬6g　大棗2g　生姜1g（生薬を健保適用で用いる時の処方箋の書き方，服用法の指示などは凡例参照）．なお，煎じ薬であっても副作用については医療用漢方製剤（エキス剤）の柴胡桂枝湯と同様の注意が必要である．

14-6 腎疾患

1 慢性腎炎・ネフローゼ症候群

●柴苓湯（さいれいとう）が第1選択

- 多施設での研究から適応の選択については以下の結果が得られている．
  - 〔臨床病型〕ネフローゼ症候群，IgA 腎症を中心とする慢性腎炎が適応とされる．
  - 〔組織病型〕微小変化群（特に若年性）に有用例が多く，増殖性，膜性変化にも適応があるとされる．
  - 〔腎障害の程度〕軽度障害例が適応．高度障害例では適応が少ない．
- ステロイドと併用することがあり，ステロイドの減量，副作用軽減に有用とされる．
- 無症候性蛋白尿，血尿の改善にも有用な場合がある．
- 体質的には，やや虚弱者〜中等度以上が適応となる．

■ その他の漢方薬

●当帰芍薬散（とうきしゃくやくさん）

- 柴苓湯無効例に使用．
- 顔色やや不良，手足冷え，軽度浮腫を呈することが多い．

●五苓散（ごれいさん）

- 柴苓湯で胃腸障害などが起こって飲めない場合に用いる．
- 体質中等度以下の虚弱者に使用する．

●八味地黄丸（はちみじおうがん）・牛車腎気丸（ごしゃじんきがん）

- 高齢者の慢性腎炎で軽度腎障害のある例に使用．
- 腰痛，足腰の冷え，下肢浮腫傾向などを伴うことが多い．
- 下腹部軟弱（小腹不仁，小腹軟）を認める例が多い．
- 胃腸症状はないことが条件．服用後に胃腸症状が出れば中止する．
- 八味地黄丸と牛車腎気丸の差はわずかと思われる．

● **補中益気湯**（ほちゅうえっきとう）

・疲労倦怠感の強い例に用いる.
・感冒に罹患しやすく，寝汗，食後の倦怠感と嗜眠傾向を伴うことが使用目標となる.
・虚弱児のネフローゼでは柴苓湯無効例に用いる.

● **十全大補湯**（じゅうぜんたいほとう）

・慢性腎炎で貧血傾向が出てきた段階から使用する.
・体力栄養状態が低下し，皮膚粘膜の乾燥萎縮傾向を認めることが多い.

◆ 使用上の注意
・柴苓湯は，副作用として間質性肺炎，肝機能障害に注意が必要.
・当帰芍薬散，八味地黄丸，牛車腎気丸，補中益気湯，十全大補湯は肝機能障害に注意.
・利尿剤使用時には低カリウム血症を来しやすいので，甘草含有製剤を用いるときには注意が必要.

Column コラム　腎不全・高血圧性腎症・糖尿病性腎症

○ **腎不全に大黄製剤**
　・大黄あるいは大黄を含有する漢方薬で，保存期，透析期のいずれにおいても，自覚症状の軽減，抗酸化作用，透析導入時期の遅延効果などがあるとの報告がある.
　・大黄を含有する漢方薬としては，煎じ薬の温脾湯〔（うんぴとう）：大黄，附子，人参，甘草，乾姜で構成〕，エキス剤では大黄甘草湯（だいおうかんぞうとう）などがある．また，エキス製剤では，前者の代わりに附子理中湯（ぶしりちゅうとう）に大黄を加えて用いるとされる.
　・ただし，有効性についてはなお議論の余地があるので，使用時には専門医の管理が必要と思われる.

○ **高血圧性腎症**
　・高血圧の管理が重要なことは言うまでもない.
　・八味地黄丸を用いる．やはり，血清クレアチニン値2.0mg/dL未満程度が適応と思われる.

○ **糖尿病性腎症**
　・厳格な血糖コントロールが基本であることは言うまでもない.
　・microalbuminuriaの段階から，牛車腎気丸または八味地黄丸を用いるとよいとされるが，多くは難治である.

2 慢性腎不全

●八味地黄丸（はちみじおうがん）

- 保存期に使用して，腎機能障害の進展抑制に有効とされる．
- 下半身の冷えや"小腹不仁*"が目標．
- ときに血清クレアチニン値が改善する例がある．
- ただし，クレアチニン値4.0mg/dL以上では悪化因子となることがあるとされるので，2.0mg/dL未満程度が適応と考えられる．

＊：下腹部の知覚鈍麻または麻痺の意味．八味丸の腹症では下腹部の脱力感を認めることが多い．

●補中益気湯（ほちゅうえっきとう）

- 保存期に用いて血清クレアチニン値の改善する例があるとされる．
- 虚弱で疲れやすいことが目標．

●芍薬甘草湯（しゃくやくかんぞうとう）

- 透析中の下肢のこむらがえりに即効を期待できる．
- 1包2.5g頓服後，数分から10分以内に効果判定が可能．有効率は高い．

◆使用上の注意
- 漢方薬には，微量のカリウムが含まれているため，高カリウム血症の際には注意が必要である．
- 生薬マオウの成分であるプソイドエフェドリンには鎮痛・抗炎症作用があるが，非ステロイド系抗炎症剤と同様に，腎血流量を低下させて腎機能を悪化させる可能性がある．したがって，マオウを含む漢方薬（麻黄剤），すなわち葛根湯，小青竜湯，越婢加朮湯，麻杏甘石湯，五虎湯，神秘湯などを腎障害のある患者に用いるときには注意が必要である．

〔参考文献〕

三潴忠道：慢性腎炎・ネフローゼ症候群．入門漢方医学（社団法人日本東洋医学会学術教育委員会編集），南江堂，2002，pp.194～197．

14-7 悪性腫瘍

1 漢方薬は全身状態改善などを目的に用いる

- 悪性腫瘍に対して漢方薬に根治的効果は期しがたい．
- 漢方薬の役割は，悪性腫瘍によって悪化した全身状態の改善，化学療法や放射線治療に付随する副反応の軽減が主たるものである．したがって，手術などによって根治的治療が可能と思われる場合や有効な治療薬がある場合には，漢方薬の役割は補助的なものとなる．
- 近年，補中益気湯，十全大補湯などには免疫賦活作用があるとの報告があり，悪性腫瘍の手術後などにこれらを用いると再発を抑制できる可能性が示唆されている（p.7参照）．

2 頻用漢方薬

■ 補中益気湯，十全大補湯などを頻用

- 一般に，悪性腫瘍にはいわゆる補剤および人参剤が用いられる機会が多い．とりわけ補中益気湯，十全大補湯，人参養栄湯が頻用される．

● 補中益気湯（ほちゅうえっきとう）

- 気力体力が低下して疲労倦怠感の著しいものに用いられる．手術後には早期から用いるとよい．

● 十全大補湯（じゅうぜんたいほとう）

- 体力の低下，栄養状態の悪化などに伴い，貧血，末梢循環障害，皮膚粘膜の乾燥萎縮傾向などが見られる場合に用いる．ただし，嘔気や食欲不振などの強い末期状態などでは，かえって食欲を低下させることもある．この場合は，人参湯や六君子湯を用いる（次頁参照）．

●人参養栄湯（にんじんようえいとう）

・十全大補湯と類似した病態に用いるが，とくに呼吸器領域によいと思われ，また若干の鎮静効果をもつと思われる点も考慮して用いられる．

■ 消化器症状の強いときは六君子湯・人参湯など

・術直後，化学療法剤使用中，放射線療法中などで，嘔気，食欲不振などの消化器症状が強い例では，十全大補湯や人参養栄湯でかえって消化器症状が悪化することがある．この場合には，可能であれば補中益気湯を用いるが，それでも嘔気がしたり，症状改善が見られない例には，六君子湯，人参湯などを用いる．

●六君子湯（りっくんしとう）

・食欲不振，胃もたれ，軽い嘔気，ときに不消化便下痢などのある例には，補中益気湯よりも六君子湯を用いるとよい．

●人参湯（にんじんとう）

・食欲不振，嘔気，下痢傾向があり，体重減少が著しい例，はじめから高度に痩せている例に用いる．口内に不快な唾がわき出てくるという訴えによい．

■ その他

●小半夏加茯苓湯（しょうはんげかぶくりょうとう）・二陳湯（にちんとう）

・鎮嘔効果を期待して用いる．人参湯と併用すると効果的な場合がある．

●半夏瀉心湯（はんげしゃしんとう）・五苓散（ごれいさん）・真武湯（しんぶとう）

・いずれも化学療法に伴う下痢に有用な場合がある．
・半夏瀉心湯はまだ体力の保たれている者，真武湯は体力低下の著しい者が対象．五苓散は，その中間的な例に用いる．
・なお，半夏瀉心湯は副作用として間質性肺炎の起こる可能性があり，注意が必要である．

〔参考文献〕

1. 人参養栄湯
   1) 丁　宗鐵：方剤薬理シリーズ（31）人参養栄湯（1）．漢方医学，21(7)：214-218，1997，および同シリーズ（32）人参養栄湯（2）．漢方医学，21：243-247，1997．
   2) 大川智彦，橋本省三，坂本澄彦：悪性腫瘍患者の放射線照射に伴う白血球減少および自覚症状に対する人参養栄湯の有効性の検討－非投与群との電話法による多施設比較試験－．癌の臨床，41(1)：41-51，1995．

2. 補剤全般：補中益気湯，十全大補湯，人参養栄湯
   1) 沖本次郎：肺癌治療における漢方薬．癌の臨床，48(3)：149-152，2002．
   2) Yoshihiro Takegawa：Combined Kampo with radiation therapy prolongs survival in patients with cervical cancer. J. Trad. Med（和漢医薬学雑誌），17：108-114，2000．
   3) 清水昌寿ら：MRSAに対する補剤の免疫調節作用と感染防御能．Prog. Med., 18：753-758，1998．
   4) 金子文彦，斎藤秀胤：漢方薬（補剤）と肝発癌予防．別冊・医学のあゆみ，211-216，1998．
   5) 佐藤　昇ら：NK活性と漢方．新薬と臨床，45(7)：1261-1265，1996．

Column　日本的実証主義－親試実験

近世日本漢方の成立においては，「親試実験（しんしじっけん）」という考え方が大きな役割を占めている．すなわち親試実験とは，治療理論や漢方薬の効果などを検証するには，自ら実際にその理論や薬を用いてみて，臨床的に効果が実証された場合には，その理論の正しさや薬の有効性を認めるという態度である．

近世日本医学（漢方）は，戦国期以後に明の医学を導入したことに始まる．その中心は，田代三喜（たしろさんき）(1465-1537)・曲直瀬道三（まなせどうさん）(1507-1595)とその弟子たちで，後に彼らは"後世派（ごせいは）"と呼ばれる．後世派の特徴は，金元時代の影響を強く受ける明医学を尊重し，『黄帝内経素問（こうていだいけいそもん）』(p.264)を中心とする陰陽五行説に基づくことである．

これに対して江戸時代中期に伊藤仁斎，荻生徂徠らによって朱子学から実証学への思想的流れが現れると，医学の世界にも実証性を尊重する"古方派（こほうは）"が現れた．"古方派"の特徴は，伝統的理論であっても，実証性・実用性に乏しいものは認めないとする態度，すなわち親試実験である．古方派の泰斗である山脇東洋（やまわきとうよう）(1705-1762)は，親試実験の立場から日本最初の人体解剖を行い，『臓志』を著した．また，吉益東洞（よしますとうどう）(1702-1773)は，「目に見えないものについては言わない」として，古来の陰陽五行説を強く批判した．彼らは『傷寒論』『金匱要略』を尊重し，その考え方を軸に新しい日本医学，すなわち漢方を創出した．これが現代日本漢方の出発点となった．

親試実験という考え方は，日本的合理主義精神の表れであり，伝統的中国医学には遂に登場しなかった．

15 治療に難渋したとき

1 虚実を間違えていないかを考える

- 虚実のわからないときは虚として扱う．
- 虚の症状と実の症状が混在しているときは，まず虚の症状を治療する．
  すなわち，まず補う治療を行う．
- ただし，慢性疾患の治療中に急性疾患が起こってきたときは，ふだんは虚であっても，急性症に対しては実の治療が必要なことがある．

2 陰陽を間違えていないか

- 陽のように見えて陰のものがある．
  ①発熱というときに，葛根湯などの発汗解熱剤ではなく，真武湯のように温熱剤の必要な場合がある．
  ②悪寒は陽証でも陰証でも起こる．
  ③慢性症でも，のぼせを訴える場合に，かならずしも黄連解毒湯などの寒冷剤ではなく，当帰芍薬散などの温熱剤でのぼせがおさまる例がある．
- 陰の症状と陽の症状とが混在しているときは，まず陰の症状を治療する．
  すなわち，温熱剤，温補剤を用いて経過を観察する．

3 難治性の慢性疾患では，消化機能改善をはかり，食欲が出るように薬を選択する（"まず脾を補うに如かず"）．すなわち，補剤，温補剤を用いることが多い

- 気力体力の衰えたものには，補中益気湯，十全大補湯などの温補剤を用いる．
- 食欲低下，体重減少，慢性の消化吸収機能低下状態には，六君子湯，四君子湯，人参湯などの人参剤を用いる．

4 慢性症で，症状や病態が多様で，西洋医学的には一元的に把握しにくい場合には気血水の考え方を参考にする

・難治性疾患には，瘀血の隠れている場合が多い．そこで，瘀血の徴候が明らかでなくても，一定期間，桂枝茯苓丸などの駆瘀血剤を投与して経過を観察するとよい．
・難治性疾患では，利水剤の有用な場合がある（"怪病は水の変"）．
・難治性疾患で，ときに香蘇散，半夏厚朴湯などの気剤が有用な場合もある．

5 臨床的には，どのような疾患であっても治療に難渋した際には，以下のような処方を考える

●**柴胡桂枝湯**（さいこけいしとう）

・陰陽虚実の判断に困るときに考える．
・とくに心身症傾向の認められるときには試みる価値がある．

●**補中益気湯**（ほちゅうえっきとう）

・患者さんが「疲れると悪化する」と言ったときに考慮する．
・服用後に，「食欲が出た」「元気が出た」「疲れがとれた」などのコメントがあるときは，数か月程度継続して用いてみるとよい．
・その疾患に通常用いる漢方薬で多少の効果はあるが，十分でないというときに，補中益気湯のような補剤を併用するとよい場合がある．

●**六君子湯**（りっくんしとう）

・患者さんが「食欲がない」「もたれる」と言ったときに考慮する．
・服用後に，「食欲が出た」「胃の調子がよくなった」「体重が増えてきた」「疲れがとれた」などのコメントがあるときは，数か月程度継続して用いてみるとよい．
・その疾患に通常用いる漢方薬で一定の効果はあるが，胃がもたれるというときに併用するとよい．

6 疾患そのものは難治の場合でも，患者さんのQOLを高めるような漢方薬を選択するとよい

- どのような疾患でも，便通・食欲・睡眠のいずれかをいくらかでも改善するような治療を心がける．
- 便秘を改善するには，通常は大黄製剤を用いる．大黄製剤で，腹痛などの不快な反応が出て大黄製剤を用いがたいのは虚証に多く，これには加味逍遙散，桂枝加芍薬湯，補中益気湯などを用いる．
- 食欲の改善には，六君子湯，人参湯，補中益気湯などの有効な場合が少なくない．
- 睡眠障害は，漢方のみでは即効を期しがたい．しかし，漢方治療で体調全般が改善すると睡眠も改善する例がある．したがって，心身全体の調和をはかるような漢方治療を試みる．

医療用漢方製剤の一覧

以下は，医療用漢方製剤の添付文書に記載されている「効能・効果」および「用法・用量」に準拠して作成した．ここに収載した内容は，株式会社ツムラ，カネボウ薬品株式会社，小太郎漢方製薬株式会社が，インターネット上で公開している資料より抜粋した．紙面の都合上，すべてのメーカーの医療用漢方製剤については収録できないため，実際の使用にあたっては各社の添付文書にて確認いただきたい．

最新の情報は以下の各製薬会社ホームページを参照のこと．

2006年1月20日 調査

【各製薬会社のホームページ】

株式会社ツムラ
http://www.tsumura.co.jp/

カネボウ薬品株式会社
http://www.kanebo.co.jp/products/medicines/index.html

小太郎漢方製薬株式会社
http://www.kotaro.co.jp/top.html

「上記以外の漢方生薬製剤メーカーのホームページは，以下の中にリンクがあります

日本漢方生薬製剤協会
http://www.nikkankyo.org/frame.html
（こちらの日漢協会員会社一覧からご参照ください）」

ご注意

警告，禁忌，慎重投与，重要な基本的注意，併用禁忌の情報，副作用の概要，重大な副作用の情報，その他の副作用の情報，高齢者への投与，妊婦・産婦・授乳婦等へ投与，小児等への投与，その他は　各メーカーの添付文書をご参照ください．

(五十音順)

ア

安中散
あんちゅうさん

カネボウ安中散料エキス細粒	効能・効果	やせ型で腹部筋肉が弛緩する傾向にあり，胃痛または腹痛があって，ときに胸やけ，げっぷ，食欲不振，はきけなどを伴う次の諸症：神経性胃炎，慢性胃炎，胃アトニー
	用法・用量	通常，成人1日6.0gを2～3回に分割し，食前又は食間に経口投与する．なお，年齢，体重，症状により適宜増減する．
コタロー安中散エキス細粒	効能・効果	冷え症，神経質で，胃痛や胸やけのあるもの．胃腸病，胃炎，胃酸過多症，胃潰瘍による胃痛．
	用法・用量	通常，成人1日6.0gを2～3回に分割し，食前又は食間に経口投与する．なお，年齢，体重，症状により適宜増減する．
コタロー安中散エキスカプセル	効能・効果	やせ型で腹部筋肉が弛緩する傾向にあり，胃痛または腹痛があって，ときに胸やけ，げっぷ，食欲不振，はきけなどを伴う次の諸症：神経性胃炎，慢性胃炎，胃アトニー
	用法・用量	通常，成人1日6カプセル（2.04g）を2～3回に分割し，食前又は食間に経口投与する．なお，年齢，体重，症状により適宜増減する．
ツムラ安中散エキス顆粒	効能・効果	やせ型で腹部筋肉が弛緩する傾向にあり，胃痛または腹痛があって，ときに胸やけ，げっぷ，食欲不振，はきけなどを伴う次の諸症：神経性胃炎，慢性胃炎，胃アトニー
	用法・用量	通常，成人1日7.5gを2～3回に分割し，食前又は食間に経口投与する．なお，年齢，体重，症状により適宜増減する．

イ

胃苓湯
いれいとう

ツムラ胃苓湯エキス顆粒	効能・効果	水瀉性の下痢，嘔吐があり，口渇，尿量減少を伴う次の諸症：食あたり，暑気あたり，冷え腹，急性胃腸炎，腹痛
	用法・用量	通常，成人1日7.5gを2～3回に分割し，食前又は食間に経口投与する．なお，年齢，体重，症状により適宜増減する．

医療用漢方製剤の一覧

いんちんこうとう
茵蔯蒿湯

カネボウ茵蔯蒿湯エキス細粒	効能・効果	口渇があり，尿量少なく，便秘するものの次の諸症：蕁麻疹，口内炎
	用法・用量	通常，成人1日6.0gを2〜3回に分割し，食前又は食間に経口投与する．なお，年齢，体重，症状により適宜増減する．
コタロー茵蔯蒿湯エキス細粒	効能・効果	口渇があり，尿量少なく，便秘するものの次の諸症：ジンマ疹，口内炎
	用法・用量	通常，成人1日6.0gを2〜3回に分割し，食前又は食間に経口投与する．なお，年齢，体重，症状により適宜増減する．
コタロー茵蔯蒿湯エキスカプセル	効能・効果	咽喉がかわき，胸苦しく，便秘するもの，あるいは肝臓部に圧痛があって黄疸を発するもの．ジンマ疹，口内炎，胆嚢炎
	用法・用量	通常，成人1日6カプセル（2.16g）を2〜3回に分割し，食前又は食間に経口投与する．なお，年齢，体重，症状により適宜増減する．
ツムラ茵蔯蒿湯エキス顆粒	効能・効果	尿量減少，やや便秘がちで比較的体力のあるものの次の諸症：黄疸，肝硬変症，ネフローゼ，じんましん，口内炎
	用法・用量	通常，成人1日7.5gを2〜3回に分割し，食前又は食間に経口投与する．なお，年齢，体重，症状により適宜増減する．

いんちんごれいさん
茵蔯五苓散

ツムラ茵蔯五苓散エキス顆粒	効能・効果	のどが渇いて，尿が少ないものの次の諸症：嘔吐，じんましん，二日酔のむかつき，むくみ
	用法・用量	通常，成人1日7.5gを2〜3回に分割し，食前又は食間に経口投与する．なお，年齢，体重，症状により適宜増減する．

ウ

うんけいとう
温経湯

コタロー温経湯 エキス細粒	効能・効果	冷え症で手掌がほてり，口唇が乾燥しやすいつぎの諸症に用いる．指掌角皮症，更年期神経症，月経不順，月経過多，月経痛，頭痛，腰痛，帯下．
	用法・用量	通常，成人1日12.0 gを2～3回に分割し，食前又は食間に経口投与する．なお，年齢，体重，症状により適宜増減する．
ツムラ温経湯 エキス顆粒	効能・効果	手足がほてり，唇がかわくものの次の諸症：月経不順，月経困難，こしけ，更年期障害，不眠，神経症，湿疹，足腰の冷え，しもやけ
	用法・用量	通常，成人1日7.5 gを2～3回に分割し，食前又は食間に経口投与する．なお，年齢，体重，症状により適宜増減する．

うんせいいん
温清飲

カネボウ温清飲 エキス細粒	効能・効果	皮膚の色つやが悪く，のぼせるものの次の諸症：月経不順，月経困難，血の道症，更年期障害，神経症
	用法・用量	通常，成人1日6.0 gを2～3回に分割し，食前又は食間に経口投与する．なお，年齢，体重，症状により適宜増減する．
コタロー温清飲 エキス細粒	効能・効果	皮膚の色つやが悪く，のぼせるものに用いる：月経不順，月経困難，血の道症，更年期障害，神経症
	用法・用量	通常，成人1日12.0 gを2～3回に分割し，食前又は食間に経口投与する．なお，年齢，体重，症状により適宜増減する．
ツムラ温清飲 エキス顆粒	効能・効果	皮膚の色つやが悪く，のぼせるものに用いる：月経不順，月経困難，血の道症，更年期障害，神経症
	用法・用量	通常，成人1日7.5 gを2～3回に分割し，食前又は食間に経口投与する．なお，年齢，体重，症状により適宜増減する．

エ

えっぴかじゅつとう
越婢加朮湯

コタロー越婢加朮湯エキス細粒	効能・効果	咽喉がかわき浮腫または水疱が甚だしく尿量減少または頻尿のもの，あるいは分泌物の多いもの． 腎炎，ネフローゼ，湿疹，脚気
	用法・用量	通常，成人1日9.0gを2～3回に分割し，食前又は食間に経口投与する．なお，年齢，体重，症状により適宜増減する．
ツムラ越婢加朮湯エキス顆粒	効能・効果	浮腫と汗が出て小便不利のあるものの次の諸症： 腎炎，ネフローゼ，脚気，関節リウマチ，夜尿症，湿疹
	用法・用量	通常，成人1日7.5gを2～3回に分割し，食前又は食間に経口投与する．なお，年齢，体重，症状により適宜増減する．

オ

おうぎけんちゅうとう
黄耆建中湯

ツムラ黄耆建中湯エキス顆粒	効能・効果	身体虚弱で疲労しやすいものの次の諸症： 虚弱体質，病後の衰弱，ねあせ
	用法・用量	通常，成人1日18.0gを2～3回に分割し，食前又は食間に経口投与する．なお，年齢，体重，症状により適宜増減する．

おうれんげどくとう
黄連解毒湯

カネボウ黄連解毒湯エキス細粒・錠	効能・効果	比較的体力があり，のぼせぎみで顔色赤く，いらいらする傾向のある次の諸症： 鼻出血，不眠症，ノイローゼ，胃炎，二日酔，血の道症，めまい，動悸
	用法・用量	通常，成人1日6.0g（細粒）か18錠を2～3回に分割し，食前又は食間に経口投与する． なお，年齢，体重，症状により適宜増減する．
コタロー黄連解毒湯エキス細粒エキスカプセル	効能・効果	比較的体力があり，のぼせぎみで顔色赤く，いらいらする傾向のある次の諸症： 胃炎，二日酔，めまい，動悸，ノイローゼ，不眠症，血の道症，鼻出血
	用法・用量	通常，成人1日6.0g，6カプセルを2～3回に分割し，食前又は食間に経口投与する．なお，年齢，体重，症状により適宜増減する．
ツムラ黄連解毒湯エキス顆粒	効能・効果	比較的体力があり，のぼせ気味で，いらいらする傾向のあるものの次の諸症： 喀血，吐血，下血，脳溢血，高血圧，心悸亢進，ノイローゼ，皮膚瘙痒症，胃炎
	用法・用量	通常，成人1日7.5gを2～3回に分割し，食前又は食間に経口投与する． なお，年齢，体重，症状により適宜増減する．

おうれんとう
黄連湯

コタロー黄連湯エキス細粒	効能・効果	胃部に圧重感があって，食欲減退，腹痛，悪心，嘔吐，口臭，舌苔などがあり，便秘または下痢するもの． 胃腸カタル，口内炎，消化不良，胃酸過多症，宿酔
	用法・用量	通常，成人1日7.5gを2～3回に分割し，食前又は食間に経口投与する． なお，年齢，体重，症状により適宜増減する．
ツムラ黄連湯エキス顆粒	効能・効果	胃部の停滞感や重圧感，食欲不振のあるものの次の諸症： 急性胃炎，二日酔，口内炎
	用法・用量	通常，成人1日7.5gを2～3回に分割し，食前又は食間に経口投与する． なお，年齢，体重，症状により適宜増減する．

おつじとう
乙字湯

カネボウ乙字湯エキス細粒	効能・効果	大便がかたくて便秘傾向のあるものの次の諸症：痔核（いぼ痔），きれ痔，便秘
	用法・用量	通常，成人1日6.0 gを2～3回に分割し，食前又は食間に経口投与する．なお，年齢，体重，症状により適宜増減する．
コタロー乙字湯エキス細粒	効能・効果	痔核，脱肛，肛門出血，痔疾の疼痛．
	用法・用量	通常，成人1日9.0 gを2～3回に分割し，食前又は食間に経口投与する．なお，年齢，体重，症状により適宜増減する．
ツムラ乙字湯エキス顆粒	効能・効果	症状がそれほど激しくなく，体力が中位で衰弱していないものの次の諸症：キレ痔，イボ痔
	用法・用量	通常，成人1日7.5 gを2～3回に分割し，食前又は食間に経口投与する．なお，年齢，体重，症状により適宜増減する．

カ

かっこんとう
葛根湯

カネボウ葛根湯エキス細粒・錠	効能・効果	感冒，鼻かぜ，頭痛，肩こり，筋肉痛，手や肩の痛み
	用法・用量	通常，成人1日7.5g（細粒）か18錠を2～3回に分割し，食前又は食間に経口投与する．なお，年齢，体重，症状により適宜増減する．
コタロー葛根湯エキス細粒	効能・効果	頭痛，発熱，悪寒がして，自然発汗がなく，項，肩，背などがこるもの，あるいは下痢するもの．感冒，鼻かぜ，蓄膿症，扁桃腺炎，結膜炎，乳腺炎，湿疹，蕁麻疹，肩こり，神経痛，偏頭痛．
	用法・用量	通常，成人1日7.5 gを2～3回に分割し，食前又は食間に経口投与する．なお，年齢，体重，症状により適宜増減する．
ツムラ葛根湯エキス顆粒	効能・効果	自然発汗がなく頭痛，発汗，悪寒，肩こり等を伴う比較的体力のあるものの次の諸症：感冒，鼻かぜ，熱性疾患の初期，炎症性疾患（結膜炎，角膜炎，中耳炎，扁桃腺炎，乳腺炎，リンパ腺炎），肩こり，上半身の神経痛，じんましん
	用法・用量	通常，成人1日7.5 gを2～3回に分割し，食前又は食間に経口投与する．なお，年齢，体重，症状により適宜増減する．

葛根湯加川芎辛夷
かっこんとうかせんきゅうしんい

カネボウ葛根湯加川芎辛夷 エキス細粒・錠	効能・効果	鼻づまり，蓄膿症，慢性鼻炎
	用法・用量	通常，成人1日7.5 g（細粒）か18錠を2～3回に分割し，食前又は食間に経口投与する． なお，年齢，体重，症状により適宜増減する．
ツムラ葛根湯加川芎辛夷 エキス細粒	効能・効果	鼻づまり，蓄膿症，慢性鼻炎
	用法・用量	通常，成人1日7.5 gを2～3回に分割し，食前又は食間に経口投与する． なお，年齢，体重，症状により適宜増減する．

加味帰脾湯
かみきひとう

カネボウ加味帰脾湯 エキス細粒・錠	効能・効果	虚弱体質で血色の悪い人の次の諸症： 貧血，不眠症，精神不安，神経症
	用法・用量	通常，成人1日7.5 g（細粒）か27錠を2～3回に分割し，食前又は食間に経口投与する． なお，年齢，体重，症状により適宜増減する．
ツムラ加味帰脾湯 エキス顆粒	効能・効果	虚弱体質で血色の悪い人の次の諸症： 貧血，不眠症，精神不安，神経症
	用法・用量	通常，成人1日7.5 gを2～3回に分割し，食前又は食間に経口投与する． なお，年齢，体重，症状により適宜増減する．

かみしょうようさん
加味逍遙散

カネボウ加味逍遙散料 エキス細粒	効能・効果	体質虚弱な婦人で，肩がこり，疲れやすく，精神不安などの精神神経症状，ときに便秘の傾向のある次の諸症： 冷え症，虚弱体質，月経不順，月経困難，更年期障害，血の道症
	用法・用量	通常，成人1日6.0gを2～3回に分割し，食前又は食間に経口投与する．なお，年齢，体重，症状により適宜増減する．
コタロー加味逍遙散 エキス細粒	効能・効果	頭痛，頭重，のぼせ，肩こり，倦怠感などがあって食欲減退し，便秘するもの．神経症，不眠症，更年期障害，月経不順，胃神経症，胃アトニー症，胃下垂症，胃拡張症，便秘症，湿疹．
	用法・用量	通常，成人1日7.5gを2～3回に分割し，食前又は食間に経口投与する．なお，年齢，体重，症状により適宜増減する．
ツムラ加味逍遙散 エキス顆粒	効能・効果	虚弱体質な婦人で肩がこり，疲れやすく，精神不安などの精神神経症状，ときに便秘の傾向のある次の諸症： 冷え症，虚弱体質，月経不順，月経困難，更年期障害，血の道症
	用法・用量	通常，成人1日7.5gを2～3回に分割し，食前又は食間に経口投与する．なお，年齢，体重，症状により適宜増減する．

かんぞうとう
甘草湯

カネボウ甘草湯 エキス細粒	効能・効果	激しい咳，咽喉痛の緩解
	用法・用量	通常，成人1日6.0gを2～3回に分割し，食前又は食間に経口投与する．なお，年齢，体重，症状により適宜増減する．

かんばくだいそうとう
甘麦大棗湯

コタロー甘麦大棗湯 エキス細粒	効能・効果	小児・および婦人の神経症，不眠症．
	用法・用量	通常，成人1日9.0gを2～3回に分割し，食前又は食間に経口投与する．なお，年齢，体重，症状により適宜増減する．
ツムラ甘麦大棗湯 エキス顆粒	効能・効果	夜泣き，ひきつけ
	用法・用量	通常，成人1日7.5gを2～3回に分割し，食前又は食間に経口投与する．なお，年齢，体重，症状により適宜増減する．

キ

ききょうせっこう
桔梗石膏

コタロー桔梗石膏エキス細粒		
	効能・効果	咳嗽あるいは化膿するもの．
	用法・用量	通常，成人1日6.0 gを2～3回に分割し，食前又は食間に経口投与する．なお，年齢，体重，症状により適宜増減する．

ききょうとう
桔梗湯

ツムラ桔梗湯エキス顆粒		
	効能・効果	咽喉がはれて痛む次の諸症： 扁桃炎，扁桃周囲炎
	用法・用量	通常，成人1日7.5 gを2～3回に分割し，食前又は食間に経口投与する．なお，年齢，体重，症状により適宜増減する．

きひとう
帰脾湯

ツムラ帰脾湯エキス顆粒		
	効能・効果	虚弱体質で血色の悪い人の次の諸症： 貧血，不眠症
	用法・用量	通常，成人1日7.5 gを2～3回に分割し，食前又は食間に経口投与する．なお，年齢，体重，症状により適宜増減する．

きゅうききょうがいとう
芎帰膠艾湯

コタロー芎帰膠艾湯エキス細粒		
	効能・効果	冷え症で，出血過多により，貧血するもの． 痔出血，外傷後の内出血，産後出血，貧血症．
	用法・用量	通常，成人1日15.0 gを2～3回に分割し，食前又は食間に経口投与する．なお，年齢，体重，症状により適宜増減する．

ツムラ芎帰膠艾湯エキス顆粒		
	効能・効果	痔出血
	用法・用量	通常，成人1日9.0 gを2～3回に分割し，食前又は食間に経口投与する．なお，年齢，体重，症状により適宜増減する．

ク

九味檳榔湯
くみびんろうとう

コタロー九味檳榔湯 エキス細粒	効能・効果	心悸亢進，肩こり，倦怠感があって，便秘の傾向があるもの．脚気，高血圧，動脈硬化，及びこれらに伴う頭痛．
	用法・用量	通常，成人1日6.0gを2～3回に分割し，食前又は食間に経口投与する．なお，年齢，体重，症状により適宜増減する．

ケ

荊芥連翹湯
けいがいれんぎょうとう

ツムラ荊芥連翹湯 エキス顆粒	効能・効果	蓄膿症，慢性鼻炎，慢性扁桃炎，にきび
	用法・用量	通常，成人1日7.5gを2～3回に分割し，食前又は食間に経口投与する．なお，年齢，体重，症状により適宜増減する．

桂枝加芍薬大黄湯
けいしかしゃくやくだいおうとう

ツムラ桂枝加芍薬大黄湯 エキス顆粒	効能・効果	比較的体力のない人で，腹部膨満し，腸内の停滞感あるいは腹痛などを伴うものの次の諸症： 1. 急性腸炎，大腸カタル 2. 常習便秘，宿便，しぶり腹
	用法・用量	通常，成人1日7.5gを2～3回に分割し，食前又は食間に経口投与する．なお，年齢，体重，症状により適宜増減する．

けいしかしゃくやくとう
桂枝加芍薬湯

カネボウ桂枝加芍薬湯 エキス細粒・錠	効能・効果	腹部膨満感のある次の諸症： しぶり腹，腹痛
	用法・用量	通常，成人1日6.0g（細粒）か18錠を2〜3回に分割し，食前又は食間に経口投与する． なお，年齢，体重，症状により適宜増減する．
コタロー桂枝加芍薬湯 エキス細粒	効能・効果	腹部膨満感，腹痛があって下痢または便秘するもの，あるいは嘔吐するもの． しぶり腹，腸炎，慢性虫垂炎，移動性盲腸，慢性腹膜炎．
	用法・用量	通常，成人1日7.5g 2〜3回に分割し，食前又は食間に経口投与する． なお，年齢，体重，症状により適宜増減する．
ツムラ桂枝加芍薬湯 エキス顆粒	効能・効果	腹部膨満感のある次の諸症： しぶり腹，腹痛
	用法・用量	通常，成人1日7.5gを2〜3回に分割し，食前又は食間に経口投与する． なお，年齢，体重，症状により適宜増減する．

けいしかじゅつぶとう
桂枝加朮附湯

コタロー桂枝加朮附湯 エキス細粒	効能・効果	冷え症で痛み，四肢に麻痺感があるもの，あるいは屈伸困難のもの． 神経痛，関節炎，リウマチ．
	用法・用量	通常，成人1日9.0gを2〜3回に分割し，食前又は食間に経口投与する． なお，年齢，体重，症状により適宜増減する．
ツムラ桂枝加朮附湯 エキス顆粒	効能・効果	関節炎，神経痛
	用法・用量	通常，成人1日7.5gを2〜3回に分割し，食前又は食間に経口投与する． なお，年齢，体重，症状により適宜増減する．

けいしかりょうじゅつぶとう
桂枝加苓朮附湯

カネボウ桂枝加苓朮附湯 エキス細粒・錠	効能・効果	関節痛，神経痛
	用法・用量	通常，成人1日7.5g（細粒）か18錠を2〜3回に分割し，食前又は食間に経口投与する． なお，年齢，体重，症状により適宜増減する．

けいしかりゅうこつぼれいとう
桂枝加竜骨牡蛎湯

カネボウ桂枝加竜骨牡蛎湯 エキス細粒	効能・効果	体質の虚弱な人で疲れやすく，興奮しやすいものの次の諸症： 神経質，不眠症，小児夜泣き，小児夜尿症，眼精疲労
	用法・用量	通常，成人1日6.0gを2〜3回に分割し，食前又は食間に経口投与する． なお，年齢，体重，症状により適宜増減する．
コタロー桂枝加竜骨牡蛎湯 エキス細粒	効能・効果	神経症状があり，頭痛，のぼせ，耳鳴りなどを伴って疲労しやすく，臍部周辺に動悸を自覚して排尿回数，尿量ともに増加するもの． 神経衰弱，心悸亢進，性的ノイローゼ，陰萎，小児夜尿症，夜驚症，脱毛症．
	用法・用量	通常，成人1日7.5gを2〜3回に分割し，食前又は食間に経口投与する． なお，年齢，体重，症状により適宜増減する．
ツムラ桂枝加竜骨牡蛎湯 エキス顆粒	効能・効果	下腹直腹筋に緊張のある比較的体力の衰えているものの次の諸症： 小児夜尿症，神経衰弱，性的神経衰弱，遺精，陰萎
	用法・用量	通常，成人1日7.5gを2〜3回に分割し，食前又は食間に経口投与する． なお，年齢，体重，症状により適宜増減する．

けいしとう
桂枝湯

コタロー桂枝湯 エキス細粒	効能・効果	自然発汗があって，微熱，悪寒するもの． 感冒，頭痛，神経痛，関節・筋肉リウマチ，神経衰弱．
	用法・用量	通常，成人1日6.0gを2〜3回に分割し，食前又は食間に経口投与する． なお，年齢，体重，症状により適宜増減する．
ツムラ桂枝湯 エキス顆粒	効能・効果	体力が衰えたときの風邪の初期
	用法・用量	通常，成人1日7.5gを2〜3回に分割し，食前又は食間に経口投与する． なお，年齢，体重，症状により適宜増減する．

けいしにんじんとう
桂枝人参湯

カネボウ桂枝人参湯 エキス細粒	効能・効果	胃腸の弱い人の次の諸症： 頭痛，動悸，慢性胃腸炎，胃アトニー
	用法・用量	通常，成人1日6.0gを2〜3回に分割し，食前又は食間に経口投与する． なお，年齢，体重，症状により適宜増減する．
ツムラ桂枝人参湯 エキス顆粒	効能・効果	胃腸の弱い人の次の諸症： 頭痛，動悸，慢性胃腸炎，胃アトニー
	用法・用量	通常，成人1日7.5gを2〜3回に分割し，食前又は食間に経口投与する． なお，年齢，体重，症状により適宜増減する．

けいしぶくりょうがん
桂枝茯苓丸

カネボウ桂枝茯苓丸料エキス細粒・錠	効能・効果	比較的体力があり，ときに下腹部痛，肩こり，頭重，めまい，のぼせて足冷えなどを訴える次の諸症： 月経不順，月経異常，月経痛，更年期障害，血の道症，肩こり，めまい，頭重，打ち身（打撲症），しもやけ，しみ
	用法・用量	通常，成人1日6.0 g（細粒）か18錠を2～3回に分割し，食前又は食間に経口投与する． なお，年齢，体重，症状により適宜増減する．
コタロー桂枝茯苓丸料エキス細粒	効能・効果	比較的体力があり，ときに下腹部痛，肩こり，頭重，めまい，のぼせて足冷えなどを訴える次の諸症： 月経不順，月経異常，月経痛，更年期障害，血の道症，肩こり，めまい，頭重，打ち身（打撲症），しもやけ，しみ
	用法・用量	通常，成人1日6.0 gを2～3回に分割し，食前又は食間に経口投与する． なお，年齢，体重，症状により適宜増減する．
ツムラ桂枝茯苓丸エキス顆粒	効能・効果	体格はしっかりしていて赤ら顔が多く，腹部は大体充実，下腹部に抵抗のあるものの次の諸症： 子宮並びにその付属器の炎症，子宮内膜炎，月経不順，月経困難，帯下，更年期障害（頭痛，めまい，のぼせ，肩こり等），冷え症，腹膜炎，打撲症，痔疾患，睾丸炎
	用法・用量	通常，成人1日7.5 gを2～3回に分割し，食前又は食間に経口投与する． なお，年齢，体重，症状により適宜増減する．

けいしぶくりょうがんかよくいにん
桂枝茯苓丸加薏苡仁

ツムラ桂枝茯苓丸加薏苡仁エキス顆粒	効能・効果	比較的体力があり，ときに下腹部痛，肩こり，頭重，めまい，のぼせて足冷えなどを訴えるものの次の諸症： 月経不順，血の道症，にきび，しみ，手足のあれ
	用法・用量	通常，成人1日7.5 gを2～3回に分割し，食前又は食間に経口投与する． なお，年齢，体重，症状により適宜増減する．

けいひとう
啓脾湯

ツムラ啓脾湯エキス顆粒	効能・効果	やせて，顔色が悪く，食欲がなく，下痢の傾向があるものの次の諸症： 胃腸虚弱，慢性胃腸炎，消化不良，下痢
	用法・用量	通常，成人1日7.5 gを2～3回に分割し，食前又は食間に経口投与する． なお，年齢，体重，症状により適宜増減する．

コ

こうそさん
香蘇散

コタロー香蘇散 エキス細粒	効能・効果	神経質で，頭痛がして，気分がすぐれず食欲不振を訴えるもの，あるいは頭重，めまい，耳鳴を伴うもの． 感冒，頭痛，ジンマ疹，神経衰弱，婦人更年期神経症，神経性月経困難症
	用法・用量	通常，成人1日6.0 gを2～3回に分割し，食前又は食間に経口投与する．なお，年齢，体重，症状により適宜増減する．
ツムラ香蘇散 エキス顆粒	効能・効果	胃腸虚弱で神経質の人の風邪の初期
	用法・用量	通常，成人1日7.5 gを2～3回に分割し，食前又は食間に経口投与する．なお，年齢，体重，症状により適宜増減する．

ごことう
五虎湯

カネボウ五虎湯 エキス細粒	効能・効果	せき，気管支ぜんそく
	用法・用量	通常，成人1日6.0 gを2～3回に分割し，食前又は食間に経口投与する．なお，年齢，体重，症状により適宜増減する．
ツムラ五虎湯 エキス顆粒	効能・効果	せき，気管支ぜんそく
	用法・用量	通常，成人1日7.5 gを2～3回に分割し，食前又は食間に経口投与する．なお，年齢，体重，症状により適宜増減する．

ごしゃくさん
五積散

コタロー五積散 エキス細粒	効能・効果	冷え症，易労性で胃腸の弱い体質の主として次の諸症に用いる． 胃炎，胃アトニー，胃下垂，腰痛，坐骨神経痛，リウマチ，婦人科系機能障害，脚気
	用法・用量	通常，成人1日9.0 gを2～3回に分割し，食前又は食間に経口投与する．なお，年齢，体重，症状により適宜増減する．
ツムラ五積散 エキス顆粒	効能・効果	慢性に経過し，症状の激しくない次の諸症： 胃腸炎，腰痛，神経痛，関節痛，月経痛，頭痛，冷え症，更年期障害，感冒
	用法・用量	通常，成人1日7.5 gを2～3回に分割し，食前又は食間に経口投与する．なお，年齢，体重，症状により適宜増減する．

牛車腎気丸
ごしゃじんきがん

ツムラ牛車腎気丸エキス顆粒	効能・効果	疲れやすくて，四肢が冷えやすく尿量減少または多尿で時に口渇がある次の諸症： 下肢痛，腰痛，しびれ，老人のかすみ目，かゆみ，排尿困難，頻尿，むくみ
	用法・用量	通常，成人1日7.5gを2～3回に分割し，食前又は食間に経口投与する．なお，年齢，体重，症状により適宜増減する．

呉茱萸湯
ごしゅゆとう

コタロー呉茱萸湯エキス細粒	効能・効果	頭痛を伴った冷え症で，胃部圧重感があり，悪心または嘔吐するもの．吃逆，片頭痛，発作性頭痛，嘔吐症
	用法・用量	通常，成人1日7.5gを2～3回に分割し，食前又は食間に経口投与する．なお，年齢，体重，症状により適宜増減する．
ツムラ呉茱萸湯エキス顆粒	効能・効果	手足の冷えやすい中等度以下の体力のものの次の諸症： 習慣性偏頭痛，習慣性頭痛，嘔吐，脚気，衝心
	用法・用量	通常，成人1日7.5gを2～3回に分割し，食前又は食間に経口投与する．なお，年齢，体重，症状により適宜増減する．

五淋散
ごりんさん

ツムラ五淋散エキス顆粒	効能・効果	頻尿，排尿痛，残尿感
	用法・用量	通常，成人1日7.5gを2～3回に分割し，食前又は食間に経口投与する．なお，年齢，体重，症状により適宜増減する．

ごれいさん
五苓散

カネボウ五苓散料 エキス細粒・錠	効能・効果	のどが渇いて，尿量が少なく，はき気，嘔吐，腹痛，頭痛，むくみなどのいずれかを伴う次の諸症： 水瀉性下痢，急性胃腸炎（しぶり腹のものには使用しないこと），暑気あたり，頭痛，むくみ
	用法・用量	通常，成人1日6.0g（細粒）か18錠を2～3回に分割し，食前又は食間に経口投与する． なお，年齢，体重，症状により適宜増減する．
コタロー五苓散料 エキス細粒	効能・効果	咽喉がかわいて，水を飲むにも拘らず，尿量減少するもの，頭痛，頭重，頭汗，悪心，嘔吐，あるいは浮腫を伴うもの． 急性胃腸カタル，小児・乳児の下痢，宿酔，暑気当り，黄疸，腎炎，ネフローゼ，膀胱カタル
	用法・用量	通常，成人1日6.0gを2～3回に分割し，食前又は食間に経口投与する． なお，年齢，体重，症状により適宜増減する．
ツムラ五苓散 エキス顆粒	効能・効果	口渇，尿量減少するものの次の諸症： 浮腫，ネフローゼ，二日酔，急性胃腸カタル，下痢，悪心，嘔吐，めまい，胃内停水，頭痛，尿毒症，暑気あたり，糖尿病
	用法・用量	通常，成人1日7.5gを2～3回に分割し，食前又は食間に経口投与する． なお，年齢，体重，症状により適宜増減する．

サ

さいかんとう
柴陥湯

コタロー柴陥湯 エキス細粒	効能・効果	胸痛や背痛，あるいは胸水があって，胸元もしくは胃部がつかえ，尿量減少するもの，あるいは咳嗽して，粘稠な喀痰を排泄するもの． 気管支炎，気管支喘息，肋膜炎の胸痛
	用法・用量	通常，成人1日7.5gを2～3回に分割し，食前又は食間に経口投与する． なお，年齢，体重，症状により適宜増減する．
ツムラ柴陥湯 エキス顆粒	効能・効果	咳，咳による胸痛
	用法・用量	通常，成人1日7.5gを2～3回に分割し，食前又は食間に経口投与する． なお，年齢，体重，症状により適宜増減する．

さいこかりゅうこつぼれいとう
柴胡加竜骨牡蛎湯

カネボウ柴胡加竜骨牡蛎湯エキス細粒・錠	効能・効果	精神不安があって，どうき，不眠などを伴う次の諸症：高血圧の随伴症状（どうき，不安，不眠），神経症，更年期神経症，小児夜なき
	用法・用量	通常，成人1日6.0g（細粒）か18錠を2～3回に分割し，食前または食間に経口投与する．なお，年齢，体重，症状により適宜増減する．
コタロー柴胡加竜骨牡蛎湯エキス細粒	効能・効果	精神不安があって驚きやすく，心悸亢進，胸内苦悶，めまい，のぼせ，不眠などを伴い，あるいは臍部周囲に動悸を自覚し，みぞおちがつかえて便秘し，尿量減少するもの．動脈硬化，高血圧，腎臓病，不眠症，神経性心悸亢進，心臓衰弱，テンカン，小児夜啼症，更年期神経症，陰萎，神経症
	用法・用量	通常，成人1日7.5gを2～3回に分割し，食前又は食間に経口投与する．なお，年齢，体重，症状により適宜増減する．
ツムラ柴胡加竜骨牡蛎湯エキス顆粒	効能・効果	比較的体力があり，心悸亢進，不眠，いらだち等の精神症状のあるものの次の諸症：高血圧症，動脈硬化症，慢性腎臓病，神経衰弱症，神経性心悸亢進症，てんかん，ヒステリー，小児夜啼症，陰萎
	用法・用量	通常，成人1日7.5gを2～3回に分割し，食前又は食間に経口投与する．なお，年齢，体重，症状により適宜増減する．

さいこけいしかんきょうとう
柴胡桂枝乾姜湯

コタロー柴胡桂枝乾姜湯エキス細粒	効能・効果	衰弱して血色悪く，微熱，頭汗，盗汗，胸内苦悶，疲労倦怠感，食欲不振などがあり，胸部あるいは臍部周辺に動悸を自覚し，神経衰弱気味で，不眠，軟便の傾向があって，尿量減少し，口内がかわいて空咳などがあるもの．
	用法・用量	通常，成人1日6.0gを2～3回に分割し，食前又は食間に経口投与する．なお，年齢，体重，症状により適宜増減する．
ツムラ柴胡桂枝乾姜湯エキス顆粒	効能・効果	体力が弱く，冷え症，貧血気味で，動悸，息切れがあり，神経過敏のものの次の諸症：更年期障害，血の道症，神経症，不眠症
	用法・用量	通常，成人1日7.5gを2～3回に分割し，食前又は食間に経口投与する．なお，年齢，体重，症状により適宜増減する．

さいこけいしとう
柴胡桂枝湯

カネボウ柴胡桂枝湯エキス細粒・錠	効能・効果	多くは腹痛を伴う胃腸炎，微熱・寒け・頭痛・はき気などのある感冒，風邪の後期の症状
	用法・用量	通常，成人1日6.0 g（細粒）か18錠を2～3回に分割し，食前又は食間に経口投与する． なお，年齢，体重，症状により適宜増減する．
コタロー柴胡桂枝湯エキス細粒	効能・効果	自然発汗があって，微熱，悪寒し，胸や脇腹に圧迫感があり，頭痛，関節痛があるもの，あるいは胃痛，胸痛，悪心，腹痛が激しく食欲減退などを伴うもの．感冒，肋膜炎
	用法・用量	通常，成人1日6.0 gを2～3回に分割し，食前又は食間に経口投与する． なお，年齢，体重，症状により適宜増減する．
ツムラ柴胡桂枝湯エキス顆粒	効能・効果	発熱汗出て，悪寒し，身体痛み，頭痛，はきけのあるものの次の諸症： 感冒・流感・肺炎・肺結核などの熱性疾患，胃潰瘍・十二指腸潰瘍・胆のう炎・胆石・肝機能障害・膵臓炎などの心下部緊張疼痛
	用法・用量	通常，成人1日7.5 gを2～3回に分割し，食前又は食間に経口投与する． なお，年齢，体重，症状により適宜増減する．

さいこせいかんとう
柴胡清肝湯

コタロー柴胡清肝湯エキス細粒	効能・効果	虚弱者，小児腺病体質者，およびこれに伴う次の諸症． 慢性胃腸病，貧血，頸部淋巴腺炎，肺門淋巴腺炎，扁桃腺肥大，神経症，湿疹
	用法・用量	通常，成人1日9.0 gを2～3回に分割し，食前又は食間に経口投与する． なお，年齢，体重，症状により適宜増減する．
ツムラ柴胡清肝湯エキス顆粒	効能・効果	かんの強い傾向のある小児の次の諸症： 神経症，慢性扁桃腺炎，湿疹
	用法・用量	通常，成人1日7.5 gを2～3回に分割し，食前又は食間に経口投与する． なお，年齢，体重，症状により適宜増減する．

さいぼくとう
柴朴湯

ツムラ柴朴湯エキス顆粒	効能・効果	気分がふさいで，咽喉，食道部に異物感があり，時に動悸，めまい，嘔気などを伴う次の諸症： 小児ぜんそく，気管支ぜんそく，気管支炎，せき，不安神経症
	用法・用量	通常，成人1日7.5 gを2～3回に分割し，食前又は食間に経口投与する． なお，年齢，体重，症状により適宜増減する．

さいれいとう
柴苓湯

カネボウ柴苓湯エキス細粒	効能・効果	吐き気，食欲不振，のどのかわき，排尿が少ないなどの次の諸症：水瀉性下痢，急性胃腸炎，暑気あたり，むくみ
	用法・用量	通常，成人1日8.1gを2〜3回に分割し，食前又は食間に経口投与する．なお，年齢，体重，症状により適宜増減する．
ツムラ柴苓湯エキス顆粒	効能・効果	吐き気，食欲不振，のどのかわき，排尿が少ないなどの次の諸症：水瀉性下痢，急性胃腸炎，暑気あたり，むくみ
	用法・用量	通常，成人1日9.0gを2〜3回に分割し，食前又は食間に経口投与する．なお，年齢，体重，症状により適宜増減する．

さんおうしゃしんとう
三黄瀉心湯

カネボウ三黄瀉心湯エキス細粒	効能・効果	比較的体力があり，のぼせ気味で，顔面紅潮し，精神不安で，便秘の傾向のあるものの次の諸症： 高血圧の随伴症状（のぼせ，肩こり，耳なり，頭重，不眠，不安），鼻血，痔出血，便秘，更年期障害，血の道症
	用法・用量	通常，成人1日6.0gを2〜3回に分割し，食前又は食間に経口投与する．なお，年齢，体重，症状により適宜増減する．
コタロー三黄瀉心湯エキス細粒	効能・効果	のぼせて精神不安があり，胃部がつかえて，便秘がひどいもの，あるいは鮮紅色の充血，出血の傾向を伴うもの． 高血圧，動脈硬化，高血圧による不眠症，脳溢血，吐血，下血，鼻出血，常習便秘
	用法・用量	通常，成人1日6.0gを2〜3回に分割し，食前又は食間に経口投与する．なお，年齢，体重，症状により適宜増減する．
コタロー三黄瀉心湯エキスカプセル	効能・効果	のぼせて不安感があり，胃部がつかえて便秘がひどいもの，あるいは充血または出血の傾向を伴うもの． 高血圧症，動脈硬化症，脳溢血，下血，鼻出血，常習便秘
	用法・用量	通常，成人1日3カプセル（0.84g）を2〜3回に分割し，食前又は食間に経口投与する． なお，年齢，体重，症状により適宜増減する．
ツムラ三黄瀉心湯エキス顆粒	効能・効果	比較的体力があり，のぼせ気味で，顔面紅潮し，精神不安で，便秘の傾向のあるものの次の諸症： 高血圧の随伴症状（のぼせ，肩こり，耳なり，頭重，不眠，不安），鼻血，痔出血，便秘，更年期障害，血の道症
	用法・用量	通常，成人1日7.5gを2〜3回に分割し，食前又は食間に経口投与する．なお，年齢，体重，症状により適宜増減する．

さんそうにんとう
酸棗仁湯

ツムラ酸棗仁湯 エキス顆粒	効能・効果	心身がつかれ弱って眠れないもの
	用法・用量	通常，成人1日7.5gを2～3回に分割し，食前又は食間に経口投与する． なお，年齢，体重，症状により適宜増減する．

さんもつおうごんとう
三物黄芩湯

ツムラ三物黄芩湯 エキス顆粒	効能・効果	手足のほてり
	用法・用量	通常，成人1日7.5gを2～3回に分割し，食前又は食間に経口投与する． なお，年齢，体重，症状により適宜増減する．

シ

じいんこうかとう
滋陰降火湯

ツムラ滋陰降火湯 エキス顆粒	効能・効果	のどにうるおいがなく痰の出なくて咳こむもの
	用法・用量	通常，成人1日7.5gを2～3回に分割し，食前又は食間に経口投与する． なお，年齢，体重，症状により適宜増減する．

じいんしほうとう
滋陰至宝湯

ツムラ滋陰至宝湯 エキス顆粒	効能・効果	虚弱なものの慢性のせき・たん
	用法・用量	通常，成人1日9.0gを2～3回に分割し，食前又は食間に経口投与する． なお，年齢，体重，症状により適宜増減する．

しぎゃくさん
四逆散

ツムラ四逆散 エキス顆粒	効能・効果	比較的体力のあるもので，大柴胡湯証と小柴胡湯証との中間証を表わすものの次の諸症： 胆嚢炎，胆石症，胃炎，胃酸過多，胃潰瘍，鼻カタル，気管支炎，神経質，ヒステリー
	用法・用量	通常，成人1日7.5gを2〜3回に分割し，食前又は食間に経口投与する．なお，年齢，体重，症状により適宜増減する．

しくんしとう
四君子湯

ツムラ四君子湯 エキス顆粒	効能・効果	やせて顔色が悪くて，食欲がなく，つかれやすいものの次の諸症： 胃腸虚弱，慢性胃炎，胃のもたれ，嘔吐，下痢
	用法・用量	通常，成人1日7.5gを2〜3回に分割し，食前又は食間に経口投与する．なお，年齢，体重，症状により適宜増減する．

ししはくひとう
梔子柏皮湯

コタロー梔子柏皮湯 エキス細粒	効能・効果	肝臓部に圧迫感があるもの． 黄疸，皮膚瘙痒症，宿酔
	用法・用量	通常，成人1日6.0gを2〜3回に分割し，食前又は食間に経口投与する．なお，年齢，体重，症状により適宜増減する．

しちもつこうかとう
七物降下湯

ツムラ七物降下湯 エキス顆粒	効能・効果	身体虚弱の傾向のあるものの次の諸症： 高血圧に伴う随伴症状（のぼせ，肩こり，耳なり，頭重）
	用法・用量	通常，成人1日7.5gを2〜3回に分割し，食前又は食間に経口投与する．なお，年齢，体重，症状により適宜増減する．

しもつとう
四物湯

カネボウ四物湯 エキス細粒・錠	効能・効果	皮膚が枯燥し，色つやの悪い体質で胃腸障害のない人の次の諸症：産後あるいは流産後の疲労回復，月経不順，冷え症，しもやけ，しみ，血の道症
	用法・用量	通常，成人1日6.0 g（細粒）か18錠を2～3回に分割し，食前又は食間に経口投与する． なお，年齢，体重，症状により適宜増減する．
コタロー四物湯 エキス細粒	効能・効果	貧血，冷え症で腹部が軟弱でやや膨満し，便秘の傾向があるもの． 高血圧症，貧血症，更年期障害，月経不順，月経痛，過多月経，産前産後の諸種の障害
	用法・用量	通常，成人1日6.0 gを2～3回に分割し，食前又は食間に経口投与する． なお，年齢，体重，症状により適宜増減する．
ツムラ四物湯 エキス顆粒	効能・効果	皮膚が枯燥し，色つやの悪い体質で胃腸障害のない人の次の諸症：産後あるいは流産後の疲労回復，月経不順，冷え症，しもやけ，しみ，血の道症
	用法・用量	通常，成人1日7.5 gを2～3回に分割し，食前又は食間に経口投与する． なお，年齢，体重，症状により適宜増減する．

しゃかんぞうとう
炙甘草湯

コタロー炙甘草湯 エキス細粒	効能・効果	顔色悪く貧血し，不整脈があって動悸息切れがはげしく，便秘がちのもの，あるいは熱感があるもの． 心臓神経症，心臓弁膜症，血痰を伴った咳嗽，バセドウ病の呼吸困難
	用法・用量	通常，成人1日15.0 gを2～3回に分割し，食前又は食間に経口投与する． なお，年齢，体重，症状により適宜増減する．
ツムラ炙甘草湯 エキス顆粒	効能・効果	体力がおとろえて，疲れやすいものの動悸，息切れ
	用法・用量	通常，成人1日9.0 gを2～3回に分割し，食前又は食間に経口投与する． なお，年齢，体重，症状により適宜増減する．

しゃくやくかんぞうとう
芍薬甘草湯

カネボウ芍薬甘草湯エキス細粒	効能・効果	急激におこる筋肉の痙れんを伴う疼痛
	用法・用量	通常，成人1日6.0gを2～3回に分割し，食前又は食間に経口投与する．なお，年齢，体重，症状により適宜増減する．
コタロー芍薬甘草湯エキス細粒	効能・効果	腹直筋緊張し，胃痛または腹痛があるもの．胆石症あるいは腎臓・膀胱結石の痙攣痛，四肢・筋肉・関節痛，薬物服用後の副作用の腹痛，胃痙攣，急迫性の胃痛
	用法・用量	通常，成人1日6.0gを2～3回に分割し，食前又は食間に経口投与する．なお，年齢，体重，症状により適宜増減する．
ツムラ芍薬甘草湯エキス顆粒	効能・効果	急激におこる筋肉のけいれんを伴う疼痛
	用法・用量	通常，成人1日7.5gを2～3回に分割し，食前又は食間に経口投与する．なお，年齢，体重，症状により適宜増減する．

じゅうぜんたいほとう
十全大補湯

カネボウ十全大補湯エキス細粒	効能・効果	病後の体力低下，疲労倦怠，食欲不振，ねあせ，手足の冷え，貧血
	用法・用量	通常，成人1日7.5gを2～3回に分割し，食前又は食間に経口投与する．なお，年齢，体重，症状により適宜増減する．
コタロー十全大補湯エキス細粒	効能・効果	皮膚および粘膜が蒼白で，つやがなく，やせて貧血し，食欲不振や衰弱がはなはだしいもの．消耗性疾患，あるいは手術による衰弱，産後衰弱，全身衰弱時の次の諸症．体血圧症，貧血症，神経衰弱，疲労倦怠，胃腸虚弱，胃下垂
	用法・用量	通常，成人1日15.0gを2～3回に分割し，食前又は食間に経口投与する．なお，年齢，体重，症状により適宜増減する．
ツムラ十全大補湯エキス顆粒	効能・効果	病後の体力低下，疲労倦怠，食欲不振，ねあせ，手足の冷え，貧血
	用法・用量	通常，成人1日7.5gを2～3回に分割し，食前又は食間に経口投与する．なお，年齢，体重，症状により適宜増減する．

じゅうみはいどくとう
十味敗毒湯

カネボウ十味敗毒湯エキス細粒・錠	効能・効果	化膿性皮膚疾患，急性皮膚疾患の初期，じんましん，急性湿疹，水虫
	用法・用量	通常，成人1日6.0g（細粒）か18錠を2～3回に分割し，食前又は食間に経口投与する． なお，年齢，体重，症状により適宜増減する．
コタロー十味敗毒湯エキス細粒	効能・効果	腫物，湿疹，ジンマ疹，にきび，フルンクロージスの体質改善．
	用法・用量	通常，成人1日6.0gを2～3回に分割し，食前又は食間に経口投与する． なお，年齢，体重，症状により適宜増減する．
ツムラ十味敗毒湯エキス顆粒	効能・効果	化膿性皮膚疾患・急性皮膚疾患の初期，じんましん，急性湿疹，水虫
	用法・用量	通常，成人1日7.5gを2～3回に分割し，食前又は食間に経口投与する． なお，年齢，体重，症状により適宜増減する．

じゅんちょうとう
潤腸湯

ツムラ潤腸湯エキス顆粒	効能・効果	便秘
	用法・用量	通常，成人1日7.5gを2～3回に分割し，食前又は食間に経口投与する． なお，年齢，体重，症状により適宜増減する．

しょうけんちゅうとう
小建中湯

コタロー小建中湯エキス細粒	効能・効果	虚弱体質で疲労しやすく，のぼせ，腹痛や動悸があり，冷え症で手足がほてり，排尿回数，尿量ともに多いもの． 胃腸病，小児の下痢あるいは便秘，神経質，腺病質，貧血症，頻尿，小児夜啼症，小児夜尿症
	用法・用量	通常，成人1日27.0gを2～3回に分割し，食前又は食間に経口投与する． なお，年齢，体重，症状により適宜増減する．
ツムラ小建中湯エキス顆粒	効能・効果	体質虚弱で疲労しやすく，血色がすぐれず，腹痛，動悸，手足のほてり，冷え，頻尿および多尿などのいずれかを伴う次の諸症： 小児虚弱体質，疲労倦怠，神経質，慢性胃腸炎，小児夜尿症，夜なき
	用法・用量	通常，成人1日15.0gを2～3回に分割し，食前又は食間に経口投与する． なお，年齢，体重，症状により適宜増減する．

しょうさいことう
小柴胡湯

カネボウ小柴胡湯 エキス細粒・錠	効能・効果	Ⅰ．はきけ，食欲不振，胃炎，胃腸虚弱，疲労感及び風邪の後期の症状 Ⅱ．慢性肝炎における肝機能障害の改善
	用法・用量	通常，成人1日6.0g（細粒）か18錠を2～3回に分割し，食前又は食間に経口投与する． なお，年齢，体重，症状により適宜増減する．
コタロー小柴胡湯 エキス細粒	効能・効果	Ⅰ．胸や脇腹が重苦しく，疲れやすくて微熱があったり熱感と寒感が交互にあったりして，食欲少なく，時に舌苔があり，悪心，嘔吐，咳嗽を伴うなどの症状があるもの． 　感冒，気管支炎，気管支喘息，肋膜炎，胃腸病，胸部疾患，腎臓病，貧血症，腺病質 Ⅱ．慢性肝炎における肝機能障害の改善．
	用法・用量	通常，成人1日7.5gを2～3回に分割し，食前又は食間に経口投与する． なお，年齢，体重，症状により適宜増減する．
ツムラ小柴胡湯 エキス顆粒	効能・効果	Ⅰ．体力中等度で上腹部がはって苦しく，舌苔を生じ，口中不快，食欲不振，時により微熱，悪心などのあるものの次の諸症： 　諸種の急性熱性病，肺炎，気管支炎，感冒，胸膜炎・肺結核などの結核性諸疾患の補助療法，リンパ腺炎，慢性胃腸障害，産後回復不全 Ⅱ．慢性肝炎における肝機能障害の改善
	用法・用量	通常，成人1日7.5gを2～3回に分割し，食前又は食間に経口投与する． なお，年齢，体重，症状により適宜増減する．

しょうさいことうかききょうせっこう
小柴胡湯加桔梗石膏

ツムラ小柴胡湯加桔 梗石膏 エキス顆粒	効能・効果	咽喉がはれて痛む次の諸症： 扁桃炎，扁桃周囲炎
	用法・用量	通常，成人1日7.5gを2～3回に分割し，食前又は食間に経口投与する． なお，年齢，体重，症状により適宜増減する．

しょうせいりゅうとう
小青竜湯

カネボウ小青竜湯 エキス細粒・錠	効能・効果	①下記疾患における水様の痰, 水様鼻汁, 鼻閉, くしゃみ, 喘鳴, 咳嗽, 流涙 　気管支喘息, 鼻炎, アレルギー性鼻炎, アレルギー性結膜炎, 感冒 ②気管支炎
	用法・用量	通常, 成人1日6.0g（細粒）か18錠を2～3回に分割し, 食前又は食間に経口投与する. なお, 年齢, 体重, 症状により適宜増減する.
コタロー小青竜湯 エキス細粒	効能・効果	①下記疾患における水様の痰, 水様鼻汁, 鼻閉, くしゃみ, 喘鳴, 咳嗽, 流涙, 気管支喘息, 鼻炎, アレルギー性鼻炎, アレルギー性結膜炎, 感冒 ②発熱症状後, 尿量減少し, 胸内苦悶, 胃部に水分停滞感があり, 喘鳴を伴う喀痰の多い咳嗽があるもの, あるいは鼻汁の多い鼻炎や, 流涙の多い眼病の如く, 分泌液過多のもの, 気管支炎
	用法・用量	通常, 成人1日7.5gを2～3回に分割し, 食前又は食間に経口投与する. なお, 年齢, 体重, 症状により適宜増減する.
ツムラ小青竜湯 エキス顆粒	効能・効果	①下記疾患における水様の痰, 水様鼻汁, 鼻閉, くしゃみ, 喘鳴, 咳嗽, 流涙 　気管支喘息, 鼻炎, アレルギー性鼻炎, アレルギー性結膜炎, 感冒 ②気管支炎
	用法・用量	通常, 成人1日9.0gを2～3回に分割し, 食前又は食間に経口投与する. なお, 年齢, 体重, 症状により適宜増減する.

しょうはんげかぶくりょうとう
小半夏加茯苓湯

カネボウ小半夏加茯苓湯 エキス細粒	効能・効果	つわり, 嘔吐, 悪心
	用法・用量	通常, 成人1日6.0gを2～3回に分割し, 食前又は食間に経口投与する. なお, 年齢, 体重, 症状により適宜増減する.
コタロー小半夏加茯苓湯 エキス細粒	効能・効果	胃部に水分停滞感があって, 嘔吐するもの. つわり, 嘔吐症
	用法・用量	通常, 成人1日6.0gを2～3回に分割し, 食前又は食間に経口投与する. なお, 年齢, 体重, 症状により適宜増減する.
ツムラ小半夏加茯苓湯 エキス顆粒	効能・効果	体力中等度の次の諸症： 妊娠嘔吐（つわり）, そのほかの諸病の嘔吐（急性胃腸炎, 湿性胸膜炎, 水腫性脚気, 蓄膿症）
	用法・用量	通常, 成人1日7.5gを2～3回に分割し, 食前又は食間に経口投与する. なお, 年齢, 体重, 症状により適宜増減する.

しょうふうさん
消風散

コタロー消風散 エキス細粒	効能・効果	長年なおらない頑固な皮膚疾患で患部が乾燥あるいはうすい分泌液があり，夏期または温暖時に悪化しやすいもの． 湿疹，蕁麻疹
	用法・用量	通常，成人1日9.0gを2～3回に分割し，食前又は食間に経口投与する．なお，年齢，体重，症状により適宜増減する．
ツムラ消風散 エキス顆粒	効能・効果	分泌物が多く，かゆみの強い慢性の皮膚病（湿疹，蕁麻疹，水虫，あせも，皮膚瘙痒症）
	用法・用量	通常，成人1日7.5gを2～3回に分割し，食前又は食間に経口投与する．なお，年齢，体重，症状により適宜増減する．

しょうまかっこんとう
升麻葛根湯

ツムラ升麻葛根湯 エキス顆粒	効能・効果	感冒の初期，皮膚炎
	用法・用量	通常，成人1日7.5gを2～3回に分割し，食前又は食間に経口投与する．なお，年齢，体重，症状により適宜増減する．

しんいせいはいとう
辛夷清肺湯

カネボウ辛夷清肺湯 エキス細粒	効能・効果	鼻づまり，慢性鼻炎，蓄膿症
	用法・用量	通常，成人1日7.5gを2～3回に分割し，食前又は食間に経口投与する．なお，年齢，体重，症状により適宜増減する．
コタロー辛夷清肺湯 エキス細粒	効能・効果	蓄膿症，慢性鼻炎，鼻閉
	用法・用量	通常，成人1日12.0gを2～3回に分割し，食前又は食間に経口投与する．なお，年齢，体重，症状により適宜増減する．
ツムラ辛夷清肺湯 エキス顆粒	効能・効果	鼻づまり，慢性鼻炎，蓄膿症
	用法・用量	通常，成人1日7.5gを2～3回に分割し，食前又は食間に経口投与する．なお，年齢，体重，症状により適宜増減する．

じんそいん
参蘇飲

ツムラ参蘇飲 エキス顆粒	効能・効果	感冒，せき
	用法・用量	通常，成人1日7.5gを2～3回に分割し，食前又は食間に経口投与する． なお，年齢，体重，症状により適宜増減する．

しんぴとう
神秘湯

カネボウ神秘湯 エキス細粒	効能・効果	小児ぜんそく，気管支ぜんそく，気管支炎
	用法・用量	通常，成人1日6.0gを2～3回に分割し，食前又は食間に経口投与する． なお，年齢，体重，症状により適宜増減する．
コタロー神秘湯 エキス細粒	効能・効果	やや慢性的に経過し，咳嗽発作と共に，呼吸困難を訴えるもの． 気管支炎，気管支喘息
	用法・用量	通常，成人1日6.0gを2～3回に分割し，食前又は食間に経口投与する． なお，年齢，体重，症状により適宜増減する．
ツムラ神秘湯 エキス顆粒	効能・効果	小児ぜんそく，気管支ぜんそく，気管支炎
	用法・用量	通常，成人1日7.5gを2～3回に分割し，食前又は食間に経口投与する． なお，年齢，体重，症状により適宜増減する．

しんぶとう
真武湯

コタロー真武湯 エキス細粒	効能・効果	冷え，倦怠感が強く，めまいや動悸があって尿量減少し，下痢しやすいもの． 慢性下痢，胃下垂症，低血圧症，高血圧症，慢性腎炎，カゼ
	用法・用量	通常，成人1日6.0gを2～3回に分割し，食前又は食間に経口投与する． なお，年齢，体重，症状により適宜増減する．
ツムラ真武湯 エキス顆粒	効能・効果	新陳代謝の沈衰しているものの次の諸症： 胃腸疾患，胃腸虚弱症，慢性腸炎，消化不良，胃アトニー症，胃下垂症，ネフローゼ，腹膜炎，脳溢血，脊髄疾患による運動ならびに知覚麻痺，神経衰弱，高血圧症，心臓弁膜症，心不全で心悸亢進，半身不随，リウマチ，老人性瘙痒症
	用法・用量	通常，成人1日7.5gを2～3回に分割し，食前又は食間に経口投与する． なお，年齢，体重，症状により適宜増減する．

セ

せいじょうぼうふうとう
清上防風湯

ツムラ清上防風湯エキス顆粒	効能・効果	にきび
	用法・用量	通常，成人1日7.5gを2～3回に分割し，食前又は食間に経口投与する．なお，年齢，体重，症状により適宜増減する．

せいしょえっきとう
清暑益気湯

ツムラ清暑益気湯エキス顆粒	効能・効果	暑気あたり，暑さによる食欲不振・下痢・全身倦怠，夏やせ
	用法・用量	通常，成人1日7.5gを2～3回に分割し，食前又は食間に経口投与する．なお，年齢，体重，症状により適宜増減する．

せいしんれんしいん
清心蓮子飲

ツムラ清心蓮子飲エキス顆粒	効能・効果	全身倦怠感があり，口や舌が乾き，尿が出しぶるものの次の諸症：残尿感，頻尿，排尿痛
	用法・用量	通常，成人1日7.5gを2～3回に分割し，食前又は食間に経口投与する．なお，年齢，体重，症状により適宜増減する．

せいはいとう
清肺湯

ツムラ清肺湯エキス顆粒	効能・効果	痰の多く出る咳
	用法・用量	通常，成人1日9.0gを2～3回に分割し，食前又は食間に経口投与する．なお，年齢，体重，症状により適宜増減する．

せんきゅうちゃちょうさん
川芎茶調散

ツムラ川芎茶調散エキス顆粒	効能・効果	かぜ，血の道症，頭痛
	用法・用量	通常，成人1日7.5gを2～3回に分割し，食前又は食間に経口投与する．なお，年齢，体重，症状により適宜増減する．

ソ

そけいかっけつとう
疎経活血湯

ツムラ疎経活血湯 エキス顆粒	効能・効果	関節痛,神経痛,腰痛,筋肉痛
	用法・用量	通常,成人1日7.5gを2〜3回に分割し,食前又は食間に経口投与する. なお,年齢,体重,症状により適宜増減する.

タ

だいおうかんぞうとう
大黄甘草湯

ツムラ大黄甘草湯 エキス顆粒	効能・効果	便秘症
	用法・用量	通常,成人1日7.5gを2〜3回に分割し,食前又は食間に経口投与する. なお,年齢,体重,症状により適宜増減する.

だいおうぼたんぴとう
大黄牡丹皮湯

コタロー大黄牡丹皮湯 エキス細粒	効能・効果	盲腸部に圧痛や宿便があり,大便は硬く,皮膚は紫赤色あるいは暗赤色を呈し,鬱血または出血の傾向があるもの. 常習便秘,動脈硬化,月経不順による諸種の障害,更年期障害,湿疹,蕁麻疹,にきび,腫物,膀胱カタル
	用法・用量	通常,成人1日6.0gを2〜3回に分割し,食前又は食間に経口投与する. なお,年齢,体重,症状により適宜増減する.
ツムラ大黄牡丹皮湯 エキス顆粒	効能・効果	比較的体力があり,下腹部痛があって,便秘しがちなものの次の諸症: 月経不順,月経困難,便秘,痔疾
	用法・用量	通常,成人1日7.5gを2〜3回に分割し,食前又は食間に経口投与する. なお,年齢,体重,症状により適宜増減する.

だいけんちゅうとう
大建中湯

コタロー大建中湯エキス細粒	効能・効果	腹壁胃腸弛緩し，腹中に冷感を覚え，嘔吐，腹部膨満感があり，腸の蠕動亢進と共に，腹痛の甚だしいもの． 胃下垂，胃アトニー，弛緩性下痢，弛緩性便秘，慢性腹膜炎，腹痛
	用法・用量	通常，成人1日27.0ｇを2～3回に分割し，食前又は食間に経口投与する． なお，年齢，体重，症状により適宜増減する．
ツムラ大建中湯エキス顆粒	効能・効果	腹が冷えて痛み，腹部膨満感のあるもの
	用法・用量	通常，成人1日15.0ｇを2～3回に分割し，食前又は食間に経口投与する． なお，年齢，体重，症状により適宜増減する．

だいさいことう
大柴胡湯

カネボウ大柴胡湯エキス細粒・錠	効能・効果	がっしりとした体格で比較的体力があり，便秘の傾向のあるものの次の諸症： 肥満症，高血圧に伴う肩こり・頭痛・便秘，肩こり，常習便秘，胃炎
	用法・用量	通常，成人1日6.0g（細粒）か18錠を2～3回に分割し，食前又は食間に経口投与する． なお，年齢，体重，症状により適宜増減する．
コタロー大柴胡湯エキス細粒	効能・効果	肝臓部圧迫感，またはみぞおちが硬く張って，胸や脇腹にも痛みや圧迫感があり，便秘するもの，あるいはかえって下痢するもの，耳鳴，肩こり，疲労感，食欲減退などを伴うこともあるもの． 高血圧，動脈硬化，常習便秘，肥満症，黄疸，胆石症，胆嚢炎，胃腸病，気管支喘息，不眠症，神経衰弱，陰萎，痔疾，半身不随
	用法・用量	通常，成人1日9.0gを2～3回に分割し，食前又は食間に経口投与する． なお，年齢，体重，症状により適宜増減する．
ツムラ大柴胡湯エキス顆粒	効能・効果	比較的体力のある人で，便秘がちで，上腹部が張って苦しく，耳鳴り，肩こりなど伴うものの次の諸症： 胆石症，胆のう炎，黄疸，肝機能障害，高血圧症，脳溢血，じんましん，胃酸過多症，急性胃腸カタル，悪心，嘔吐，食欲不振，痔疾，糖尿病，ノイローゼ，不眠症
	用法・用量	通常，成人1日7.5gを2～3回に分割し，食前又は食間に経口投与する． なお，年齢，体重，症状により適宜増減する．

だいさいことうきょだいおう
大柴胡湯去大黄

コタロー大柴胡湯去大黄エキス細粒	効能・効果	みぞおちが硬く張って，胸や脇腹あるいは肝臓部などに痛みや圧迫感があるもの．耳鳴り，肩こり，疲労感，食欲減退などを伴うこともあり，便秘しないもの． 高血圧，動脈硬化，胃腸病，気管支喘息，黄疸，胆石症，胆囊炎，不眠症，神経衰弱，陰萎，肋膜炎，痔疾，半身不随
	用法・用量	通常，成人1日9.0gを2〜3回に分割し，食前又は食間に経口投与する．なお，年齢，体重，症状により適宜増減する．

だいじょうきとう
大承気湯

コタロー大承気湯エキス細粒	効能・効果	腹部がかたくつかえて，便秘するもの，あるいは肥満体質で便秘するもの． 常習便秘，急性便秘，高血圧，神経症，食当り
	用法・用量	通常，成人1日6.0gを2〜3回に分割し，食前又は食間に経口投与する．なお，年齢，体重，症状により適宜増減する．
ツムラ大承気湯エキス顆粒	効能・効果	腹部がかたくつかえて，便秘するもの，あるいは肥満体質で便秘するもの． 常習便秘，急性便秘，高血圧，神経症，食当り
	用法・用量	通常，成人1日7.5gを2〜3回に分割し，食前又は食間に経口投与する．なお，年齢，体重，症状により適宜増減する．

だいぼうふうとう
大防風湯

ツムラ大防風湯エキス顆粒	効能・効果	関節がはれて痛み，麻痺，強直して屈伸しがたいものの次の諸症： 下肢の慢性関節リウマチ，慢性関節炎，痛風
	用法・用量	通常，成人1日10.5gを2〜3回に分割し，食前又は食間に経口投与する．なお，年齢，体重，症状により適宜増減する．

チ

ちくじょうんたんとう
竹筎温胆湯

ツムラ竹筎温胆湯エキス顆粒	効能・効果	インフルエンザ，風邪，肺炎などの回復期に熱が長びいたり，また平熱になっても，気分がさっぱりせず，せきや痰が多くて安眠が出来ないもの．
	用法・用量	通常，成人1日7.5gを2〜3回に分割し，食前又は食間に経口投与する．なお，年齢，体重，症状により適宜増減する．

ぢづそういっぽう
治頭瘡一方

ツムラ治頭瘡一方 エキス顆粒	効能・効果	湿疹，くさ，乳幼児の湿疹
	用法・用量	通常，成人1日7.5 gを2～3回に分割し，食前又は食間に経口投与する．なお，年齢，体重，症状により適宜増減する．

ぢだぼくいっぽう
治打撲一方

ツムラ治打撲一方 エキス顆粒	効能・効果	打撲によるはれ及び痛み
	用法・用量	通常，成人1日7.5 gを2～3回に分割し，食前又は食間に経口投与する．なお，年齢，体重，症状により適宜増減する．

ちょういじょうきとう
調胃承気湯

ツムラ調胃承気湯 エキス顆粒	効能・効果	便秘
	用法・用量	通常，成人1日7.5 gを2～3回に分割し，食前又は食間に経口投与する．なお，年齢，体重，症状により適宜増減する．

ちょうとうさん
釣藤散

ツムラ釣藤散 エキス顆粒	効能・効果	慢性に続く頭痛で中年以降，または高血圧の傾向のあるもの
	用法・用量	通常，成人1日7.5 gを2～3回に分割し，食前又は食間に経口投与する．なお，年齢，体重，症状により適宜増減する．

ちょうようとう
腸癰湯

コタロー腸癰湯 エキス細粒	効能・効果	盲腸部に急性または慢性の痛みがあるもの，あるいは月経痛のあるもの．
	用法・用量	通常，成人1日6.0 gを2～3回に分割し，食前又は食間に経口投与する．なお，年齢，体重，症状により適宜増減する．

ちょれいとう
猪苓湯

カネボウ猪苓湯エキス細粒	効能・効果	尿量が減少し，尿が出にくく，排尿痛あるいは残尿感のあるもの
	用法・用量	通常，成人1日6.0gを2～3回に分割し，食前又は食間に経口投与する．なお，年齢，体重，症状により適宜増減する．
コタロー猪苓湯エキス細粒	効能・効果	咽喉がかわき，排尿痛あるいは排尿困難があり，尿の色は赤いか，または血液の混じるもの，あるいは腰や下肢に浮腫があるもの．腎炎，ネフローゼ，膀胱カタル，尿道炎，腎臓・膀胱結石による排尿困難
	用法・用量	通常，成人1日6.0gを2～3回に分割し，食前又は食間に経口投与する．なお，年齢，体重，症状により適宜増減する．
ツムラ猪苓湯エキス顆粒	効能・効果	尿量減少，小便難，口渇を訴えるものの次の諸症：尿道炎，腎臓炎，腎石症，淋炎，排尿痛，血尿，腰以下の浮腫，残尿感，下痢
	用法・用量	通常，成人1日7.5gを2～3回に分割し，食前又は食間に経口投与する．なお，年齢，体重，症状により適宜増減する．

ちょれいとうごうしもつとう
猪苓湯合四物湯

ツムラ猪苓湯合四物湯エキス顆粒	効能・効果	皮膚が枯燥し，色つやの悪い体質で胃腸障害のない人の次の諸症：排尿困難，排尿痛，残尿感，頻尿
	用法・用量	通常，成人1日7.5gを2～3回に分割し，食前又は食間に経口投与する．なお，年齢，体重，症状により適宜増減する．

ツ

つうどうさん
通導散

コタロー通導散エキス細粒	効能・効果	比較的体力があり下腹部に圧痛があって便秘しがちなものの次の諸症：月経不順，月経痛，更年期障害，腰痛，便秘，打撲，高血圧の随伴症状（頭痛，めまい，肩こり）
	用法・用量	通常，成人1日12.0gを2～3回に分割し，食前又は食間に経口投与する．なお，年齢，体重，症状により適宜増減する．
ツムラ通導散エキス顆粒	効能・効果	比較的体力があり下腹部に圧痛があって便秘しがちなものの次の諸症：月経不順，月経痛，更年期障害，腰痛，便秘，打ち身（打撲），高血圧の随伴症状（頭痛，めまい，肩こり）
	用法・用量	通常，成人1日7.5gを2～3回に分割し，食前又は食間に経口投与する．なお，年齢，体重，症状により適宜増減する．

ト

とうかくじょうきとう
桃核承気湯

カネボウ桃核承気湯エキス細粒・錠	効能・効果	比較的体力があり，のぼせて便秘しがちなものの次の諸症：月経不順，月経困難症，月経時や産後の精神不安，腰痛，便秘，高血圧の随伴症状（頭痛，めまい，肩こり）
	用法・用量	通常，成人1日6.0 g（細粒）か18錠を2～3回に分割し，食前又は食間に経口投与する． なお，年齢，体重，症状により適宜増減する．
コタロー桃核承気湯エキス細粒	効能・効果	頭痛またはのぼせる傾向があり，左下腹部に圧痛や宿便を認め，下肢や腰が冷えて尿量減少するもの． 常習便秘，高血圧，動脈硬化，腰痛，痔核，月経不順による諸種の障害，更年期障害，にきび，しみ，湿疹，こしけ，坐骨神経痛
	用法・用量	通常，成人1日6.0 gを2～3回に分割し，食前又は食間に経口投与する． なお，年齢，体重，症状により適宜増減する．
ツムラ桃核承気湯エキス顆粒	効能・効果	比較的体力があり，のぼせて便秘しがちなものの次の諸症：月経不順，月経困難症，月経時や産後の精神不安，腰痛，便秘，高血圧の随伴症状（頭痛，めまい，肩こり）
	用法・用量	通常，成人1日7.5 gを2～3回に分割し，食前又は食間に経口投与する． なお，年齢，体重，症状により適宜増減する．

とうきいんし
当帰飲子

ツムラ当帰飲子エキス顆粒	効能・効果	冷え症のものの次の諸症： 慢性湿疹（分泌物の少ないもの），かゆみ
	用法・用量	通常，成人1日7.5 gを2～3回に分割し，食前又は食間に経口投与する． なお，年齢，体重，症状により適宜増減する．

とうきけんちゅうとう
当帰建中湯

ツムラ当帰建中湯エキス顆粒	効能・効果	疲労しやすく，血色のすぐれないものの次の諸症： 月経痛，下腹部痛，痔，脱肛の痛み
	用法・用量	通常，成人1日7.5 gを2～3回に分割し，食前又は食間に経口投与する． なお，年齢，体重，症状により適宜増減する．

とうきしぎゃくかごしゅゆしょうきょうとう
当帰四逆加呉茱萸生姜湯

カネボウ当帰四逆加呉茱萸生姜湯 エキス細粒	効能・効果	手足の冷えを感じ，下肢が冷えると下肢または下腹部が痛くなり易いものの次の諸症： しもやけ，頭痛，下腹部痛，腰痛
	用法・用量	通常，成人1日7.5 gを2～3回に分割し，食前又は食間に経口投与する． なお，年齢，体重，症状により適宜増減する．
コタロー当帰四逆加呉茱萸生姜湯 エキス細粒	効能・効果	貧血，冷え症で頭痛，胃部圧重感，腰痛または下腹痛があって凍傷にかかりやすいもの． 凍傷，慢性頭痛，坐骨神経痛，婦人下腹痛
	用法・用量	通常，成人1日9.0 gを2～3回に分割し，食前又は食間に経口投与する． なお，年齢，体重，症状により適宜増減する．
ツムラ当帰四逆加呉茱萸生姜湯 エキス顆粒	効能・効果	手足の冷えを感じ，下肢が冷えると下肢又は下腹部が痛くなり易いものの次の諸症： しもやけ，頭痛，下腹部痛，腰痛
	用法・用量	通常，成人1日7.5 gを2～3回に分割し，食前又は食間に経口投与する． なお，年齢，体重，症状により適宜増減する．

とうきしゃくやくさん
当帰芍薬散

カネボウ当帰芍薬散料 エキス細粒	効能・効果	比較的体力が乏しく，冷え症で貧血の傾向があり，疲労しやすく，ときに下腹部痛，頭重，めまい，肩こり，耳鳴り，動悸などを訴える次の諸症： 月経不順，月経異常，月経痛，更年期障害，産前産後あるいは流産による障害（貧血，疲労倦怠，めまい，むくみ），めまい，頭重，肩こり，腰痛，足腰の冷え症，しもやけ，むくみ，しみ
	用法・用量	通常，成人1日6.0 gを2～3回に分割し，食前又は食間に経口投与する． なお，年齢，体重，症状により適宜増減する．
コタロー当帰芍薬散料 エキス細粒	効能・効果	貧血，冷え症で胃腸が弱く，眼の周辺に薄黒いクマドリが出て，疲れやすく，頭重，めまい，肩こり，動悸などがあって，排尿回数多く尿量減少し，咽喉がかわくもの，あるいは冷えて下腹部に圧痛を認めるか，または痛みがあるもの，あるいは凍傷にかかりやすいもの． 心臓衰弱，腎臓病，貧血症，産前産後あるいは流産による貧血症，痔核，脱肛，つわり，月経不順，月経痛，更年期神経症，にきび，しみ，血圧異常
	用法・用量	通常，成人1日9.0 gを2～3回に分割し，食前又は食間に経口投与する． なお，年齢，体重，症状により適宜増減する．
ツムラ当帰芍薬散 エキス顆粒	効能・効果	筋肉が一体に軟弱で疲労しやすく，腰脚の冷えやすいものの次の諸症： 貧血，倦怠感，更年期障害（頭重，頭痛，めまい，肩こり等），月経不順，月経困難，不妊症，動悸，慢性腎炎，妊娠中の諸病（浮腫，習慣性流産，痔，腹痛），脚気，半身不随，心臓弁膜症
	用法・用量	通常，成人1日7.5 gを2～3回に分割し，食前又は食間に経口投与する． なお，年齢，体重，症状により適宜増減する．

とうきとう
当帰湯

ツムラ当帰湯エキス顆粒	効能・効果	背中に寒冷を覚え，腹部膨満感や腹痛のあるもの
	用法・用量	通常，成人1日7.5gを2～3回に分割し，食前又は食間に経口投与する．なお，年齢，体重，症状により適宜増減する．

ニ

にじゅつとう
二朮湯

ツムラ二朮湯エキス顆粒	効能・効果	五十肩
	用法・用量	通常，成人1日7.5gを2～3回に分割し，食前又は食間に経口投与する．なお，年齢，体重，症状により適宜増減する．

にちんとう
二陳湯

ツムラ二陳湯エキス顆粒	効能・効果	悪心，嘔吐
	用法・用量	通常，成人1日7.5gを2～3回に分割し，食前又は食間に経口投与する．なお，年齢，体重，症状により適宜増減する．

にょしんさん
女神散

ツムラ女神散エキス顆粒	効能・効果	のぼせとめまいのあるものの次の諸症：産前産後の神経症，月経不順，血の道症
	用法・用量	通常，成人1日7.5gを2～3回に分割し，食前又は食間に経口投与する．なお，年齢，体重，症状により適宜増減する．

にんじんとう
人参湯

カネボウ人参湯 エキス細粒	効能・効果	手足などが冷えやすく，尿量が多いものの次の諸症： 胃腸虚弱，胃アトニー，下痢，嘔吐，胃痛
	用法・用量	通常，成人1日6.0gを2～3回に分割し，食前又は食間に経口投与する． なお，年齢，体重，症状により適宜増減する．
コタロー人参湯 エキス細粒	効能・効果	貧血，冷え症で胃部圧重感あるいは胃痛があり，軟便または下痢の傾向があるもの，あるいはときに頭重や嘔吐を伴うもの． 慢性下痢，胃炎，胃アトニー症，貧血症，虚弱児の自家中毒，小児の食欲不振
	用法・用量	通常，成人1日6.0gを2～3回に分割し，食前又は食間に経口投与する． なお，年齢，体重，症状により適宜増減する．
ツムラ人参湯 エキス顆粒	効能・効果	体質虚弱の人，或いは虚弱により体力低下した人の次の諸症： 急性・慢性胃腸カタル，胃アトニー症，胃拡張，悪阻（つわり），萎縮腎
	用法・用量	通常，成人1日7.5gを2～3回に分割し，食前又は食間に経口投与する． なお，年齢，体重，症状により適宜増減する．

にんじんようえいとう
人参養栄湯

カネボウ人参養栄湯 エキス細粒	効能・効果	病後の体力低下，疲労倦怠，食欲不振，ねあせ，手足の冷え，貧血
	用法・用量	通常，成人1日7.5gを2～3回に分割し，食前又は食間に経口投与する． なお，年齢，体重，症状により適宜増減する．
コタロー人参養栄湯 エキス細粒	効能・効果	やせて血色悪く，微熱，悪寒，咳嗽がとれずに倦怠感が著しく，食欲不振で精神不安，不眠，盗汗などもあり，便秘気味のもの． 病後または産後の体力増強，虚弱体質．
	用法・用量	通常，成人1日15.0gを2～3回に分割し，食前又は食間に経口投与する． なお，年齢，体重，症状により適宜増減する．
ツムラ人参養栄湯 エキス顆粒	効能・効果	病後の体力低下，疲労倦怠，食欲不振，ねあせ，手足の冷え，貧血
	用法・用量	通常，成人1日9.0gを2～3回に分割し，食前又は食間に経口投与する． なお，年齢，体重，症状により適宜増減する．

ハ

はいのうさんきゅうとう
排膿散及湯

コタロー排膿散及湯エキス細粒	効能・効果	患部が発赤，腫脹して疼痛をともなった化膿症，瘍，癤，面疔，その他癤腫症．
	用法・用量	通常，成人1日7.5 gを2～3回に分割し，食前又は食間に経口投与する．なお，年齢，体重，症状により適宜増減する．
ツムラ排膿散及湯エキス顆粒	効能・効果	患部が発赤，腫脹して疼痛をともなった化膿症，瘍，癤，面疔，その他癤腫症
	用法・用量	通常，成人1日7.5 gを2～3回に分割し，食前又は食間に経口投与する．なお，年齢，体重，症状により適宜増減する．

ばくもんどうとう
麦門冬湯

コタロー麦門冬湯エキス細粒	効能・効果	こみ上げてくるような強い咳をして顔が赤くなるもの，通常喀痰は少量でねばく，喀出困難であり，時には喀痰に血滴のあるもの，あるいはのぼせて咽喉がかわき，咽喉に異物感があるもの． 気管支炎，気管支喘息，胸部疾患の咳嗽
	用法・用量	通常，成人1日15.0 gを2～3回に分割し，食前又は食間に経口投与する．なお，年齢，体重，症状により適宜増減する．
ツムラ麦門冬湯エキス顆粒	効能・効果	痰の切れにくい咳，気管支炎，気管支ぜんそく
	用法・用量	通常，成人1日9.0 gを2～3回に分割し，食前又は食間に経口投与する．なお，年齢，体重，症状により適宜増減する．

はちみじおうがん
八味地黄丸

カネボウ八味地黄丸料 エキス細粒・錠	効能・効果	疲れやすくて，四肢が冷えやすく，尿量減少または多尿で，ときに口渇がある次の諸症： 下肢痛，腰痛，しびれ，老人のかすみ目，かゆみ，排尿困難，頻尿，むくみ
	用法・用量	通常，成人1日6.0ｇ（細粒）か18錠を2～3回に分割し，食前又は食間に経口投与する． なお，年齢，体重，症状により適宜増減する．
コタロー八味丸料 エキス細粒	効能・効果	疲労倦怠感がいちじるしく，四肢は冷えやすいのにかかわらず，時にはほてることもあり，腰痛があって咽喉がかわき，排尿回数多く，尿量減少して残尿感がある場合と，逆に尿量が増大する場合があり，特に夜間多尿のもの． 血糖増加による口渇，糖尿病，動脈硬化，慢性腎炎，ネフローゼ，萎縮腎，膀胱カタル，浮腫，陰萎，坐骨神経痛，産後脚気，更年期障害，老人性の湿疹，低血圧
	用法・用量	通常，成人1日9.0ｇを2～3回に分割し，食前又は食間に経口投与する． なお，年齢，体重，症状により適宜増減する．
ツムラ八味地黄丸 エキス顆粒	効能・効果	疲労，倦怠感著しく，尿利減少または頻数，口渇し，手足に交互に冷感と熱感のあるものの次の諸症： 腎炎，糖尿病，陰萎，坐骨神経痛，腰痛，脚気，膀胱カタル，前立腺肥大，高血圧
	用法・用量	通常，成人1日7.5ｇを2～3回に分割し，食前又は食間に経口投与する． なお，年齢，体重，症状により適宜増減する．

はんげこうぼくとう
半夏厚朴湯

カネボウ半夏厚朴湯 エキス細粒・錠	効能・効果	気分がふさいで，咽喉・食道部に異物感があり，ときに動悸，めまい，嘔気などを伴う次の諸症： 不安神経症，神経性胃炎，つわり，せき，しわがれ声
	用法・用量	通常，成人1日6.0ｇ（細粒）か12錠を2～3回に分割し，食前又は食間に経口投与する． なお，年齢，体重，症状により適宜増減する．
コタロー半夏厚朴湯 エキス細粒	効能・効果	精神不安があり，咽喉から胸元にかけてふさがるような感じがして，胃部に停滞膨満感のあるもの．通常消化機能悪く，悪心や嘔吐を伴うこともあるもの． 気管支炎，嗄声，咳嗽発作，気管支喘息，神経性食道狭窄，胃弱，心臓喘息，神経症，神経衰弱，恐怖症，不眠症，つわり，その他嘔吐症，更年期神経症，浮腫，神経性頭痛
	用法・用量	通常，成人1日6.0ｇを2～3回に分割し，食前又は食間に経口投与する． なお，年齢，体重，症状により適宜増減する．
ツムラ半夏厚朴湯 エキス顆粒	効能・効果	気分がふさいで，咽喉，食道部に異物感があり，ときに動悸，めまい，嘔気などを伴う次の諸症： 不安神経症，神経性胃炎，つわり，せき，しわがれ声，神経性食道狭窄症，不眠症
	用法・用量	通常，成人1日7.5ｇを2～3回に分割し，食前又は食間に経口投与する． なお，年齢，体重，症状により適宜増減する．

はんげしゃしんとう
半夏瀉心湯

カネボウ半夏瀉心湯 エキス細粒・錠	効能・効果	みぞおちがつかえ，時に悪心，嘔吐があり食欲不振で腹が鳴って軟便又は下痢の傾向のあるものの次の諸症： 急・慢性胃腸カタル，醗酵性下痢，消化不良，胃下垂，神経性胃炎，胃弱，二日酔，げっぷ，胸やけ，口内炎，神経症
	用法・用量	通常，成人1日6.0 g（細粒）か18錠を2～3回に分割し，食前又は食間に経口投与する． なお，年齢，体重，症状により適宜増減する．
コタロー半夏瀉心湯 エキス細粒	効能・効果	胃部がつかえ，悪心や嘔吐があり，食欲不振で舌苔や胃部に水分停滞感があり，腹鳴をともなって下痢するもの，あるいは軟便や粘液便を排出するもの． 急性・慢性胃腸カタル，醗酵性下痢，消化不良，口内炎，つわり
	用法・用量	通常，成人1日7.5 gを2～3回に分割し，食前又は食間に経口投与する． なお，年齢，体重，症状により適宜増減する．
ツムラ半夏瀉心湯 エキス顆粒	効能・効果	みぞおちがつかえ，ときに悪心，嘔吐があり食欲不振で腹が鳴って軟便または下痢の傾向のあるものの次の諸症： 急・慢性胃腸カタル，醗酵性下痢，消化不良，胃下垂，神経性胃炎，胃弱，二日酔，げっぷ，胸やけ，口内炎，神経症
	用法・用量	通常，成人1日7.5 gを2～3回に分割し，食前又は食間に経口投与する． なお，年齢，体重，症状により適宜増減する．

はんげびゃくじゅつてんまとう
半夏白朮天麻湯

カネボウ半夏白朮天麻湯 エキス細粒	効能・効果	胃腸虚弱で下肢が冷え，めまい，頭痛などがあるもの
	用法・用量	通常，成人1日7.5 gを2～3回に分割し，食前又は食間に経口投与する． なお，年齢，体重，症状により適宜増減する．
コタロー半夏白朮天麻湯 エキス細粒	効能・効果	冷え症，アトニー体質で疲労しやすく，頭痛，頭重，めまい，肩こりなどがあり，ときには悪心，嘔吐などを伴うもの． 胃アトニー症，胃腸虚弱者，または低血圧症に伴う頭痛，めまい
	用法・用量	通常，成人1日9.0 gを2～3回に分割し，食前又は食間に経口投与する． なお，年齢，体重，症状により適宜増減する．
ツムラ半夏白朮天麻湯 エキス顆粒	効能・効果	胃腸虚弱で下肢が冷え，めまい，頭痛などがある者
	用法・用量	通常，成人1日7.5 gを2～3回に分割し，食前又は食間に経口投与する． なお，年齢，体重，症状により適宜増減する．

ヒ

びゃっこかにんじんとう
白虎加人参湯

カネボウ白虎加人参湯 エキス細粒・錠	効能・効果	のどの渇きとほてりのあるもの
	用法・用量	通常，成人1日6.0 g（細粒）か12錠を2〜3回に分割し，食前又は食間に経口投与する． なお，年齢，体重，症状により適宜増減する．
コタロー白虎加人参湯 エキス細粒	効能・効果	むやみに咽喉がかわいて水をほしがるもの．あるいは熱感のはげしいもの．糖尿病の初期，暑気あたり，熱性疾患時．
	用法・用量	通常，成人1日12.0 gを2〜3回に分割し，食前又は食間に経口投与する． なお，年齢，体重，症状により適宜増減する．
ツムラ白虎加人参湯 エキス顆粒	効能・効果	のどの渇きとほてりのあるもの
	用法・用量	通常，成人1日9.0 gを2〜3回に分割し，食前又は食間に経口投与する． なお，年齢，体重，症状により適宜増減する．

フ

ぶくりょういん
茯苓飲

コタロー茯苓飲 エキス細粒	効能・効果	胃部がつかえて膨満感があり，胃液の分泌が過多で悪心，嘔吐や食欲不振があって尿量減少するもの． 胃炎，胃下垂，胃アトニー，胃神経症，胃拡張，溜飲症，消化不良
	用法・用量	通常，成人1日6.0 gを2〜3回に分割し，食前又は食間に経口投与する． なお，年齢，体重，症状により適宜増減する．
ツムラ茯苓飲 エキス顆粒	効能・効果	吐きけや胸やけがあり尿量が減少するものの次の諸症： 胃炎，胃アトニー，溜飲
	用法・用量	通常，成人1日7.5 gを2〜3回に分割し，食前又は食間に経口投与する． なお，年齢，体重，症状により適宜増減する．

ぶくりょういんごうはんげこうぼくとう
茯苓飲合半夏厚朴湯

ツムラ茯苓飲合半夏厚朴湯 エキス顆粒	効能・効果	気分がふさいで，咽喉，食道部に異物感があり，時に動悸，めまい，嘔気，胸やけなどがあり，尿量の減少するものの次の諸症： 不安神経症，神経性胃炎，つわり，溜飲，胃炎
	用法・用量	通常，成人1日7.5 gを2〜3回に分割し，食前又は食間に経口投与する． なお，年齢，体重，症状により適宜増減する．

ヘ

へいいさん
平胃散

コタロー平胃散 エキス細粒	効能・効果	消化不良を伴う胃痛，腹痛，食欲減退，あるいは食後腹鳴があり，下痢しやすいもの． 口内炎，胃炎，胃アトニー，胃拡張
	用法・用量	通常，成人1日6.0 gを2〜3回に分割し，食前又は食間に経口投与する．なお，年齢，体重，症状により適宜増減する．
ツムラ平胃散 エキス顆粒	効能・効果	胃がもたれて消化不良の傾向のある次の諸症： 急・慢性胃カタル，胃アトニー，消化不良，食欲不振
	用法・用量	通常，成人1日7.5 gを2〜3回に分割し，食前又は食間に経口投与する．なお，年齢，体重，症状により適宜増減する．

ホ

ぼういおうぎとう
防已黄耆湯

カネボウ防已黄耆湯 エキス細粒・錠	効能・効果	色白で疲れやすく，汗のかきやすい傾向のある次の諸症： 肥満症（筋肉にしまりのない，いわゆる水ぶとり），関節痛，むくみ
	用法・用量	通常，成人1日7.5 g（細粒）か18錠を2〜3回に分割，食前又は食間に経口投与する． なお，年齢，体重，症状により適宜増減する．
コタロー防已黄耆湯 エキス細粒	効能・効果	水ぶとりで皮膚の色が白く，疲れやすくて，汗をかきやすいか，または浮腫があるもの． 関節炎，関節リウマチ，肥満症，多汗症
	用法・用量	通常，成人1日7.5 gを2〜3回に分割し，食前又は食間に経口投与する．なお，年齢，体重，症状により適宜増減する．
ツムラ防已黄耆湯 エキス顆粒	効能・効果	色白で筋肉軟らかく水ぶとりの体質で疲れやすく，汗が多く，小便不利で下肢に浮腫をきたし，膝関節の腫痛するものの次の諸症： 腎炎，ネフローゼ，妊娠腎，陰嚢水腫，肥満症，関節炎，癰，癤，筋炎，浮腫，皮膚病，多汗症，月経不順
	用法・用量	通常，成人1日7.5 gを2〜3回に分割し，食前又は食間に経口投与する．なお，年齢，体重，症状により適宜増減する．

ぼうふうつうしょうさん
防風通聖散

カネボウ防風通聖散料エキス細粒	効能・効果	腹部に皮下脂肪が多く，便秘がちなものの次の諸症： 高血圧の随伴症状（どうき，肩こり，のぼせ），肥満症，むくみ，便秘
	用法・用量	通常，成人1日7.5 gを2〜3回に分割し，食前又は食間に経口投与する．なお，年齢，体重，症状により適宜増減する．
カネボウ防風通聖散エキス錠	効能・効果	腹部に皮下脂肪が多く，便秘がちなものの次の諸症： 高血圧の随伴症状（どうき，肩こり，のぼせ），肥満症，むくみ，便秘
	用法・用量	通常，成人1日27錠を2〜3回に分割し，食前又は食間に経口投与する．なお，年齢，体重，症状により適宜増減する．
コタロー防風通聖散エキス細粒	効能・効果	脂肪ぶとりの体質で便秘し，尿量減少するもの． 常習便秘，胃酸過多症，腎臓病，心臓衰弱，動脈硬化，高血圧，脳溢血これらに伴う肩こり．
	用法・用量	通常，成人1日9.0 gを2〜3回に分割し，食前又は食間に経口投与する．なお，年齢，体重，症状により適宜増減する．
ツムラ防風通聖散エキス顆粒	効能・効果	腹部に皮下脂肪が多く，便秘がちなものの次の諸症： 高血圧の随伴症状（どうき，肩こり，のぼせ），肥満症，むくみ，便秘
	用法・用量	通常，成人1日7.5 gを2〜3回に分割し，食前又は食間に経口投与する．なお，年齢，体重，症状により適宜増減する．

ほちゅうえっきとう
補中益気湯

カネボウ補中益気湯エキス細粒	効能・効果	元気がなく胃腸のはたらきが衰えて疲れやすいものの次の諸症： 虚弱体質，疲労倦怠，病後の衰弱，食欲不振，ねあせ
	用法・用量	通常，成人1日7.5 gを2〜3回に分割し，食前又は食間に経口投与する．なお，年齢，体重，症状により適宜増減する．
コタロー補中益気湯エキス細粒	効能・効果	胃腸機能減退し，疲労倦怠感があるもの，あるいは頭痛，悪寒，盗汗，弛緩性出血などを伴うもの． 結核性疾患および病後の体力増強，胃弱，貧血症，夏やせ，虚弱体質，低血圧，腺病質，痔疾，脱肛
	用法・用量	通常，成人1日12.0 gを2〜3回に分割し，食前又は食間に経口投与する．なお，年齢，体重，症状により適宜増減する．
ツムラ補中益気湯エキス顆粒	効能・効果	消化機能が衰え，四肢倦怠感著しい虚弱体質者の次の諸症： 夏やせ，病後の体力増強，結核症，食欲不振，胃下垂，感冒，痔，脱肛，子宮下垂，陰萎，半身不随，多汗症
	用法・用量	通常，成人1日7.5 gを2〜3回に分割し，食前又は食間に経口投与する．なお，年齢，体重，症状により適宜増減する．

マ

まおうとう
麻黄湯

カネボウ麻黄湯 エキス細粒	効能・効果	風邪のひきはじめで，さむけがして発熱，頭痛があり，身体のふしぶしが痛い場合の次の諸症： 感冒，鼻かぜ
	用法・用量	通常，成人1日6.0gを2～3回に分割し，食前又は食間に経口投与する． なお，年齢，体重，症状により適宜増減する．
コタロー麻黄湯 エキス細粒	効能・効果	高熱悪寒があるにもかかわらず，自然の発汗がなく，身体痛，関節痛のあるもの，あるいは咳嗽や喘鳴のあるもの． 感冒，鼻かぜ，乳児鼻づまり，気管支喘息
	用法・用量	通常，成人1日6.0gを2～3回に分割し，食前又は食間に経口投与する． なお，年齢，体重，症状により適宜増減する．
ツムラ麻黄湯 エキス顆粒	効能・効果	悪寒，発熱，頭痛，腰痛，自然に汗の出ないものの次の諸症： 感冒，インフルエンザ（初期のもの），関節リウマチ，喘息，乳児の鼻閉塞，哺乳困難
	用法・用量	通常，成人1日7.5gを2～3回に分割し，食前又は食間に経口投与する． なお，年齢，体重，症状により適宜増減する．

まおうぶしさいしんとう
麻黄附子細辛湯

コタロー麻黄附子細辛湯 エキスカプセル	効能・効果	全身倦怠感があって，無気力で，微熱，悪寒するもの． 感冒，気管支炎
	用法・用量	通常，成人1日6カプセル（1.68g）を2～3回に分割し，食前又は食間に経口投与する． なお，年齢，体重，症状により適宜増減する．
ツムラ麻黄附子細辛湯 エキス顆粒	効能・効果	悪寒，微熱，全身倦怠，低血圧で頭痛，めまいあり，四肢に疼痛冷感あるものの次の諸症： 感冒，気管支炎
	用法・用量	通常，成人1日7.5gを2～3回に分割し，食前又は食間に経口投与する． なお，年齢，体重，症状により適宜増減する．

まきょうかんせきとう
麻杏甘石湯

コタロー麻杏甘石湯エキス細粒

- 効能・効果：咳嗽はげしく，発作時に頭部に発汗して喘鳴を伴い，咽喉がかわくもの．気管支炎，気管支喘息
- 用法・用量：通常，成人1日6.0gを2～3回に分割し，食前又は食間に経口投与する．なお，年齢，体重，症状により適宜増減する．

ツムラ麻杏甘石湯エキス顆粒

- 効能・効果：小児ぜんそく，気管支ぜんそく
- 用法・用量：通常，成人1日7.5gを2～3回に分割し，食前又は食間に経口投与する．なお，年齢，体重，症状により適宜増減する．

まきょうよくかんとう
麻杏薏甘湯

カネボウ麻杏薏甘湯エキス細粒

- 効能・効果：関節痛，神経痛，筋肉痛
- 用法・用量：通常，成人1日6.0gを2～3回に分割し，食前又は食間に経口投与する．なお，年齢，体重，症状により適宜増減する．

コタロー麻杏薏甘湯エキス細粒

- 効能・効果：関節・筋肉リウマチ，神経痛，イボ
- 用法・用量：通常，成人1日6.0gを2～3回に分割し，食前又は食間に経口投与する．なお，年齢，体重，症状により適宜増減する．

ツムラ麻杏薏甘湯エキス顆粒

- 効能・効果：関節痛，神経痛，筋肉痛
- 用法・用量：通常，成人1日7.5gを2～3回に分割し，食前又は食間に経口投与する．なお，年齢，体重，症状により適宜増減する．

ましにんがん
麻子仁丸

コタロー麻子仁丸料エキス細粒

- 効能・効果：常習便秘，急性便秘，病後の便秘，便秘に伴う痔核，萎縮腎
- 用法・用量：通常，成人1日6.0gを2～3回に分割し，食前又は食間に経口投与する．なお，年齢，体重，症状により適宜増減する．

ツムラ麻子仁丸エキス顆粒

- 効能・効果：便秘
- 用法・用量：通常，成人1日7.5gを2～3回に分割し，食前又は食間に経口投与する．なお，年齢，体重，症状により適宜増減する．

モ

もくぼういとう
木防已湯

コタロー木防已湯エキス細粒	効能・効果	みぞおちがつかえて喘鳴を伴う呼吸困難があり，あるいは浮腫があって尿量減少し，口内または咽喉がかわくもの． 心内膜炎，心臓弁膜症，心臓性喘息，慢性腎炎，ネフローゼ
	用法・用量	通常，成人1日6.0gを2～3回に分割し，食前又は食間に経口投与する． なお，年齢，体重，症状により適宜増減する．
ツムラ木防已湯エキス顆粒	効能・効果	顔色がさえず，咳をともなう呼吸困難があり，心臓下部に緊張圧重感があるものの心臓，あるいは，腎臓にもとづく疾患，浮腫，心臓性喘息
	用法・用量	通常，成人1日7.5gを2～3回に分割し，食前又は食間に経口投与する． なお，年齢，体重，症状により適宜増減する．

ヨ

よくいにんとう
薏苡仁湯

カネボウ薏苡仁湯エキス細粒・錠	効能・効果	関節痛，筋肉痛
	用法・用量	通常，成人1日6.0g（細粒）か18錠を2～3回に分割し，食前又は食間に経口投与する． なお，年齢，体重，症状により適宜増減する．
ツムラ薏苡仁湯エキス顆粒	効能・効果	関節痛，筋肉痛
	用法・用量	通常，成人1日7.5gを2～3回に分割し，食前又は食間に経口投与する． なお，年齢，体重，症状により適宜増減する．

よくかんさん
抑肝散

ツムラ抑肝散エキス顆粒	効能・効果	虚弱な体質で神経がたかぶるものの次の諸症： 神経症，不眠症，小児夜なき，小児疳症
	用法・用量	通常，成人1日7.5gを2～3回に分割し，食前又は食間に経口投与する． なお，年齢，体重，症状により適宜増減する．

よくかんさんかちんぴはんげ
抑肝散加陳皮半夏

カネボウ抑肝散加陳皮半夏 エキス細粒	効能・効果	虚弱な体質で神経がたかぶるものの次の諸症： 神経症，不眠症，小児夜なき，小児疳症
	用法・用量	通常，成人1日7.5gを2～3回に分割し，食前又は食間に経口投与する．なお，年齢，体重，症状により適宜増減する．
コタロー抑肝散加陳皮半夏 エキス細粒	効能・効果	神経症，更年期神経症，不眠症，高血圧または動脈硬化による神経症状，小児夜啼症
	用法・用量	通常，成人1日9.0gを2～3回に分割し，食前又は食間に経口投与する．なお，年齢，体重，症状により適宜増減する．
ツムラ抑肝散加陳皮半夏 エキス顆粒	効能・効果	虚弱な体質で神経がたかぶるものの次の諸症： 神経症，不眠症，小児夜なき，小児疳症
	用法・用量	通常，成人1日7.5gを2～3回に分割し，食前又は食間に経口投与する．なお，年齢，体重，症状により適宜増減する．

リ

りっくんしとう
六君子湯

カネボウ六君子湯 エキス細粒	効能・効果	胃腸の弱いもので，食欲がなく，みぞおちがつかえ，疲れやすく，貧血性で手足が冷えやすいものの次の諸症： 胃炎，胃アトニー，胃下垂，消化不良，食欲不振，胃痛，嘔吐
	用法・用量	通常，成人1日6.0gを2～3回に分割し，食前又は食間に経口投与する．なお，年齢，体重，症状により適宜増減する．
コタロー六君子湯 エキス細粒	効能・効果	貧血，冷え症で胃部圧重感があり，軟便気味で疲れやすいもの． 胃炎，胃拡張症，胃アトニー症，胃下垂症，胃神経症，つわり，虚弱児の食欲不振
	用法・用量	通常，成人1日9.0gを2～3回に分割し，食前又は食間に経口投与する．なお，年齢，体重，症状により適宜増減する．
ツムラ六君子湯 エキス顆粒	効能・効果	胃腸の弱いもので，食欲がなく，みぞおちがつかえ，疲れやすく，貧血性で手足が冷えやすいものの次の諸症： 胃炎，胃アトニー，胃下垂，消化不良，食欲不振，胃痛，嘔吐
	用法・用量	通常，成人1日7.5gを2～3回に分割し，食前又は食間に経口投与する．なお，年齢，体重，症状により適宜増減する．

りっこうさん
立効散

ツムラ立効散 エキス顆粒	効能・効果	抜歯後の疼痛，歯痛
	用法・用量	通常，成人1日7.5gを2～3回に分割し，食前又は食間に経口投与する． なお，年齢，体重，症状により適宜増減する． ＜用法及び用量に関連する使用上の注意＞ 本剤は口にふくんでゆっくり服用する．

りゅうたんしゃかんとう
竜胆瀉肝湯

コタロー竜胆瀉肝湯 エキス細粒	効能・効果	比較的体力があるものの次の諸症： 尿道炎，膀胱カタル，膣炎，陰部湿疹，こしけ，陰部痒痛，子宮内膜炎
	用法・用量	通常，成人1日9.0gを2～3回に分割し，食前又は食間に経口投与する． なお，年齢，体重，症状により適宜増減する．
ツムラ竜胆瀉肝湯 エキス顆粒	効能・効果	比較的体力があり，下腹部筋肉が緊張する傾向があるものの次の諸症： 排尿痛，残尿感，尿の濁り，こしけ
	用法・用量	通常，成人1日7.5gを2～3回に分割し，食前又は食間に経口投与する． なお，年齢，体重，症状により適宜増減する．

りょうかんきょうみしんげにんとう
苓甘姜味辛夏仁湯

コタロー苓甘姜味辛夏仁湯 エキス細粒	効能・効果	貧血，冷え症で喘鳴を伴う喀痰の多い咳嗽があるもの． 気管支炎，気管支喘息，心臓衰弱，腎臓病
	用法・用量	通常，成人1日7.5gを2～3回に分割し，食前又は食間に経口投与する． なお，年齢，体重，症状により適宜増減する．
ツムラ苓甘姜味辛夏仁湯 エキス顆粒	効能・効果	貧血，冷え症で喘鳴を伴う喀痰の多い咳嗽があるもの． 気管支炎，気管支喘息，心臓衰弱，腎臓病
	用法・用量	通常，成人1日7.5gを2～3回に分割し，食前又は食間に経口投与する． なお，年齢，体重，症状により適宜増減する．

りょうきょうじゅつかんとう
苓姜朮甘湯

コタロー苓姜朮甘湯エキス細粒	効能・効果	全身倦怠感，腰部の疼痛，冷感，重感などがあって，排尿回数，尿量ともに増加するもの． 腰冷，腰痛，坐骨神経痛，夜尿症
	用法・用量	通常，成人1日6.0gを2〜3回に分割し，食前又は食間に経口投与する． なお，年齢，体重，症状により適宜増減する．
ツムラ苓姜朮甘湯エキス顆粒	効能・効果	腰に冷えと痛みがあって，尿量が多い次の諸症： 腰痛，腰の冷え，夜尿症
	用法・用量	通常，成人1日7.5gを2〜3回に分割し，食前又は食間に経口投与する． なお，年齢，体重，症状により適宜増減する．

りょうけいじゅつかんとう
苓桂朮甘湯

カネボウ苓桂朮甘湯エキス細粒	効能・効果	めまい，ふらつきがあり，または動悸があり，尿量が減少するものの次の諸症： 神経質，ノイローゼ，めまい，動悸，息切れ，頭痛
	用法・用量	通常，成人1日6.0gを2〜3回に分割し，食前又は食間に経口投与する． なお，年齢，体重，症状により適宜増減する．
コタロー苓桂朮甘湯エキス細粒	効能・効果	立ちくらみやめまい，あるいは動悸がひどく，のぼせて頭痛がし，顔面やや紅潮したり，あるいは貧血し，排尿回数多く，尿量減少して口唇部がかわくもの． 神経性心悸亢進，神経症，充血，耳鳴，不眠症，血圧異常，心臓衰弱，腎臓病
	用法・用量	通常，成人1日6.0gを2〜3回に分割し，食前又は食間に経口投与する． なお，年齢，体重，症状により適宜増減する．
ツムラ苓桂朮甘湯エキス顆粒	効能・効果	めまい，ふらつきがあり，または動悸があり尿量が減少するものの次の諸症： 神経質，ノイローゼ，めまい，動悸，息切れ，頭痛
	用法・用量	通常，成人1日7.5gを2〜3回に分割し，食前又は食間に経口投与する． なお，年齢，体重，症状により適宜増減する．

ロ

ろくみがん
六味丸

カネボウ六味丸料エキス細粒	効能・効果	疲れやすくて，尿量減少または多尿で，ときに口渇があるものの次の諸症：排尿困難，頻尿，むくみ，かゆみ
	用法・用量	通常，成人1日6.0 gを2～3回に分割し，食前又は食間に経口投与する．なお，年齢，体重，症状により適宜増減する．
ツムラ六味丸エキス顆粒	効能・効果	疲れやすくて尿量減少または多尿で，時に口渇があるものの次の諸症：排尿困難，頻尿，むくみ，かゆみ
	用法・用量	通常，成人1日7.5 gを2～3回に分割し，食前又は食間に経口投与する．なお，年齢，体重，症状により適宜増減する．

外用薬

しうんこう
紫雲膏

ツムラ紫雲膏	効能・効果	火傷，痔核による疼痛，肛門裂傷
	用法・用量	外用 患部を清潔にしたのち，1日数回適量を直接患部に塗布，あるいはガーゼにのばして貼付する．

索引

◆漢方処方

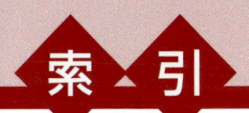

あ

安中散　4, 41, 57, 58, 59, 61, 175, 252, **287**

い

医王湯　56
胃苓湯　71, **287**
茵蔯蒿湯　78, 79, 83, 84, 85, 86, 250, **288**
茵蔯五苓散　4, 83, 84, 86, 250, **288**

う

温経湯　4, 131, 171, 172, 173, 174, 175, 176, 183, 185, 191, 248, **289**
温清飲　19, 20, 124, 131, 132, 172, 185, 245, 247, 251, 80, 276, **289**

え

越婢加朮湯　16, 145, 147, 148, 163, 164, 165, 198, 199, 257, 277, **290**

お

黄耆建中湯　54, 227, 245, 248, 261, 263, **290**
黄連解毒湯　4, 14, 19, 20, 57, 81, 91, 93, 94, 95, 100, 101, 124, 125, 131, 132, 133, 172, 185, 185, 190, 201, 224, 236, 245, 246, 247, 265, 281, **291**
黄連湯　19, 41, 57, 59, 91, **291**
乙字湯　19, 20, 78, 79, 81, **292**

か

葛根加朮附湯　147, 152, 167, 168
葛根湯　3, 4, 5, 13, 16, 20, 27, 28, 29, 3031, 34, 49, 138, 143, 145, 166, 167, 198, 199, 209, 216, 221, 232, 240, 256, 277, **292**
葛根湯加川芎辛夷　16, 41, 138, 216, 230, 231, 232, 234, 237, **293**
加味帰脾湯　18, 125, 130, 132, 134, 185, 201, 208, 261, **293**
加味逍遙散　3, 4, 5, 8, 77, 91, 124, 125, 128, 129, 131, 132, 133, 136, 138, 143, 167, 169, 170, 171, 172, 175, 183, 185, 186, 187, 188, 194, 256, 262, 264, 265, 283, **294**
甘草湯　91, 254, **294**
甘麦大棗湯　19, 132, 223, 227, **294**

き

桔梗湯　19, 29, 30, 49, 50, 216, 240, **295**
帰脾湯　18, 98, 132, 132, 134, 261, 274, **295**
芎帰膠艾湯　11, 19, 55, 81, 172, 173, 175, 182, 236, 274, **295**

け

荊芥連翹湯　20, 237, 239, 247, 251, **296**

桂姜棗草黄辛附湯　48, 235
桂枝加黄耆湯　245, 248
桂枝加芍薬大黄湯　72, 73, 74, 76, 79, 199, 253, **296**
桂枝加芍薬湯　3, 4, 5, 6, 13, 58, 65, 66, 67, 68, 71, 72, 77, 88, 89, 90, 253, 283, **297**
桂枝加朮附湯　18, 144, 147, 148, 154, 162, 163, 164, 166, 168, 199, **297**
桂枝加竜骨牡蛎湯　121, 125, 130, 132, 227, 258, 266, **298**
桂枝加苓朮附湯　100
桂枝芍薬知母湯　147
桂枝湯　11, 13, 27, 31, 32, 34, 48, 49, 204, 235
桂枝人参湯　19, **298**
桂枝茯苓丸　3, 4, 11, 20, 81, 87, 96, 102, 103, 131, 166, 168, 170, 171, 172, 173, 174, 175, 176, 179, 184, 185, 186, 191, 193, 194, 198, 199, 265, 267, 282, **299**
桂枝茯苓丸加薏苡仁　174, 251, **299**
桂枝麻黄各半湯　213
啓脾湯　65, 66, 71, 217, 219, 227, **299**
建中湯類　259

こ

香蘇散　11, 13, 27, 30, 32, 125, 131, 138, 170, 175, 204, 205, 282, **300**
五虎湯　13, 16, 30, 35, 36, 41, 42, 44, 48, 199, 212, 214, 215, 228, 277, **300**
五積散　16, 154, 162, 193, **300**
牛車腎気丸　3, 4, 15, 18, 20, 104, 105, 106, 113, 113, 118, 121, 145, 154, 155, 199, 201, 202, 262, 269, 270, 275, 276, 276, **301**
呉茱萸湯　4, 13, 58, 138, 139, 140, 167, 184, 256, **301**
五淋散　19, **301**
五苓散　11, 13, 71, 138, 143, 144, 170, 211, 212, 213, 217, 218, 225, 227, 230, 242, 268, 275, 279, **302**

さ

柴陥湯　19, **302**
柴胡加竜骨牡蛎湯　15, 20, 93, 94, 95, 121, 124, 125, 127, 131, 132, 133, 172, 185, 189, 201, 203, 257, 258, **303**
柴胡桂枝乾姜湯　15, 19, 49, 124, 126, 128, 130, 131, 132, 185, 203, 227, 263, **303**
柴胡桂枝湯　15, 19, 20, 29, 30, 34, 49, 53, 57, 58, 59, 61, 65, 66, 68, 70, 71, 77, 83, 84, 86, 87, 89, 90, 138, 144, 167, 213, 227, 252, 264, 274, 282, **304**
柴胡清肝湯　224, 247, 251, **304**
柴朴湯　3, 4, 11, 15, 19, 20, 27, 28, 30, 38, 39, 41, 42, 44, 46, 47, 48, 55, 86, 91, 124, 125, 131, 230, 236, 254, **304**
柴苓湯　4, 11, 15, 19, 20, 86, 89, 122, 244, 257, 275, 276, **305**
三黄瀉心湯　14, 78, 79, 81, 94, 95, 172, **305**
酸棗仁湯　135, **306**

339

◆漢方処方

し

滋陰降火湯　35, 37, 40, 40, 43, 205, 206, **306**
滋陰至宝湯　35, 40, 42, 55, 56, 205, 208, **306**
紫雲膏　81, 251, **337**
四逆散　15, 58, 124, **307**
四君子湯　59, 60, 61, 61, 64, 83, 97, 98, 170, 198, 261, 281, **307**
四君子湯類　11
七物降下湯　96, **307**
柿蒂湯　90, 210
四物湯　170, 173, 175, 198, **308**
四物湯類　11, 198
炙甘草湯　19, 103, 170, 273, **308**
芍薬甘草湯　3, 4, 5, 8, 13, 19, 58, 65, 66, 87, 115, 116, 145, 146, 153, 154, 155, 159, 172, 174, 182, 184, 201, 223, 277, **309**
十全大補湯　3, 4, 5, 7, 11, 15, 43, 44, 49, 51, 52, 56, 77, 83, 87, 97, 98, 144, 147, 148, 154, 158, 162, 170, 172, 173, 175, 183, 193, 194, 195, 198, 200, 201, 207, 227, 238, 257, 260, 263, 267, 274, 276, 278, 281, **309**
十味敗毒湯　246, 249, 250, **310**
潤腸湯　17, 72, 74, 77, 79, 199, **310**
小建中湯　43, 53, 65, 66, 69, 71, 77, 88, 89, 118, 175, 212, 217, 221, 227, 228, 236, 261, 266, **310**
小柴胡湯　4, 15, 18, 19, 20, 27, 28, 30, 34, 38, 39, 41, 42, 48, 49, 51, 53, 55, 57, 58, 77, 83, 84, 85, 86, 122, 209, 212, 214, 227, 228, 264, **311**
小柴胡湯加桔梗石膏　19, 29, 30, 34, 49, 50, 51, 216, 231, 240, 241, 244, **311**
小青竜湯　4, 5, 11, 13, 16, 19, 27, 28, 29, 30, 31, 33, 34, 35, 36, 41, 41, 42, 43, 44, 45, 46, 48, 49, 56, 199, 214, 216, 228, 230, 231, 232, 233, 237, 244, 257, 277, **312**
小半夏加茯苓湯　11, 13, 14, 58, 279, **312**
消風散　224, 248, **313**
辛夷清肺湯　19, 20, 41, 216, 237, 238, **313**
参蘇飲　27, 40, 204
神秘湯　16, 42, 44, 48, 199, 277, **314**
真武湯　11, 14, 18, 27, 60, 65, 66, 67, 70, 90, 93, 97, 98, 100, 101, 169, 172, 194, 195, 199, 200, 273, 279, 281, **314**

せ

清上防風湯　20, 245, 251, **315**
清暑益気湯　262, **315**
清心蓮子飲　19, 104, 106, 107, 111, 113, 118, 119, 120, 121, 201, 257, **315**
清肺湯　19, 28, 35, 36, 38, 41, 42, 55, 56, **315**

そ

疎経活血湯　152, 154, 155, 161, 167, 202, **316**

た

大黄甘草湯　4, 17, 72, 73, 77, 79, 80, 199, 249, 276, **316**
大黄牡丹皮湯　11, 78, 79, 81, 170, 173, 175, 199, **316**
大建中湯　3, 4, 5, 6, 20, 58, 65, 66, 67, 70, 71, 77, 88, 194, 267, **317**
大柴胡湯　15, 17, 19, 20, 58, 78, 79, 81, 94, 95, 96, 124, 131, 166, 198, 269, 270, 271, 272, **317**
大承気湯　17, 72, 77, 78, 79, 96, 199, **318**
大防風湯　11, 18, 147, 148, 151, 154, 162, 163, 164, 167, 199, 201, 202, **318**

ち

竹筎温胆湯　38, 40, **318**
治頭瘡一方　78, 79, 224, 248, **319**
治打撲一方　78, 79, 168, **319**
調胃承気湯　77, 79, 199, **319**
釣藤散　3, 4, 5, 8, 93, 94, 95, 100, 101, 102, 138, 139, 141, 201, 203, 204, 257, **319**
猪苓湯　11, 104, 106, 107, 111, 113, 115, 116, 117, **320**
猪苓湯合四物湯　104, 106, 107, 109, 113, 118, 119, **320**

つ

通導散　11, 78, 79, 168, 170, 173, 175, 184, 199, **320**

と

桃核承気湯　11, 17, 72, 73, 78, 79, 96, 161, 170, 172, 173, 174, 175, 176, 180, 181, 184, 185, 192, 193, 199, 265, **321**
当帰飲子　11, 245, **321**
当帰建中湯　11, 81, 82, 88, 172, 172, 173, 175, 176, 179, 180, **321**
当帰四逆加呉茱萸生姜湯　11, 88, 93, 103, 138, 142, 154, 155, 159, 160, 169, 172, 173, 175, 176, 179, 193, 194, 195, 196, 197, 201, 206, 251, 266, **322**
当帰芍薬散　3, 4, 11, 97, 98, 102, 118, 119, 131, 152, 154, 155, 158, 161, 166, 168, 169, 170, 171, 172, 173, 174, 175, 176, 177, 178, 184, 185, 186, 192, 193, 194, 195, 196, 198, 242, 251, 273, 274, 275, 276, **322**
当帰湯　88, 90, 103, 144, **323**

に

二朮湯　167, **323**
二陳湯　11, 14, 58, 170, 279, **323**
女神散　124, 130, 132, 172, 185, 186, 190, 265, **323**
人参湯　14, 19, 43, 49, 57, 59, 60, 61, 64, 65, 66, 67, 70, 77, 90, 97, 98, 113, 147, 170, 175, 194, 198, 200, 217, 227, 261, 279, 281, 283, **324**
人参養栄湯　3, 15, 18, 20, 55, 56, 98, 144, 148, 172, 173, 207, 260, 274, 279, **324**

340

◆漢方処方

は
排膿散及湯　19, **325**
麦門冬湯　3, 4, 5, 6, 13, 27, 28, 30, 35, 36, 37, 43, 44, 55, 56, 205, **325**
八味地黄丸　3, 4, 15, 18, 77, 93, 94, 95, 96, 103, 104, 105, 106, 107, 110, 113, 114, 118, 121, 122, 145, 154, 155, 156, 161, 162, 170, 193, 199, 200, 201, 202, 221, 222, 236, 262, 269, 270, 275, 276, 277, **326**
半夏厚朴湯　4, 11, 58, 125, 126, 128, 131, 132, 170, 172, 230, 236, 255, 268, 282, **326**
半夏瀉心湯　5, 6, 14, 19, 41, 54, 57, 58, 59, 60, 61, 62, 63, 64, 65, 66, 68, 69, 89, 91, 113, 124, 166, 253, 279, **327**
半夏白朮天麻湯　4, 11, 60, 93, 97, 98, 99, 138, 139, 142, 170, 203, 220, 230, 237, 242, **327**

ひ
白虎加人参湯　269, 270, **328**

ふ
茯苓飲　60, **328**
茯苓飲合半夏厚朴湯　59, 61, 125, **328**
附子理中湯　276

ほ
防已黄耆湯　4, 11, 145, 148, 150, 163, 164, 165, 198, 201, 202, 271, **329**
防風通聖散　16, 17, 20, 78, 79, 94, 96, 198, 199, 269, 270, 271, 272, **330**
補中益気湯　3, 4, 5, 7, 11, 15, 20, 27, 30, 34, 35, 43, 44, 49, 50, 51, 52, 55, 56, 57, 58, 77, 81, 82, 83, 84, 87, 97, 98, 100, 101, 121, 122, 144, 147, 148, 154, 158, 160, 162, 166, 170, 172, 175, 194, 200, 201, 207, 227, 229, 230, 238, 244, 257, 259, 263, 267, 273, 276, 277, 278, 281, 282, 283, **330**

ま
麻黄湯　16, 34, 42, 199, 213, 215, 216, 232, **331**
麻黄附子細辛湯　4, 5, 11, 16, 18, 20, 27, 28, 29, 30, 31, 32, 33, 34, 35, 39, 42, 45, 48, 49, 55, 144, 169, 175, 204, 216, 231, 232, 235, 273, **331**
麻杏甘石湯　13, 16, 28, 35, 36, 37, 39, 41, 42, 44, 46, 47, 48, 199, 215, 228, 277, **332**
麻杏薏甘湯　16, 152, **332**
麻子仁丸　4, 17, 72, 73, 74, 75, 79, 199, 208, 249, **332**

も
木防已湯　103, **333**

よ
薏苡仁湯　16, 145, 147, 148, 149, 150, 151, 164, 165, 199, **333**

よ（抑）
抑肝散　124, 125, 128, 129, 132, 134, 144, 172, 185, 192, 194, 223, 227, 256, 257, **333**
抑肝散加芍薬　192
抑肝散加芍薬厚朴　144
抑肝散加陳皮半夏　124, 125, 128, 132, 134, 137, 185, 192, 223, 227, 257, **334**

り
六君子湯　3, 4, 5, 6, 11, 14, 41, 49, 51, 57, 58, 59, 60, 61, 62, 64, 65, 66, 67, 68, 77, 83, 90, 98, 128, 137, 147, 166, 170, 175, 194, 198, 200, 212, 217, 227, 260, 267, 279, 281, 282, 283, **334**
竜胆瀉肝湯　106, 107, 111, 118, **335**
苓甘姜味辛夏仁湯　42, 45, 48, 55, 56, 236, 237, **335**
苓桂朮甘湯　4, 11, 13, 99, 220, 230, 231, 242, 243, **336**

ろ
六味丸　15, **337**

◆一般用語

あ
悪性腫瘍　4, 7, 7, 60, 210, 260, 278
アコニチン　18
アトピー性皮膚炎　4, 224, 247
アフタ性口内炎　91
アルファ遮断剤　17
アレルギー性結膜炎　34, 257
アレルギー性鼻炎　4, 5, 13, 30, 34, 35, 42, 49, 216, 231, 232, 233, 234
アントラキノン誘導体　80, 199
アンヒドロ-D-グルシトール　18

い
胃アトニー　60
胃下垂　60
胃けいれん　58
胃十二指腸潰瘍　60
萎縮性腟炎　262
イソプレナリン　17
いぼ　198
胃もたれ　4
陰　10
陰虚証　9, 14, 97, 193
陰茎硬化症　122
咽喉頭異常感症　4, 125, 131, 230, 236, 255
陰証　169, 200
インターフェロン製剤　19, 86
陰部湿疹　111
インフルエンザ　34
陰陽　9, 10, 281
　　──五行説　122

う
宇津木昆台　272
うっ血性心不全　20
うつ状態　210, 260

え
エピネフリン　17
エフェドリン　16
エフェドリン類　17

お
横隔膜痙攣　153
嘔気　14
黄耆　11, 245
黄芩　57
黄疸　20, 87, 96
横紋筋融解症　20
黄連　57, 245
　　──剤　124

大塚敬節　21, 22, 80, 112, 184
瘀血　11, 157, 170, 173, 282
遠志　18
温補剤　281

か
咳嗽　214
潰瘍性大腸炎　89
化学療法　260
加工ブシ　195
　　──末　147, 195
下肢静脈瘤　103
火傷　251
下垂体質　97
風邪症候群　27
過多月経　172, 175, 181
肩こり　166, 256
カテコールアミン製剤　17
過敏性腸症候群　4, 5, 6, 13, 53, 54, 65, 179, 253, 261
　　──疝痛型　153
下腹痛　172
下腹部正中芯　105, 222
下部消化管運動機能低下　5
花粉症　232, 235
亀井南冥　22
カリウム　20
間質性肺炎　18, 20, 41, 56, 86, 87, 96, 131, 209
乾咳　205
肝がん　19, 86
肝機能障害　56, 87, 96
肝硬変　19, 83, 86
眼精疲労　257
関節リウマチ　147
甘草　19
カンゾウ　20
甘草　96
眼痛　257
肝斑　198
感冒　4, 175, 204, 213

き
偽アルドステロン症　19, 20, 87, 146, 153
気うつ　11
気鬱　170
気管支炎　4, 5, 6, 27, 30, 34, 35, 210, 212, 214
気管支拡張症　55
気管支喘息　4, 34, 42, 45, 46, 210, 254
　　──軽症発作　13
気虚　11
気血水　11
気剤　125, 259, 282

◆一般用語

キサンチン系製剤　17
ぎっくり腰　159, 160
気道過敏　4, 13
逆流性食道炎　4, 41, 59, 60
急性胃腸炎　212, 217
急性上気道炎　5, 29, 31, 32, 175, 213
急性腸炎　67
虚　10
胸脇苦満　86, 127
狭心症　17
虚血性心疾患　16, 34, 41, 96, 103
　　――増悪　146
虚実　9, 10, 281
虚弱児　212, 226, 228, 229
虚弱者　6
虚弱体質　97, 259
許叔微　141
虚証　9, 10, 97, 170, 200
起立性調節障害　4, 220, 99
禁忌　86
金匱要略　268, 272
金元四大家　56
緊張型頭痛　256

く

駆瘀血剤　15, 131, 166, 173, 176, 198, 212, 282
くま　198
グリチルリチン製剤　20

け

軽うつ状態　201
頸肩腕症候群　138, 166
頸椎症　168
桂皮　11, 57
経皮的動脈血酸素飽和度　20
血虚　11, 170, 173, 176, 200
月経困難　172
　　――症　4, 178, 180
月経前症候　133
月経前症候群　125, 172, 176, 192, 265
月経痛　172, 175, 177, 179, 184
月経不順　4, 172, 175
血熱　170
下薬　255
下痢　218, 219

こ

降圧利尿剤　96
紅花　11, 199
抗がん剤　15
高血圧　19
　　――症　16, 17, 78, 93, 94, 210, 262

甲錯　173
高脂血症　272
甲状腺機能亢進症　17
甲状腺機能低下症　273
甲状腺製剤　17
黄帝内経　122
高度腎障害　34, 41
口内炎　254
更年期うつ状態　262
更年期障害　4, 5, 8, 78, 172, 173, 185, 189, 265
更年期女性　186
香附子　11
高プロラクチン血症　182
合方　152
厚朴　11, 125, 170
肛門周囲炎　78
古今齊以呂波歌　22
牛膝　199
後世派　280
枯燥　11, 170, 200
古方派　280
こむらがえり　4, 5, 13, 153, 201

さ

臍下不仁　105
柴胡　57, 170
　　――剤　15, 27, 43, 124, 166, 211, 259
再生不良性貧血　274
再発性膀胱炎　106, 210, 216
細絡　173
坐骨神経痛　154, 157, 161, 210, 262
雑病　268
サメ肌　173
三叉神経痛　144
産褥神経症　265

し

痔　198
地黄　11, 18, 170, 200, 245
　　――剤　200
耳下腺炎　53
弛緩性便秘　72
色素沈着　198
子宮筋腫　174
子宮脱　172, 210
子宮内膜症　174, 176
痔疾　78, 81, 173
指掌角皮症　176, 183, 247
実　10
失禁　198
実証　9, 10, 57
湿疹　183, 247

343

◆一般用語

脂肪肝　78
耳鳴　236
しもやけ　183, 196, 251
雀斑　198
しゃっくり　90, 153, 210
習慣性便秘　4
周期性嘔吐　212
　　──症　225
修治ブシ末　147
熟眠障害　132
手術後の愁訴　267
朱震亨　56
朱丹渓　56
朮　11
術後消化管通過障害　267
術後腸管運動回復促進　4
術後腸管通過障害　88
術後通過障害　6
授乳　199
傷寒　268
傷寒雑病論　268
傷寒論　268, 272
生姜　13, 31
常習頭痛　138
常習便秘　74
上衝　11
蕉窓雑話　112
小児虚弱体質　54
小児喘息　212, 214
小児夜啼　153
小腹　12
小腹急結　173, 174
小腹鞕満　173, 174
小腹不仁　105, 222
上部消化管運動機能低下　5
静脈瘤　173
消耗性疾患　201
上薬　255
自律神経失調症　172, 262
心下振水音　9, 10, 11, 60, 62
心下痞鞕　60, 62
心窩部拍水音　9
参耆剤　11, 15, 97, 170, 200, 259
腎機能障害　210
腎機能低下　96
腎虚　200
心筋梗塞　17
神経症　172, 262
神経症性障害　124
親試実験　21, 280
心室細動　20
心室頻拍　20

浸出性中耳炎　34
腎障害　16, 17, 93
尋常性乾癬　251
尋常性痤瘡　251
心身症　252, 262
心身相関　223
振水音　9, 11, 170
心臓神経症　93
心臓喘息　103
神農本草経　80, 255
心不全　103
腎不全　276
じんましん　78
蕁麻疹　250

す

水毒　11, 170, 176, 198, 211
睡眠障害　283
頭痛　203, 210
ステロイド　15, 43
ストレス性胃炎　5, 34, 53, 252

せ

性機能障害　121, 258, 262
性ホルモン剤　176
政和本草　255
咳込み　4
咳き込み　43, 215
舌炎　91
舌痛症　91
切迫性尿失禁　121
線維化性疾患　122
川芎　11, 18, 169, 170, 198
喘息　5
センノサイド　17
前立腺肥大症　4, 113, 114, 201, 210, 262

そ

宋改　268
臓志　280
蒼朮　170
早朝覚醒　132
蘇葉　11, 170

た

大黄　11, 15, 17, 18, 72, 78, 80, 85, 184, 198, 199, 245, 249
　　──製剤　276
大観本草　255
帯状疱疹後神経痛　144
大腹　12
沢瀉　11, 170
田代三喜　280

◆一般用語

脱肛　81, 198, 210, 260
打撲傷　78, 168
男性不妊　122
胆石症　78, 78
断腸の思い　71
タンニン　17

ち
血の道　172
　──症　190
中耳炎　53, 229, 244
中途覚醒　132
中薬　255
張子和　56
張従正　56
張仲景　268
猪苓　11
チロキシン　17

つ
椎間板ヘルニア　157

て
低カリウム血症　19, 20, 87, 96, 146
低血圧症　93, 97, 210
テオフィリン　17
鉄欠乏性貧血　274
鉄剤　274

と
東亜医学協会　23
頭位性眩暈　13
盗汗　260, 263
当帰　11, 18, 169, 170, 198
糖尿病　18, 269
糖尿病性末梢神経障害　4, 262
糖尿病性網膜症　269
桃仁　11, 170, 199
頭部湿疹　78
特発性血小板減少性紫斑病　274
特発性血尿　109
トリプタン製剤　140
頓服　13

な
夏ばて　262
夏まけ　262
ナルコレプシー　144

に
にきび　198, 251
日本東洋医学会　23

乳児夜啼症　153
乳腺症　172
入眠障害　132
尿管結石　116, 117
尿失禁　210, 262
尿閉　209
尿路感染　262
尿路結石症　115
尿路不定愁訴　118
妊娠　199
人参　11, 57, 170
　──剤　27, 49, 97, 170, 200, 259
人参製剤　198

ね
寝汗　261, 263
ネフローゼ症候群　4, 275

の
脳血栓後うつ状態　101
脳循環障害　8, 93, 100
脳卒中後遺症　93, 142
のぼせ　172, 190, 265

は
パーキンソン病　144
肺気腫　55, 210
排尿障害　17, 121, 201
麦門冬　11, 170
橋本病　273
バセドウ病　273
肌荒れ　198
発汗　186
鼻血　14
半夏　11, 170

ひ
冷え症　172, 193
鼻炎　5, 29, 41, 228, 231
鼻出血　236
ヒステリー球　255
非定型抗酸菌症　55
腓腹筋痙攣　4
肥満　78, 198
　──症　271
白朮　170
日焼け　251
疲労倦怠　259
　──感　7
貧血傾向　5
頻尿　198

345

◆一般用語

ふ
不安障害　126, 128
不育症　172
腹圧性尿失禁　121
副作用　209
腹診　21
副鼻腔炎　41, 138, 231, 237
茯苓　11, 170
普済本事方　141
附子　11, 18, 57, 147, 153, 169, 197, 199, 200
　　──剤　15, 97, 200, 212
ブシ　200
　　──末　144, 199
浮腫傾向　198
不整脈　16, 103
プソイドエフェドリン　16
二日酔い　13
不定愁訴　201
ブドウ膜炎　257
不妊症　172, 174
不眠　210
　　──症　40, 132, 135, 136

へ
閉塞性動脈硬化症　103
ベータ遮断剤　17
ヘリコバクターピロリ菌感染症　60
変形性膝関節症　4, 163, 201, 210
片頭痛　4, 13, 139
扁桃炎　29, 30, 34, 49, 50, 51, 54, 231, 240, 241
扁桃周囲炎　30
扁桃肥大　49
便秘　198, 283
　　──症　72

ほ
膀胱炎　20, 106, 172, 210
放射線療法　260
芒硝　72, 199
補血剤　173
歩行障害　202
補剤　15, 27, 44, 49, 56, 148, 200, 259, 281
牡丹皮　11, 170, 199
ホットフラッシュ　5, 186, 265
本態性低血圧症　97

ま
麻黄　11, 15, 96, 105, 153, 165, 199, 209, 230, 277
　　──剤　15, 17, 27, 43, 93, 146, 166, 211, 277
末梢循環障害　93, 103, 269
曲直瀬道三　280

慢
慢性胃炎　4, 6, 54, 59, 64, 175, 210, 260, 261
慢性肝炎　4, 18, 19, 78, 83, 85, 260
慢性気管支炎　27, 55, 210
慢性下痢　65, 68, 210
慢性消耗性疾患　260
慢性腎炎　4, 275
慢性腎不全　80
慢性膵炎　90
慢性脳循環障害　4, 5, 100, 201
慢性鼻炎　237, 238
慢性疲労　4, 259
　　──状態　5, 201
慢性副鼻腔炎　239
慢性閉塞性肺疾患　40
慢性便秘　210

み
ミオパシー　20, 87, 146

む
無力性体質　97
　　──者　97

め
メニエール病　231, 242
めまい　190, 210, 231, 242
瞑眩　157

も
網脈絡膜炎　257
モノアミン酸化酵素（MAO）阻害剤　17

や
夜驚症　223
薬剤性肝機能障害　20
薬剤性肝障害　20
薬徴　80
薬理　21
夜啼症　223
夜尿症　221, 222
山田業広　272
山脇東洋　280

ゆ
有痛性筋痙攣　5, 8, 145
湯本求真　184

よ
陽　10
陽実証　9
陽証　211
腰痛　156, 158, 202, 210, 262

◆一般用語・欧文

腰痛症　154, 201
薏苡仁　246
抑うつ状態　261, 262
吉益東洞　80, 280

ら
卵巣機能不全症　4

り
李杲　56
利水剤　166, 282
李東垣　56
利尿剤　20
劉河間　56
劉完素　56
良性発作性頭位性眩暈　4, 231, 242
緑内障　257
リンパ節炎　53

れ
レイノー現象　103
レイノー病　103
冷服　14
冷房病　160

ろ
ロイコトリエン拮抗薬　43
老人性健忘症　261
老年期痴呆　261
肋間神経痛　144

わ
和漢医薬学会　23
和田東郭　21, 112

A
1,5-AG　18
Aconitine　18

C
CK　20
COPD　210
Cough Variant Asthma　43
CPK　20

E
EBM　21
ephedrine　16, 17

F
FD（functional dyspepsia）　4, 59, 175, 210, 260, 261

I
IBS　4, 5

M
MRSA　260

O
OD　4, 220

P
pseudoephedrine　16

S
sennoside　80

T
Torsades de Pointes　20

著者略歴

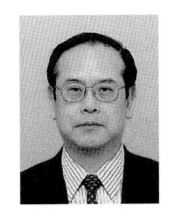

稲木 一元（いなき かずもと）

1951年生．1978年千葉大学医学部卒．1983年まで日本赤十字社医療センター内科（主に循環器内科）勤務．漢方を松田邦夫に学び，漢方専門で開業の後，1993年より(財)日本漢方医学研究所附属渋谷診療所副所長，2002年漢方専門・青山稲木クリニックを開業．現在に至る．
社団法人日本東洋医学会評議員・前理事．東京女子医科大学東洋医学研究所講師（非常勤）．
著書：『漢方治療のファーストステップ』（松田邦夫と共著，南山堂，1998），他．
青山稲木クリニックのホームページ：
http://www.asahi-net.or.jp/~xm8k-ink/

松田 邦夫（まつだ くにお）

1929年生．1954年東京大学医学部卒．1968年まで東京大学医学部附属病院冲中・中尾内科在籍．1960年東京大学大学院博士課程修了後，1963年まで米国オレゴン大学医学部研究員．漢方を大塚敬節に学び，1972年漢方専門松田医院を開業．現在に至る．
北里研究所東洋医学総合研究所元顧問．社団法人日本東洋医学会名誉会員・元会長．東京女子医科大学東洋医学研究所客員教授．
著書：『漢方治療のファーストステップ』（稲木一元と共著，南山堂，1998），他．
松田医院のホームページ：http://www.kk.iij4u.or.jp/~matsuda/

ファーストチョイスの漢方薬　　ⓒ 2006

定価（本体 5,000円＋税）

2006年6月26日	1版1刷
2007年3月23日	2刷
2009年1月15日	3刷
2011年1月5日	4刷

著　者　　稲　木　一　元
　　　　　松　田　邦　夫

発行者　　株式会社　南　山　堂
　　　　　代表者　鈴　木　肇

〒113-0034　東京都文京区湯島4丁目1-11
TEL 編集(03)5689-7850・営業(03)5689-7855
振込口座　00110-5-6338

ISBN 978-4-525-47451-5　　　　Printed in Japan

本書を無断で複写複製することは，著作者および出版社の権利の侵害となります．
JCOPY ＜(社)出版者著作権管理機構 委託出版物＞
本書の無断複写は著作権法上での例外を除き禁じられています．複写される場合は，そのつど事前に，(社)出版者著作権管理機構（電話 03-3513-6969，FAX 03-3513-6979，e-mail: info@jcopy.or.jp）の許諾を得てください．